Arrêts maladie

Pratiques, discours, représentations dans le secteur de l'aide à domicile et des musiques actuelles

Logiques sociales

Collection dirigée par Bruno Péquignot

En réunissant des chercheurs, des praticiens et des essayistes, même si la dominante reste universitaire, la collection « Logiques Sociales » entend favoriser les liens entre la recherche non finalisée et l'action sociale.

En laissant toute liberté théorique aux auteurs, elle cherche à promouvoir les recherches qui partent d'un terrain, d'une enquête ou d'une expérience qui augmentent la connaissance empirique des phénomènes sociaux ou qui proposent une innovation méthodologique ou théorique, voire une réévaluation de méthodes ou de systèmes conceptuels classiques.

Dernières parutions

Thierry Benoit, Bertrand Mertens, *Agir contre le chômage de longue durée. Une nouvelle pédagogie : les Ateliers du changement*, 2021.
Fred Dervin et Andreas Jacobsson, *Interculturaliser l'interculturel*, 2021.
Claudie Servian, *L'héritage européen dans la danse théâtrale nord-américaine, Du début du XXe siècle à nos jours*, 2021.
Valérie AUBOURG, Hugues FULCHIRON et Fabrice TOULIEUX (dir.), *Les Réunionnais de la Creuse, des mineurs déracinés*, 2021.
Veronika KUSHTANINA, *Grands-parents et petits-enfants à travers les âges de la vie. Une enquête comparative en sociologie des parcours de vie (France – Russie)*, 2021.
Christian LAROCHE, *Psychanalyse, sociologie, connexions*, 2021.
Sofiane BOUHDIBA, *La mortalité des motards, La mort au guidon*, 2021.
Annabelle BONNET, *Léontine Zanta : Histoire oubliée de la première docteure française en philosophie*, 2021
Frédéric ROGNON, *La « Tribu », Une utopie pour sauver la planète ?*, 2021.
David EMLER, *La politique, l'histoire, la mémoire*, 2021.
Sébastien JAKUBOWSKI, *Les transformations institutionnelles de l'action publique : armées, enseignement supérieur et enseignement scolaire. Contribution à la sociologie des organisations*, 2021.
Claudie SERVIAN, *Hybridité culturelle de la danse théâtrale étatsunienne à partir de la fin du XIXe siècle*, 2021.
Laëtitia OGORZELEC-GUINCHARD, *Des bibliothèques contre l'incertitude. L'expérience ethnographique des pairs comme équipement*, 2021.
Laurent AUCHER, Danielle Champion, *Récits d'anciens métallos*, 2021.
Raymond SALA, Alain TARRIUS, Joan BECAT, *Un millénaire de cosmopolitismes féminins à Perpignan et à ses frontières*, 2021.
Roland GUILLON, *La politique et l'art. Entre globalisation et pandémie*, 2021.

Line Spielmann

Arrêts maladie

Pratiques, discours, représentations dans le secteur de l'aide à domicile et des musiques actuelles

L'Harmattan

Du même auteur

« De l'usage subtil du (bon) droit pour construire le bonheur au travail - l'exemple des arrêts maladie » in Hocquet A.-S., Lemaire F. (Dir), *Penser et construire le bonheur, Regards croisés,* Le Kremlin Bicêtre, Mare & Martin, 2021, pp.335-348.

« Les arrêts maladie, une réponse créative face aux errements de la professionnalisation? », *Chroniques du travail n°4*, janvier 2015, pp 17-28.

Loriol Marc, Spielmann Line, de Araujo Aline, « Quand la passion s'emmêle. De l'investissement de soi à la souffrance dans une MJC, scène de musiques actuelles. » in Leroux N., Loriol M. (dir), *Le travail passionné*, Toulouse, Erès, 2015, pp. 117-151.

« Quand les arrêts maladie accompagnent la professionnalisation. L'exemple d'une scène de musiques actuelles française. », *Travail Emploi Formation n°14* (« Les pratiques professionnelles à l'épreuve des transformations du secteur non marchand »), novembre 2016, pp 110-123.

« Abus d'arrêts maladie, erreur de diagnostic », *Santé& Travail,* avril 2017.

« Plaidoyer pour les arrêts maladie », *Progressistes,* novembre 2017.

5-7, rue de l'École-Polytechnique, 75005 Paris
http://www.editions-harmattan.fr
ISBN : 978-2-343-23857-9
EAN : 9782343238579

PROLOGUE

En juin 2009, le Ministre du Budget, des Comptes publics et de la Fonction publique pointait les « mauvaises habitudes » de certains assurés et professionnels de santé, qui expliqueraient en partie les « fortes disparités des arrêts de travail sur le territoire ». Les contrôles de la Caisse Nationale d'Assurance Maladie auraient montré, avait-il ajouté, que « 13% des arrêts de courte durée s'avèrent injustifiés ». Des mesures sévères allaient être prises pour lutter contre ces arrêts - sans préciser ce qui permettait de les qualifier « d'injustifiés » - consistant essentiellement en des contrôles accrus auprès des malades et des médecins prescripteurs, dans le cadre d'un plan général de lutte conte la « fraude sociale et fiscale ».

Cette déclaration pouvait irriter mais surtout déconcerter tous ceux qui s'intéressaient aux travaux de recherche en sciences du travail, lesquels alertaient depuis un certain temps déjà sur l'accroissement ou l'apparition de pathologies, parfois aiguës, liées au travail. L'urgence était de prévenir les maladies, pas de traquer les arrêts !

INTRODUCTION

1 CONTEXTE

L'intérêt porté aux arrêts maladie n'est pas nouveau. Le « trou de la sécu » est chaque année montré du doigt, comme une menace. Dans le monde du travail, l'absentéisme est resté un sujet de préoccupation pour le patronat, et la littérature en sciences sociales, entre autre, s'est également emparée de la question[1].

Mais des évolutions, des phénomènes nouveaux, suscitaient un intérêt (ré)émergent pour le travail et ses maladies, réactualisant la question des arrêts. Ainsi le milieu des années 2000 marque l'apparition d'une déconnexion statistique entre le nombre d'arrêt maladie et le contexte économique : pour la première fois, les arrêts maladie s'accroissent alors que le taux de chômage reste élevé ou progresse. Ce phénomène, allié au constat de disparités d'arrêts maladie selon les départements, a conduit la Direction de la Recherche, des Etudes, de l'Evaluation et des Statistiques du Ministère de la santé (Drees), à confier à l'Institut de Recherche et Documentation en Economie de la Santé (Irdes) la construction d'une base de données destinée à expliquer les disparités interdépartementales.

Du côté des politiques publiques s'est imposée la nécessité d'identifier et de corriger les inefficiences du système de santé (Benamouzig, 2005). La « lutte contre la fraude sociale et fiscale » s'ajoute aux exigences comptables. Les années 2000 ont vu les contrôles des arrêts de travail augmenter, tout comme les injonctions aux médecins de limiter leur prescription. Celle-ci peut aujourd'hui être contestée par une contre-visite médicale patronale. Plus récemment, le délai de carence[2] avant versement des indemnités journalières par l'assurance

[1] Dodier par exemple dresse en 1982 un panorama des différentes approches de l'absentéisme.

[2] Le délai de carence correspond à la période allant de la mise en arrêt par le médecin traitant et le moment à partir duquel l'Assurance Maladie démarre l'indemnisation. En France, le délai de carence n'est pas identique dans le secteur privé et le secteur public. En outre, l'employeur peut décider de compenser l'absence d'indemnités pendant ce délai, dans le respect des législations en vigueur (souvent, les conventions collectives).

maladie passait de trois à quatre jours dans le secteur privé, avant que le Gouvernement ne revienne en arrière devant l'inefficacité de cette mesure.
À la même époque, en parallèle, le plan Santé au travail 2010-2014 rappelle d'entrée l'importance de la prévention, signe du glissement qui s'opère dans une société où le curatif prédomine. Les travaux de recherche soulignaient depuis un certain temps déjà les effets néfastes sur la santé de certaines organisations du travail, en particulier depuis le tournant des années 1980, et plus encore dans des contextes économiques où la menace du chômage renforce le pouvoir patronal. L'apparition ou l'explosion de nouvelles « maladies du travail » aux contours parfois flous, tels les troubles musculo-squelettiques ou le burn-out, le stress au travail, interrogent les médecins aussi bien que les chercheurs en psychologie, ergonomie, sociologie, mais aussi histoire ou économie. Le présentéisme (aller travailler quand on pense qu'un arrêt maladie aurait été approprié) suscite lui aussi des questionnements, pour ne pas dire des inquiétudes, dans les mêmes disciplines[3]. Son coût, déjà objet d'études chiffrées, par exemple en Amérique du Nord, est depuis peu mis en avant dans les médias en France pour alerter décideurs publics et employeurs (La Tribune, novembre 2017, Santé et Travail, mars 2019, Le Monde, novembre 2018…). Les suicides sur le lieu de travail[4] enfin sont depuis peu entrés dans le débat public, souvent présentés comme des témoignages de conditions et d'organisation de travail insupportables.
Pour autant, la tradition libérale dans le champ de la santé reste dominante et c'est au patient qu'il incombe, en dernier ressort, de prendre en charge sa santé (Loriol, 2002). Au sein de l'entreprise, le salarié dispose depuis 1982 d'un « droit de retrait » face à « un danger grave et imminent pour sa vie ou sa santé ». La responsabilisation individuelle s'est exacerbée depuis les années 1980, comme l'ont aussi montré des auteurs dans diverses disciplines (Askenazy 2004, Clot 1999, Dujarier 2006…).

[3] Loriol (2002) remarque que « La demande principale de beaucoup de salariés aujourd'hui est de continuer à travailler, y compris parfois au péril de leur propre santé ».

[4] Selon Dejours il n'y en avait pas avant la fin des années 1990.

Les arrêts maladie continuent ainsi d'être l'objet de perplexité, et le 20 février 2019 encore le gouvernement recevait un rapport sur les arrêts de travail confié à vingt experts. On n'a pas fait le tour de la question ! Il est vrai que l'arrêt maladie n'est pas un objet lisse. Sa définition dans le droit du travail reste imprécise. C'est « une absence motivée par la nécessité d'un arrêt d'un ou plusieurs jours de toute activité professionnelle, constatée par le médecin traitant du salarié ». On suppose que la cause de l'arrêt, puisqu'elle relève de la médecine, est liée à la maladie, mais ce n'est pas explicite. Le médecin ayant en charge la restauration de la santé par le traitement et la prévention des pathologies, on peut aussi admettre que l'arrêt maladie écarte le patient d'un environnement qui le rend malade, ou le rendrait malade s'il ne s'y soustrayait pas, au moins temporairement.
Cette définition fait mention de la « nécessité » d'un arrêt qui laisse une marge d'appréciation subjective. De ce fait, la question de l'abus, dont on peut difficilement faire l'économie lorsqu'on étudie les arrêts maladie, tant elle est prégnante dans les représentations, présente fatalement la même marge d'interprétation. Selon la CNAM, un arrêt de travail est déclaré abusif lorsqu'il n'est pas justifié médicalement, la personne étant notamment considérée comme « apte au travail ». Comment se détermine cette aptitude ? Que signifie justifié « médicalement » ? Le patient doit-il nécessairement être malade ? est-ce suffisant ? Le champ d'interprétation est vaste et suscite immédiatement la curiosité : qu'est-ce que les travailleurs concernés considèrent comme un arrêt justifié ? Qu'est-ce qu'ils jugent au contraire insuffisant ou hors-sujet ? Comment cela se traduit-il concrètement, dans leurs actes ? Mais aussi comment ces distinctions se forment-elles chez les travailleurs, quels sont les critères - dans leur environnement social, professionnel, « personnel », etc - qui influent sur leurs représentations, et comment évoluent-ils au long de leur histoire, de leurs expériences ?
Parler d'arrêt maladie implique enfin de s'interroger sur la maladie. Or celle-ci est pour une part le produit ou la conséquence de processus sociaux. Dodier (1983) insiste sur la nécessité de « considérer la maladie comme un objet qui, dans sa définition même, est élaboré socialement ». La fatigue en est un exemple éloquent. Pour Loriol (2000) elle n'est « pas seulement une sensation [mais] également

l'objet de représentations et de discours qui contribuent à structurer les formes légitimes et dominantes dans lesquelles elle peut s'exprimer ». Barroux (2008) remarque qu'on sait rarement si un symptôme (telle la fatigue) définit une maladie ou n'en est que l'expression partielle. La qualification a des répercussions aussi bien sur les réponses adoptées (Loriol, 2000) que sur les personnes étiquetées par cette qualification (Loriol, 2009). Et définir un malade n'est pas plus simple. Car « le malade n'est pas toujours très malade. Il est seulement mal fichu. Souffreteux. Un peu dérangé. Patraque. [...] On sait le goût de l'homo sapiens pour les classements. Il a recensé toutes sortes de problèmes de santé auxquels il a donné de beaux noms de maladies, larvées, chroniques, nerveuses, allergiques, aiguës, ataviques. Mais pour la maladie en général, singulière, il demeure en quête de définition. Il cherche fiévreusement. Comme un malade. Maux de tête ou maladies mentales ? Le malade est complètement flou. » (Bertrand, 2009). Ce passage n'est pas qu'une boutade. Face à des symptômes identiques, tous ne se sentent pas identiquement malades. L'appartenance sociale, en particulier, conditionne notre approche de la santé et de la maladie (Nettleton, 2013), la perception morbide pouvant même être inexistante (Détrez, 2002) : elle requiert une aptitude à opérer la transformation de la sensation en symptôme qui varie en particulier selon les classes sociales.

Certaines maladies, enfin, sont à peine considérées comme telles, au point qu'il ne viendrait pas à l'idée des salariés de « s'arrêter pour ça ». Car si la maladie demande à être traitée comme un objet élaboré socialement, l'arrêt maladie obéit aux mêmes exigences. Il est le fruit d'un processus, il existe un « cheminement qui conduit de la tension à l'absence au travail » (Dodier, 1982). En particulier, le refus de s'absenter alors que l'état de santé le justifierait vient interroger le rapport que les salariés entretiennent aussi bien à leur travail qu'à leur santé, l'idée qu'ils se font de leur place dans la société, etc. Selon les lieux, les époques, les personnes, le cheminement évoqué par Dodier empruntera des sentiers différents ; les contextes évoluent, les représentations changent, et les conduites avec elles.

C'est probablement avec l'idée de modifier ces conduites que des mesures telles que la surveillance des prescriptions, l'accroissement des contrôles auprès des malades, la possibilité laissée aux employeurs

de choisir le médecin chargé de ce contrôle, le durcissement des sanctions pour les contrevenants, ont été adoptées. On peut alors se demander si les comportements se modifieront effectivement et durablement en conséquence, et le cas échéant, dans quel sens. Inan (2014) par exemple présente plusieurs études statistiques qui montrent que l'environnement psychosocial dans l'entreprise influe sur les absences pour raison de santé. Il est donc envisageable que des environnements fondés sur la défiance, la surveillance, le contrôle, conduisent au contraire, à terme, à un accroissement des arrêts. Par ailleurs, rien ne garantit que si des pathologies légères ne conduisaient plus à la prescription d'un arrêt de la part du médecin, les travailleurs ne tomberaient pas plus gravement malades. Goldberg et al. (1983), s'interrogent : « S'absenter à un moment donné n'est il pas un moyen d'éviter une aggravation de la maladie encore légère ? ». Bergström et al (2009) répondent par la positive à cette question, considérant le présentéisme comme un bon indicateur du niveau futur d'absentéisme. On peut aussi imaginer que, privés de la possibilité de nous remettre en forme lorsque nous contractons des maladies bénignes en recourant à des arrêts courts, nous développions alors des maladies « qui marchent », susceptibles de conduire à une prescription d'arrêt[5].
Par ailleurs, si l'objectif poursuivi est d'ordre économique, on peut se demander si les travailleurs ne trouveraient pas d'autres exutoires éventuellement plus coûteux pour la société. On peut penser à des actes de violence vers l'extérieur (et non vers l'intérieur) : dans *La fin du courage*, Fleury (2010) présage que dans des contextes professionnels toxiques, « il y en aura bien un qui aura l'idée de déverser sur l'autre ce qu'il aura subi dans son corps ». Après les suicides viendront donc les crimes, comme dans le film *de bon matin*. On peut aussi penser à des manifestations dirigées contre l'entreprise ayant par le passé démontré leur efficacité, comme les sabotages ou les grèves, dont Ferro (1998) suggère qu'elles ont partiellement été remplacées par des arrêts maladie comme forme de protestation.

[5] Kleinman (cité par Loriol, 2009) note qu'aux Etats Unis dans les années 1980 on utilisait largement l'étiquette de *dépression*, en Chine plutôt celle de *neurasthénie*. Or les Américains développaient des symptômes d'ordre psychique là où ceux des Chinois étaient surtout d'ordre somatique, comme si l'organisme développait les maladies identifiées et reconnues.

Enfin, malgré la difficulté de l'opération, des travaux commencent à chiffrer le coût du présentéisme pour sensibiliser le patronat (Matthieu Poirot proposait en 2016 d'estimer ce coût à 20 milliards d'euros par an)[6], ce qui laisse penser que l'argument économique qui sert à justifier la pression sur les arrêts maladie n'est peut-être pas très pertinent.
L'arrêt maladie, on le voit, est composite. Des statistiques comme celles de l'IRDES mettent en évidence des éléments concrets susceptibles d'influer sur les arrêts maladie, tels que le nombre de médecins disponibles, dont on sait qu'ils varient fortement sur le territoire, les aspects économico-sociaux conduisant au renoncement aux soins, les niveaux de salaire, … S'appuyant sur les chiffres de l'assurance maladie, ils ne concernent toutefois que les arrêts indemnisés, et ne permettent pas de rendre compte de la totalité des arrêts. Le travail de recherche présenté ici pourra accompagner ces résultats, d'une part en exploitant les données qualitatives disponibles dans les recherches et celles recueillies lors d'observations et entretiens menés sur le terrain, d'autre part en portant un intérêt particulier aux arrêts courts, ceux qui sont plus facilement suspectés d'être abusifs, pour lesquels il semble que le travailleur ait une marge de manœuvre. Il s'appuie sur un travail de thèse de plusieurs années dont les cadres sont présentés ci-après.

2 Hypothèse

L'hypothèse proposée est que l'arrêt maladie est une pratique polysémique, morale et intelligente. Polysémique, en ce qu'elle revêt un ensemble de significations pour les travailleurs, et en ce que par elle les travailleurs trouvent un moyen de signifier, à l'entourage, à la société, un ensemble de positions, voire de requêtes. Intelligente en ce qu'elle met en branle un processus de réflexion, d'analyse, chez les travailleurs : ils observent, évaluent, questionnent, et tirent des expériences qui font évoluer leur pratique avec le temps. Morale, enfin, parce qu'ils prennent en compte les conséquences probables de leur absence ou de leur présence avant d'y recourir, parce qu'ils

6 http://www.midori-consulting.com

convoquent un vocabulaire et des principes tirés de la sphère morale (le juste, le bien) pour justifier leurs actes, en référence aussi aux normes et aux valeurs de leur société ou de leur groupe d'appartenance. Les arrêts maladie donnent ainsi à voir, en creux, le rapport que les travailleurs entretiennent aussi bien avec leur travail qu'avec leur santé, les arbitrages qu'ils opèrent, les valeurs et principes qui pèsent sur cet arbitrages.

3 CADRE THÉORIQUE

3.1 Une recherche développée sur le terreau des sciences du travail

C'est d'abord sur le lieu de travail que cette recherche se propose d'étudier les pratiques des travailleurs, leurs discours, leurs représentations. Le lieu de travail, c'est à dire dans le cadre de leur activité professionnelle, au sein d'un collectif de travail, mais aussi dans une société donnée. Ces trois éléments seront donc pris en compte dans l'analyse. L'organisation du travail sera considérée comme prépondérante, et si le collectif de travail influe sur les individus, qui en retour influent sur le collectif, ces interactions sont fortement déterminées par les données organisationnelles du lieu de travail. Enfin, les comportements, les discours, les représentations et l'organisation du travail elle-même, sont dépendants d'idéologies qui structurent les façons d'être et de penser - aussi bien au niveau individuel qu'au niveau collectif - les croyances quant à ce que doit être un être humain, quant à la façon dont doivent être « managés » les travailleurs, etc. L'époque étudiée est, dans ce cadre d'analyse, une époque où l'idéologie capitaliste néolibérale s'est insinuée dans tous les interstices de la société. Dujarier (2015) qualifie de néocapitalisme (selon la terminologie utilisée par Haber, 2013) ce tournant néolibéral pris par le capitalisme[7] depuis un quart de siècle, lequel construit délibérément, avec l'aide de l'Etat, la concurrence entre Etats, organisations, équipes de travail, professions, individus.

[7] le capitalisme étant. dans cette perspective la « quête socialement légitime de l'accumulation de richesses, sans limite externe » (définition proposée par Marx 1893, et acceptée ensuite par Weber ou Durkheim)

C'est aussi une époque où des mouvements alternatifs se multiplient, dans une critique de ce modèle[8], peut-être en raison d'un contexte économique durablement défavorable, où les sacrifices demandés à une majorité côtoient des situations d'opulence et où les inégalités sont amèrement ressenties.

3.1.1 La mise au travail par l'enrôlement psychique

Dujarier, Durand et Le Floch, de Gaulejac, Linhart, Dejours, Lordon, Dardot et Laval, Boltanski et Chiapello, insistent chacun à leur manière sur ce point saillant : dans les sociétés néocapitalistes comme la société française, un arsenal de mesures palpables au sein de l'entreprise mais surtout un discours idéologique se développent, destinés à aboutir à un enrôlement absolu des travailleurs. Pour résumer, le meilleur ou le seul moyen dont disposerait le patronat dans ces systèmes consisterait à amener les gens à faire d'eux-mêmes et en pensant que c'est leur propre volonté ce qu'on désire leur voir faire, notamment par l'intériorisation des nouvelles normes d'efficacité productive et de performance individuelle. Pour ce faire, promesse fut faite aux salariés qu'ils trouveraient dans le travail un mode d'épanouissement, que le travail les révèlerait à eux-mêmes. Dans cette perspective, « chaque salarié négocie finalement avec lui-même l'acceptation de la contrainte de son implication, qu'il renverse en un engagement volontaire, en s'inventant un système de croyances [...] pour rendre son travail recevable, intéressant sinon satisfaisant. Soumis à une situation imposée, il est dans un consentement paradoxal. » (Durand et le Floch', 2006). La production de ce consentement a réussi à s'imposer en s'appuyant sur un terrain favorable : critiques émises par les travailleurs face à un travail trop monotone, remise en cause de la hiérarchie, « montée en charge des valeurs d'autonomie, de responsabilité individuelle » dans les années 1980 (Dardot, Laval, 2009). C'est sur cette représentation d'un individu autonome, à la fois idéal social et exigence du management, qu'a pu se construire une nouvelle organisation du travail.

---

[8] ce qui ne signe en rien la fin du modèle, puisque, si l'on en croit Boltanski et Chiapello (1999), le capitalisme évolue et se régénère en intégrant les critiques qui lui sont faites

3.1.2 Le mythe de l'individu autonome

L'évolution des sociétés modernes a favorisé cette perspective : en se sécularisant, les sociétés se sont éloignées de la causalité divine. Les choses ne sont plus telles qu'elles sont « parce que Dieu le veut ». Nous pouvons désormais nous penser responsables de notre sort. Un ensemble de dispositifs, souvent mis en place dans une recherche de plus grande justice sociale, tendent aussi à nous y conduire. Ainsi les mesures destinées à faciliter l'accès du plus grand nombre à l'éducation, à des formations professionnelles, devaient favoriser « l'ascenseur social » et casser les déterminismes qui maintenaient chacun dans sa classe d'origine. L'avenir ne devait plus être fixé à la naissance, tout devait en théorie être accessible à tous, pourvu que l'on s'en donne les moyens. En se modernisant, les sociétés devenaient aussi plus individualistes. Beck (cité par Dardot, Laval, 2009), parle d'une « individualisation radicale » pour décrire cette situation où les individus sont « libérés de la tradition et des structures collectives, libérés des statuts qui leur assignaient une place », au point que « toutes les crises sociales sont perçues comme des crises individuelles, toutes les inégalités sont rapportées à une responsabilité individuelle ». La « machinerie en place » « transforme les problèmes liés au système en échecs personnels ».

Dans le monde professionnel, les entreprises peuvent désormais s'appuyer sur ce « mythe » de l'individu autonome pour mettre l'homme au travail. Pour Boltanski et Chiapello (1999) l'autonomie, réclamée par une partie des travailleurs - les ingénieurs et les cadres diplômés des grandes entreprises - aurait été reconnue par les dirigeants et intégrée au modèle capitaliste, jusqu'à « en faire une valeur absolument centrale du nouvel ordre industriel, cela non seulement en faveur de ceux qui la réclamaient - mais aussi en faveur de ceux qui ne la réclamaient pas ». Autonome, responsable de ce qui lui arrive, chacun porte désormais la charge de ses résultats… et de ceux de son entreprise. Durand, Le Floch (2006) tirent de l'étude des documents internes des entreprises, des chartes de l'actionnariat, des enseignements quant aux attentes engendrées par l'autonomie théorique des travailleurs : « les salariés sont incités à adopter des attitudes "responsables", à faire preuve de compréhension à l'égard des impératifs et contraintes de leur entreprise », l'objectif est que « chacun se sente concerné comme s'il était à son compte ». Dujarier (2006) remarque dans ses entretiens que les dirigeants prescrivent à leurs salariés d'être « autonomes, responsables, capables d'initiative », au point que beaucoup reconnaissent se sentir « responsables de tout ». Loriol (2012) replace cet appel fait aux capacités individuelles ou à l'engagement personnel dans la relation avec autrui à un « déplacement d'une définition collective du travail à une conception individualisante, psychologiste ». Il note par ailleurs que ce déplacement rend beaucoup plus ardu le recours au collectif qui est pourtant un élément décisif de la santé des individus au travail.

3.1.3 Des dispositifs au service de l'engagement des travailleurs

Des moyens concrets en provenance d'acteurs multiples, « relevant de missions de services publics ou de services relationnels privés » (Ehrenberg, 1998) sont venus en renfort des discours et des injonctions, pour encourager l'adhésion. Parmi ces moyens, attardons-nous sur ceux qui semblent les plus pertinents sur les terrains étudiés. Au sein de l'entreprise, l'embauche et la promotion des salariés au regard de leurs compétences et non plus de leur qualification change la donne (Durand, Le Floch, 2006). Car les compétences peuvent inclure la loyauté vis-à-vis de l'entreprise, celle-ci devenant légitimement exigible ; elles sont relatives à une personne donnée et non à un poste, elles facilitent ainsi la mise en concurrence des travailleurs, au détriment de la reconnaissance par les pairs et de la régulation collective des rythmes de travail. Gratifier les compétences pousse ainsi le salarié à s'investir sans limite, dans l'illusion que ses résultats ne dépendent que de lui, et que ses supérieurs sauront les reconnaître.

La « satisfaction client », associée à la « qualité totale », le « zéro défaut » - mots d'ordre des modèles gestionnaires des années 1980 aux Etats Unis et généralisés en France dans les années 1990 - permettait d'occulter la servitude vis-à-vis de l'employeur, comme si celui-ci ne faisait « que traduire, dans les injonctions qu'il adresse à ses salariés, les exigences du client » (Durand, Le Floch 2006). Ils se révélaient plus mobilisateurs que l'obéissance à un supérieur, d'autant que les dernières décennies ont connu « l'affaiblissement des ordres conventionnels et des relations hiérarchiques ». On attend des cadres qu'ils se conduisent en « donneurs de souffle », en « leaders », qu'ils formulent des « visions enthousiasmantes qui font se lever les hommes d'eux-même puisqu'il n'est plus légitime de les y contraindre » (Boltanski, Chiapello, 1999). Les coaches professionnels admettent d'ailleurs que « leur intervention a surtout pour objet de transformer une pression exogène en motivation endogène. » (Lordon, 2010).

Pour ceux qui résisteraient encore, il fallait faire comprendre, selon la formule de Margareth Thatcher immortalisée sous l'acronyme de TINA[9], qu'il n'y a pas d'autre alternative que de se soumettre à la concurrence généralisée, à la guerre économique, sous peine de disparaître. Tous les sacrifices demandés aux salariés pouvaient se justifier par cette formule magique. La menace du chômage achevait de convaincre que l'avenir professionnel du travailleur dans ce contexte impitoyable était en péril. Surtout lorsqu'elle s'accompagne de mesures organisationnelles conduisant à une précarisation subjective des salariés, par exemple (Linhart, 2012) : des dispositifs limitant le recours au collectif, dont nous avons déjà noté plusieurs aspects, et auxquels on peut ajouter des mises en concurrence internes, ou encore l'absence de lieux et de temps dédiés aux rencontres entre les travailleurs ; des changements permanents qui déstabilisent les salariés, les remettent sans-cesse à l'épreuve et les incitent à rester dociles. Conformément à la logique décrite par Bel (2010), « un système totalitaire comme le nôtre [...] dévore les esprits en les grisant, et si cela ne marche pas, alors il utilise la peur, autre moyen efficace de susciter l'effort de celui qui craint de la subir. »

Ainsi, « l'autonomie fut en quelques sortes échangée contre la sécurité » et « la remise sous contrôle fut favorisée par la coopération des salariés traités comme autant d'individus séparés [...] qui grâce à un mélange d'avantages différentiels et de peur du chômage furent conduits à s'engager librement et pleinement dans les tâches qui leur étaient confiées. » (Boltanski, Chiapello, 1999).

9 There Is No Alternative

3.14 De l'engagement volontaire à l'engagement illimité

Contrairement au taylorisme qui « traitait l'homme comme des machines », ne cherchant pas à atteindre sa psyché, le capitalisme néolibéral s'appliquait à mobiliser aussi le mental des travailleurs (Boltanski, Chiapello, 1999). Pour qu'il investisse « tout son être dans le travail » il fallait là aussi modifier l'organisation de l'activité, par exemple en créant des tâches aux contours flous, qui laissent ainsi la porte ouverte aux exigences les plus vastes - tâches relationnelles, créatives, innovations, ... (Lordon, 2010) Se développent aussi des techniques visant à gommer les frontières entre travail et hors travail, entre vie privée et vie professionnelle, avec l'idée que si le travailleur se sent « comme chez lui » sur son lieu de travail, il y passera plus de temps. On peut citer l'organisation de moments festifs entre collègues devenus amis pour l'occasion, ou les open spaces qui poussent à partager sa vie privée pour ne pas paraître « louche », « renfermé » (des Isnards, Zuber, 2008). Dujarier (2006) note quant à elle un « déni des limites dans des milieux professionnels très différents » : « qu'il s'agisse de la satisfaction des usagers, de la maîtrise des risques ou des performances, la prescription exige l'idéal [...] L'obligation de résultats, bien qu'exprimée en termes idéaux, prend le pas sur l'obligation de moyens qui, elle, reconnaîtrait les limites de l'action et de l'incertitude. La prescription du travail est idéale, et donc hors de portée de l'action possible. » Les dirigeants interrogés admettent que les objectifs « sont extrêmement ambitieux voire irréalisables », mais justifiés par la nécessité de « mettre la barre très haut si on veut progresser ». Les travailleurs endossent alors la responsabilité de ne pas avoir atteint les objectifs prescrits, voire qu'ils se sont eux-mêmes fixés, alors que tous reconnaissent que les objectifs sont irréalistes. Pour Bel (2010), « il faut toujours demander plus aux individus, et le plus fort est qu'ils finissent toujours par donner ». Melman (2002) considère plus généralement que dans notre société « l'excès non seulement n'est pas vécu sur le mode de la transgression mais l'est sur le mode de la prescription.»

L'intensification du travail qui s'en est suivie est manifeste (Volkoff, De Coninck, Roche, Gollac, 2001; du Tertre, Hatzfeld, Valeyre, 2006). Elle a pu s'opérer dans des contextes où le rapport au temps se modifiait. Rosa (2011) distingue un mouvement général d'accélération composé de plusieurs types d'accélération simultanés. Le temps est devenu pour lui une norme à travers laquelle la société nous gouverne. Nous nous sentons toujours en dette, ayant toujours quelque chose à faire.

3.1.5 Des signes d'essoufflement ?

Le modèle décrit jusqu'ici se traduit sur les terrains étudiés, avec des répercussions visibles sur les arrêts maladie. Il connaîtrait, selon certains, des signes d'essoufflement. Pour rester sur la question du temps, on voit se développer des stratégies de décélération, souvent accolées au terme « slow » : la slow food doit redonner au corps le temps nécessaire pour s'alimenter, la slow science promeut une recherche qui se libère des objectifs de rentabilité à court terme et laisse la place aux errements, le slow mail (courrier escargot) utilise un logiciel qui ne délivre le courrier électronique qu'après un ou deux jours, des réseaux de villes lentes se constituent...

L'implication subjective au travail serait peut-être elle aussi remise en cause par des travailleurs : Rousseau (2012) évoque cette hypothèse en constatant que l'absentéisme, qui ne cessait de décroître depuis des décennies, avec un taux spécialement bas dans des contextes de chômage, a connu en France une remontée dans les années récentes. L'invention des « brouilleurs de portables » associés au « droit à la déconnexion » pourraient aller dans ce sens. Autre signe éventuellement révélateur : la « génération Y », qui définit les personnes nées à partir des années 1980, avec le numérique, revendique une meilleure qualité de vie au travail et une meilleure articulation entre le temps de travail et le temps consacré aux activités sociales, familiales, etc. Davor Komplita, psychiatre genevois spécialiste des troubles liés au travail, est optimiste. « Les choses vont changer car les jeunes ont moins peur et sont moins naïfs. » Contrairement aux générations précédentes, ils ne joueraient plus leur dignité dans le travail, et souffriraient moins des contraintes organisationnelles qui les empêchent de l'exercer correctement. Surtout, la maîtrise des communications virtuelles leur permettrait de re-créer une solidarité qui compense l'isolement au travail et modifie le rapport de force (*la tribune*, 17 avril 2011).

Les travailleurs auraient donc incorporé les principes qui fondent l'idéologie néocapitaliste, tout en montrant des signes de résistance - qui ne sont peut-être que l'assimilation d'autres normes, de modèles alternatifs. Sans l'énoncer systématiquement, ces théories supposent bien une internalisation par les individus des normes sociales (ici celles du capitalisme néolibéral), qui influencent leur comportement. Ce postulat interviendra pour analyser les arrêts maladie.

3.2 La question des normes sociales

L'influence des normes en vigueur ne fait pas tellement débat, les divergences concernant plutôt la façon dont cette influence s'exerce et peut, ou non, évoluer, être réorientée, et par qui. Le fonctionnalisme conçoit chaque élément de la société comme ayant une fonction particulière, qui permet à l'ensemble de rester en équilibre. L'interactionnisme part quant à lui des interactions entre les êtres, de l'influence respective qu'ils exercent les uns sur les autres lorsqu'ils sont en contact. Pour les plus radicaux, les normes se construisent dans un ensemble d'interactions. Pour d'autres elles s'actualisent, ou sont abandonnées, selon que les individus les font vivre ou non : la dimension symbolique du social, le sens que les individus d'une société donnée assignent à leurs actions, serait le résultat de ces interactions. En France Bourdieu a influencé la pensée sur les normes, notamment en retravaillant le concept d'habitus. Nous développons des inclinaisons à percevoir, sentir, faire et penser d'une certaine manière, inclinaisons intériorisées et incorporées, le plus souvent de manière non consciente, du fait de nos conditions objectives d'existence et de notre trajectoire sociale. La marge de liberté laissée à l'individu provient aussi de sa pluri-détermination, qui lui permet de choisir parmi une gamme, certes limitée, d'options. Parsons et ses attentes de rôle (nous nous conformons aux attentes que la société produit et incarnons des rôles sociaux en fonction de ces attentes) est difficile à contourner quand on s'intéresse à la maladie.

3.3 Et celle du choix

Dans les entretiens menés ici, on verra constamment combien les interviewés utilisent leurs capacités d'analyse pour agir avec justesse,

s'adapter à leur environnement, comment ils font appel à leur expérience pour résoudre des problèmes ou éviter des écueils. Dans le cas des arrêts maladie, ils mènent un travail de réflexion avant de recourir, ou non, à un arrêt maladie. Peut-on pour autant dire qu'il *choisissent* ? La question du choix a quelque chose d'une impasse, qui se présente souvent dans les débats sous le terme de consentement. Lordon (2010) n'utilise pas en vain le terme d'aporie pour l'aborder : « Il est des consentements individuels auxquels des observateurs extérieurs ne veulent pas consentir. Ainsi par exemple : il suit un gourou mais nul ne l'y force, elle porte le voile mais elle est seule à l'avoir voulu, il/elle s'enchaîne à son travail douze heures par jour mais de son chef exclusivement et personne ne l'y contraint. » Le choix, pourtant affirmé, semble incompatible avec l'objet choisi, au point que l'on soupçonne qu'il a été obtenu « frauduleusement ». Selon lui, Spinoza permet de résoudre cette contradiction : « Si consentir est l'expression authentique d'une intériorité librement déterminée, alors le consentement n'existe pas, [...] car l'hétéronomie est la condition de toute chose [...] Nous ne faisons quelque chose que s'il nous arrive quelque chose ». Certes « notre force de désir, notre puissance d'agir », nous appartiennent, mais elles sont orientées par « l'interpellation » des « normes, choses à vouloir, vocations à épouser, grandeur à poursuivre », produites par le corps social, et principalement propagées par un effet de mimétisme. Lordon insiste sur « le caractère spécifique de cette forme de production du désir, déterminé par des mécanismes diffus, délocalisés, impersonnels et inassignables. » Déjà peu portés à nous penser déterminés, nous serions de ce fait encore plus enclins à nous penser comme origine de notre propre désir, le processus causal qui le détermine étant si complexe et évanescent qu'il en devient invisible.
Par convention, on parlera de choix chaque fois que les personnes observées se livrent à un processus qui les conduit à prendre une position plutôt qu'une autre, tout en gardant à l'esprit le caractère imparfait de ce terme. On cherchera à révéler ses déterminants, ceux exprimés par les interviewés et ceux issus de la recherche sociologique. Il s'agira en d'autres termes de faire émerger les motifs exposés et de les questionner.

3.4 Du choix à l'exposé des motifs

La société, donc, produit des désirs. Ces désirs « induits de l'extérieur mais devenus authentiquement désirs intérieurs » nous permettent de nous penser libres, et de trouver une justification « authentique » à nos décisions (Lordon, 2010). C'est particulièrement criant dans le cas des arrêts maladie, où « les acteurs sociaux, dans des situations concrètes, mobilisent des éléments de discours pour assurer leurs positions et justifier le sens de leur conduite. » (Rousseau, 2012). On peut y voir un effet du social, qui nous implique dans des procédures de justification, même pour justifier ce qui pourrait paraître injustifiable. La tricherie, par exemple, pourra trouver une justification dans le fait que de toute façon, « personne ne suit la règle » (dans le cas des arrêts maladie, on trouvera parfois cet argument pour dédouaner des collègues soupçonnés d'abus). Pour Naccache (2006), le cerveau humain tisse en permanence des relations entre des événements pour créer une cohérence, la relation créée étant le plus souvent d'ordre causal - une des hypothèses proposées pour expliquer cette propension est liée au besoin de se rassurer : si nous connaissons les causes, nous pourrons agir sur elles pour éviter leurs conséquences. Ces constructions peuvent être fausses, imparfaites, mais pour être exposées, elles doivent nous sembler vraies, nous apparaître comme de bonnes raisons. Elles doivent constituer un motif.

Benamouzig (2005), rappelle que la notion de motif chez Weber renvoie à la méthode compréhensive, qui saisit le sens intentionnel des actions pour les expliquer. « En ce sens, le motif fait référence au registre de la subjectivité. Mais le sens imputé à l'acteur n'est pas l'intention même de l'acteur, c'est une reconstruction plausible, qui saisit la subjectivité dans sa dimension "typique", de manière objective. L'acception wébérienne de la notion de motif oscille entre la subjectivité de l'acteur et l'objectivité de sa compréhension. » Il ajoute que Weber associe le motif à un « système de raisons » formant un « ensemble significatif ». Mills a cherché quant à lui à faire du motif « un véritable concept sociologique ». Les motifs ont alors « une dimension relationnelle, dans le cadre d'interactions sociales », ils « sont impliqués dans un travail de justifications entre individus » et, « fixés sur des supports linguistiques "extérieurs"», ils « facilitent la

coordination entre acteurs. » C'est le vocabulaire utilisé (forme sous laquelle les motifs sont stabilisés), les discours eux-mêmes, liés à ce travail intersubjectif de justification, qui permettent d'appréhender les intentions.
Benamouzig va développer l'idée de « motif cognitif », qui en première approche peut être introduit comme « une composition de raisonnements et d'informations, objectivés sur des supports physiques », conduisant à ensemble structuré de « bonnes raisons » de penser ou d'agir d'une certaine façon. Il indique « de manière plus ou moins implicite ce qu'il est utile, adapté ou correct, de penser, de sentir ou de faire », donnant lieu à des usages sociaux qui dépendent autant de ses « propriétés intrinsèques que de paramètres institutionnels et historiques plus généraux ». Benamouzig y voit un outil sociologique « permettant de saisir concrètement des raisonnements, de comprendre comment ils évoluent et sont transformés dans des pratiques, au gré de situations d'usage. » Il constate en particulier que « les raisonnements économiques ont un caractère performatif qui fait advenir la réalité dont ils sont censés rendre compte» et que « leur validité, bien réelle, n'est pas assurée par une simple correspondance avec le réel [...] mais par la fabrication sociale d'une réalité conforme aux raisonnements économiques ». En prenant l'exemple des comptes de la santé en France, il analyse les moyens (« différents stratagèmes cognitifs ») par lesquels s'opère cette fabrication, comment « au contact de l'action, le raisonnement évolue, pour devenir plus convaincant », comment les chiffres peuvent être utilisés (« une autre manière de renforcer la conviction du lecteur consiste à lui offrir un bouquet de résultats, certes tous incertains, mais finalement convergents »[10]), et conclut que « les convictions que le motif de raisonnement suscite chez ses utilisateurs ne relèvent pas seulement d'une pure rationalité instrumentale, à laquelle l'analyse coût avantages est souvent ramenée, mais aussi d'une rationalité axiologique ». Cette approche, qui servira d'appui pour définir une méthodologie appropriée, présente d'autres intérêts. Parce qu'elle envisage les comptes de la santé en France

[10] « Il s'agit bien toujours de jouer la convergence des faisceaux de bonnes raisons d'où l'on escompte que le profane, assailli par la répétition d'arguments en provenance de tous les azimuths, finira par céder à une sorte d'évidence par étourdissement » dirait Lordon (2010).

comme un motif cognitif, elle donne des éléments de compréhension sur les arrêts maladie, en particulier sur les raisons qui incitent les travailleurs à éviter d'y recourir, ou à hésiter longuement avant de s'y résoudre. Le motif comptable peut être le support objectif de « bonnes raisons » de penser certaines choses plutôt que d'autres. Scandés comme un leitmotiv, les chiffres de l'assurance maladie semblent sans appel. Le « trou de la sécu » est présenté comme un problème à résoudre, année après année, dans les discours publics et les statistiques produites, dont les médias se font le relais. La hausse des dépenses de santé, au rythme de 10 à 15% par an, incite les pouvoirs publics à réformer l'assurance maladie. Le thème de l'abus s'impose comme explication à ce déficit, aidé par des outils de calcul - par exemple l'introduction des Tableaux Statistiques d'activité des praticiens (TSAP), qui informent ces derniers sur les actes qu'ils réalisent, et permettent (en principe) à l'Assurance maladie d'identifier les abus. Les comptes de l'Assurance maladie deviennent un motif économique[11] dont se servent l'Etat ou l'Assurance maladie pour réguler les pratiques médicales. Dardot et Laval dénoncent pour leur part les gouvernements libéraux qui ont « instrumentalisé les "trous" ainsi creusés dans le budget pour démontrer le coût "exorbitant" et "insupportable" de la protection sociale et des services publics ».
Au-delà des comptes de la santé, les motifs économiques structureraient l'ensemble des modes de pensée et comportements. Baumard (2010) présente à ce titre une expérience classique de philosophie cognitive, où les participants doivent attribuer un bonus à des vendeurs de la manière la plus juste possible, en répartissant entre eux un budget fixe. Le premier vendeur fait un gros chiffre grâce à ses efforts, le second grâce à son charme naturel. Les participants jugent pour la majorité que les efforts mais aussi le charme naturel donnent tous les deux droit à un bonus, comme si le fait de rapporter de l'argent à l'entreprise méritait à lui seul récompense. Ils illustrent ainsi la position de l'économiste Cohen (2013) qui voit dans l'homo-œconomicus une fiction, mais une fiction auto-réalisatrice : dès lors

[11] Benamouzig met en perspective le « point de vue de la société » et celui de l'Assurance maladie, et montre qu'en adoptant le premier et en élargissant les bases de calcul (on intègre d'autres données dans le calcul coût-bénéfice) on conclurait à l'utilité d'une action différente de celle proposée.

qu'on introduit l'incitation économique (prime, compensation financière, etc), alors l'homme passe de la solidarité à la compétition, de l'attitude morale et sociale à l'attitude économique et individualiste.

3.5 Agir avec morale

L'expérience citée par Baumard n'est pas choisie au hasard. De façon plus ou moins discrète, la morale, les jugements moraux, interviennent quand les interviewés parlent des arrêts maladie. Ferreras (2007) observe la prévalence d'une morale fondée sur la justice et plus précisément sur une méta-norme de justice démocratique parmi les travailleurs, et cette morale est utilisée pour répondre à des questions très concrètes, au niveau local, qui concernent ce qu'il convient de faire dans des cas spécifiques - notamment les absences. Les théories sur la justice organisationnelle donnent aussi des clés pour comprendre le recours aux arrêts. Dubet (2013) souligne à ce titre que ce sont surtout les injustices « de proximité » qui sont mal vécues car elles sont palpables, et pourraient, devraient, être corrigées. La typologie « voice, exit, loyalty » d'Hirschman (1973), particulièrement féconde dans l'étude des arrêts maladie, sera longuement développée. La « loyauté » envers l'entreprise (activité, collègues, clients, qualité du travail, etc), prédominante chez les travailleurs, peut évoluer vers la prise de parole ou, lorsque celle-ci est empêchée ou inefficace, vers la défection - sous forme d'arrêts maladie (exit temporaire) ou de départ. Enfin, l'approche par le rôle social du malade, formulée par Parsons, complète l'analyse sur la morale qui fonde les jugements des travailleurs quant aux arrêts maladie et conditionne leurs actions.

3.6 Santé et maladie

Parsons nous rappelle que la maladie trouble le fonctionnement social. Elle nous exempte temporairement de certaines obligations - en particulier celle de travailler. Elle induit généralement une assistance. Elle est supposée indépendante de la volonté du malade, qui n'est pas tenu pour responsable de son incapacité. En contrepartie, il incombe au malade de chercher à guérir, pour retourner à ses obligations, et même de souhaiter guérir. Plus généralement, la sociologie de la santé et de la maladie nous enseigne que le rapport que nous entretenons à notre santé et la définition même que nous lui donnons sont variables selon les catégories sociales, les sociétés, les époques, et qu'elles influencent nos comportements et jugements. Herzlich (1984) souligne la modification de la perception des malades et de la maladie au cours des époques, sous l'effet combiné des idéologies et des avancées médicales. Loriol (2002) analyse les rapports de force qui interviennent dans les politiques de santé publique et met en évidence la « construction sociale et politique des problèmes de santé » et son impact sur les représentations sociales. L'étiquetage des maladies, l'attribution des responsabilités, l'entreprise de moralisation des individus, la médicalisation des troubles, sont autant d'aspects qui interviennent pour construire ces représentations et nous influencer. Le corps est aussi l'objet d'une construction sociale qui a sa part dans les arrêts.

3.7 Une théorie de l'acteur bricolée sur un individu adaptatif

Des théories citées dans les paragraphes qui précèdent, certaines peuvent sembler peu compatibles avec d'autres, tandis que sur le terrain, toutes semblent, alternativement, utiles et pertinentes. Boudon et al (2001), sont à ce titre arrangeants et conviennent que « plusieurs explications peuvent en général expliquer les données empiriques ».

3.7.1 Quand les sciences physiques et biologiques s'en mêlent

Les sciences dures seront aussi mobilisées, pour les adapter aux comportements humains. La loi de l'inertie, pour commencer, formulée par Newton : « Tout corps persévère dans l'état de repos ou de mouvement uniforme en ligne droite dans lequel il se trouve, à moins que quelque force n'agisse sur lui, et ne le contraigne à changer d'état. » Dans le cas des arrêts maladie, ces forces peuvent être par exemple le poids du collectif de travail, l'organisation du travail, le motif économique, la culture (au sens large) ou l'idéologie du pays d'accueil pour les immigrés, les événements nouveaux et décisifs (une grave maladie, la naissance des enfants, ...). L'aspect contraignant énoncé dans la loi peut recouvrir des contraintes tangibles (le corps ne

répond plus, des sanctions menacent,...) ou moins patentes (persévérer dans sa façon de penser ou d'agir isole des collègues,...).
En mécanique quantique, après une mesure, un système physique voit son état entièrement réduit à celui qui a été mesuré, alors que cet état pouvait avant la mesure posséder plusieurs valeurs pour chacune de ses « observables » (sa vitesse, sa position, sa vitesse, etc.) Comme si le fait de mesurer fermait les horizons en faisant passer d'une pluralité de possible à un état unique - sans les fermer totalement : on ne peut que prédire la probabilité d'obtenir un certain résultat. En sociologie, au niveau « micro » on observe des effets comparables : les évaluations individuelles, les objectifs chiffrés, impactent les travailleurs, au point que, réduits à la fonction de producteurs de résultats, ils finissent par se penser et agir comme tels.
Les neurosciences montrent que nous attribuons constamment un sens à nos actions même les plus anodines. Ainsi des expériences menées sur des cérébro-lésés montrent que lorsque le sujet est sommé de se lever, par le biais d'un ordre écrit qui échappe à sa conscience[12], il se lève ; et lorsqu'on lui demande pourquoi il répond sans hésiter, comme s'il connaissait de façon certaine la raison de cet acte. Certains vont évoquer une soif subite, d'autres l'argent qu'ils doivent mettre dans le parcmètre, etc. Les fictions construites pour donner du sens à nos actions sont « contraintes par la réalité », mais bâties sur une connaissance imparfaite du réel, dont une partie seulement arrive à notre conscience (entendue ici, et dans le reste de l'ouvrage, comme la « capacité à rapporter ses états mentaux », comme « une représentation dont nous nous avisons »). Bohler (2019) utilise aussi l'étude du cerveau pour expliquer le besoin fondamental d'intégration et de reconnaissance sociale chez l'humain : lez zones du plaisir (le striatum) s'animent lorsque ce besoin est satisfait, reliquat d'une

[12] Le protocole d'enquête est le suivant : il est convenu avec des sujets « split-brain » (leur cerveau est divisé : les deux hémisphères ne peuvent pas échanger d'information) qu'ils doivent obéir aux consignes qui leur sont données. Puis on présente aux sujets (individuellement) un carton sur lequel est écrit « levez-vous », le cerveau droit perçoit le stimulus (le cerveau droit, siège de la vue, a accès à l'information), et « lance un programme moteur » : le sujet se lève. Mais c'est le cerveau gauche (siège du contrôle de la parole) qui répond à la question et qui, n'ayant pas eu accès à l'information, invente spontanément, concomitamment à l'action, une fiction justificatrice.

époque où la survie humaine dépendait de son appartenance au groupe.

3.7.2 Un acteur en société

Soucieux d'être accepté, intégré, l'acteur décrit ici se conforme aux normes de son environnement, ou plutôt de ses environnements. Mendras le dit hétéronome, Lordon hétéro-mobile. Ces normes peuvent entrer en contradiction les unes avec les autres. La pluri-appartenance (Eribon, 2011), les pluri-déterminations (Bourdieu, 1994) peuvent être vécues comme des marges de manœuvre, de choix, mais aussi comme des causes probables de conflits. Les discours et pratiques des travailleurs quant aux arrêts maladie nous renseignent sur les attentes de la société, telles qu'ils les perçoivent, au niveau global et local.

3.7.3 Un acteur adaptatif

L'homme darwinien cherche à s'adapter pour survivre. L'homme social, suivant un processus de socialisation, « apprend et intériorise tout au cours de sa vie les éléments socioculturels de son milieu, les intègre à la structure de sa personnalité sous l'influence d'expériences et d'agents sociaux significatifs et par là s'adapte à l'environnement social où elle doit vivre » (Rocher, 1970). Il doit s'adapter pour continuer à vivre dans la dignité, ce que Roche (2014), reprenant les termes de Spinoza, appelle « persévérance en son être ». Sur leur lieu de travail, les salariés mettent en place des stratégies qui « n'ont pas seulement pour effet de préserver la possibilité de continuer à travailler, mais aussi la dignité, l'estime de soi, le sens du métier et de la mission ». S'opère un jeu entre ce qu'il est possible ou nécessaire d'abdiquer, et ce qu'il est trop coûteux de perdre. Les facteurs organisationnels jouent un rôle prédominant, lui permettant, ou non, de s'adapter à son environnement de travail sans y laisser sa santé.

4. MÉTHODOLOGIE

4.1 L'entretien comme outil principal de recueil des données

4.1.1 Cohérence avec le cadre théorique : l'exposé des motifs

De ce qui précède, nous pouvons conclure que l'être humain produit des discours de type causaux, de par son fonctionnement-même. Le social influence le contenu des discours, dans le même temps qu'il renforce la tendance à créer du sens : « le développement de l'individualisme impose à l'individu de produire lui-même les significations de sa propre existence à travers la diversité des situations qu'il expérimente, en fonction de ses propres ressources et dispositions. Il doit de ce fait interpréter cette succession d'expériences disparates comme un parcours ayant un sens » (Mendras, 2003). La notion de « motif cognitif» utilisée par Benamouzig (2005) est propice à l'analyse des arrêts maladie. Les travailleurs vont énoncer un ensemble de « bonnes raisons » qui les feront apparaître comme la solution appropriée, ou non, dans une situation donnée, nous donnant ainsi accès aux « éléments cognitifs, sociaux et matériels » qui fondent leur réflexion et leurs actions, et révèlent ainsi les représentations et les normes des sociétés et des collectifs au sein desquels ils évoluent. Le discours conscient nous éclaire, bien qu'il repose sur des bases discutables, tout comme le fait que le sujet pense avoir raison, et le croie même avec force (Naccache, 2006). Les facteurs causaux énoncés seront ainsi comparés entre eux et avec les théories mobilisées, notamment pour élucider d'éventuelles contradictions. En particulier, comme le rappelle Eribon (2011), il est très difficile d'admettre que l'on puisse être l'objet de déterminismes plutôt que maîtres de nos choix, et nous sommes souvent blessés lorsqu'on cherche à nous en convaincre. D'une certaine manière, l'état de domination ou d'aliénation n'est supportable qu'au passé, ou lorsqu'on pense pouvoir y échapper. Il est aussi plus facile à accepter lorsqu'il est assumé par un collectif : s'opposer ensemble, même seulement verbalement, procure, au moins symboliquement, le sentiment d'une reprise de contrôle et permet à la fois de ne pas se sentir responsable du mauvais sort qui nous est fait, de ne pas porter seul les difficiles conditions associées à cet état, voire d'espérer en sortir.

4.1.2 *Fiabilité des entretiens*

Les travaux de Ferrie et al, cités par Inan (2014), montrent qu'il n'y a pas de différence entre les absences pour raison de santé auto-déclarées (enquête) et celles enregistrées par les employeurs dans des registres (données administratives). Ce constat incite à la confiance quant aux dires des interwievés sur l'aspect quantitatif de leurs arrêts, ce qui peut justifier là aussi le recours aux entretiens comme outil fiable sur ce point. Sur le terrain, les dires des salariés interviewés et ceux de leurs encadrants, chargés de comptabiliser les arrêts, concordent quant à leur fréquence et leur durée. En revanche, la cause évoquée de l'arrêt invite à plus de prudence. D'une part, l'entretien ne donne accès qu'au sens que l'interviewé confère a posteriori à ses actes. Surtout, les absences pour raison de santé restent un sujet sensible, où l'interviewé peut craindre de passer pour un tricheur, un opportuniste, un égoïste, ou une personne faible. Il a fallu trouver des astuces, par exemple demander aux uns de commenter les pratiques des autres, sans citer de nom ; ou les interroger sur des périodes passées de leur carrière et non sur le présent. Par ailleurs, le parti choisi a été de nommer les interviewés (par leur pseudonyme) seulement par endroits, lorsque cela éclaire le propos, par exemple lorsque leur situation particulière aide à comprendre leur position.

4.1.3 *Une approche qualitative susceptible de nourrir les données quantitatives existantes*

Les statistiques sur les arrêts maladie existent. En France, une base de données a été créée ces dernières années par l'IRDES. Cette base s'enrichit, elle permet notamment de répertorier les différentes variables qui influent sur le recours aux arrêts maladie. Des enquêtes statistiques menées dans des pays voisins existent aussi, et poursuivent des objectifs similaires. Les résultats de ces études seront largement rapportés, sans mentionner nécessairement les chiffres précis, pour se concentrer plutôt sur les hypothèses proposées pour expliquer les corrélations établies. Les entretiens permettent de donner un sens à ces corrélations, d'approfondir les hypothèses. Ils sont en outre un outil adapté quand on aborde des sujets où des dimensions multiples (sociales, psychologiques, biologiques, économiques , juridiques, ...) et difficilement quantifiables sont impliquées. Ils permettraient ici de mettre en lumière aussi bien les contraintes rencontrées, celles qui ont conduit à recourir à un arrêt maladie, celles qui l'ont empêché, comme celles qui l'ont rendu difficile à justifier, tout en donnant accès au sens qu'ils ont pris pour les personnes interviewées.

4.2 L'observation - à l'appui des discours

Si l'observation a été constamment mobilisée dans cette recherche, c'est toujours en interdépendance avec les discours. Il n'y aura pas de description de type ethnographique, mais des constats intégrés à l'analyse et à la compréhension des propos des interviewés, des situations exposées pour situer les actions et les dialogues, en souligner la cohérence ou les questionner.

4.2.1 Des individus en situation

Benamouzig insiste sur l'aspect modulable des motifs : « Loin d'être clos sur eux mêmes, les motifs sont des ensembles structurés mais ouverts sur des usages, en raison de leur caractère plus ou moins normatif. » Pour être déchiffrés, ils doivent de ce fait être « étudiés en situation », ce qui implique de connaître la situation locale mais aussi plus globale dans laquelle ils apparaissent. Ainsi les travaux, les données, sur les secteurs étudiés, sur les arrêts maladie en France et à l'étranger, sur les représentations sociales et leurs modes de diffusion, en France surtout mais aussi dans les pays voisins, ont été mobilisées. L'approche privilégiée reste toutefois une approche « micro », impliquant une description des terrains étudiés, leur histoire aussi. Suivant par exemple Durand et Hatzfeld (2002), on considèrera que « depuis l'intérieur de l'entreprise, on peut accéder à ce qui s'y joue pour les travailleurs y compris dans leurs liens avec la réalité sociale extérieure », et que les niveaux micro et macro sociaux interagissent en permanence.

4.2.2 Comprendre l'organisation du travail et les conditions dans lesquelles il s'effectue

Le cadre théorique choisi attribue un rôle déterminant à l'organisation du travail sur la santé, le bien-être, mais aussi les façons de penser et d'agir des travailleurs. L'observation permet de l'appréhender et de saisir en quoi elle influe sur les personnes interviewées. Elle est également propice à la compréhension des conditions dans lesquelles s'effectue l'activité. Dans le cas des aides à domicile, l'observation avait lieu aussi bien *« au bureau »* qu'au domicile des clients, lieu d'exercice de l'activité.

4.2.3 Représentations et pratiques, un effet circulaire

Loriol (2010) souligne que pour les tenants du constructivisme interprétatif il existe un effet circulaire entre les représentations et les pratiques, le lien entre les deux n'étant pas déterminé une fois pour toutes. Dans cette perspective, « le sens des choses n'est jamais donné a priori, mais il est créé, intériorisé, mis à l'épreuve et éventuellement retravaillé au cours des interactions ». Cette dimension apparaît plus nettement in situ, tout comme le caractère adaptatif des acteurs, engagés dans un jeu de relations avec leur entourage, sensibles à leur environnement. Les sous-entendus, les remarques et le ton employé, dans les discussions, lors de rencontres informelles ou au cours de réunions de travail, servent aussi de clés de compréhension. Sur place, on peut toucher du doigt les techniques mises en œuvre, en particulier l'utilisation judicieuse des arrêts maladie, pour tenter de modifier les règles du jeu local, sur lequel ils ont ou pensent avoir prise.

4.2.4 La confiance

Les recherches en science du travail distinguent le travail prescrit et le travail réel, et insistent sur le fossé qui, de l'avis même des travailleurs, les séparent. Les aides à domicile sont le premières à critiquer les formations comme les consignes managériales, incompatibles selon elles avec leur activité. Aller avec elles chez leurs clients, assister à ce qui s'y joue, percevoir leurs postures douloureuses, courir avec elles entre deux domiciles pour ne pas arriver en retard (sous peine d'essuyer des remarques agressives), était souvent un prérequis pour accéder à leur confiance : c'est le signe que l'on est prêt à voir les choses en face et à se confronter à la réalité du métier. En prenant le temps qu'il faut pour cela.

La combinaison entretien et observation se montre finalement propice à l'étude des arrêts maladie. Les entretiens permettent déjà de déceler des contradictions chez les interviewés, en particulier entre des positions d'ordre idéologique et des raisonnements en situation, en fonction du contexte. Par exemple, ils expriment très souvent l'existence d'abus dans le recours aux arrêts maladie, mais lorsqu'on leur demande s'ils en ont vu autour d'eux ils répondent presque toujours par la négative, et soulignent plutôt une forte tendance au présentéisme. L'observation donne un appui supplémentaire pour approcher ces contradictions et tenter de les comprendre. Elle donne en particulier à voir les contradictions non plus au sein des discours mais entre les discours et les pratiques. Elle est un moyen d'échapper aux énoncés stéréotypés, qui peuvent venir aussi bien de l'extérieur (par exemple, des contraintes et de l'idéologie gestionnaires) que du lieu de travail (logiques de métier, souvent transmises sur le tas) ou encore des formations. Davezies (2013) note à ce sujet que le manque de temps, de discussion, qui sont de plus en plus souvent la règle sur le lieu de travail, limitent les possibilités pour chacun de développer son propre discours et poussent à adopter des discours préfabriqués. L'observation permet de suppléer aux entretiens qui ne font pas toujours mention de ce qui semble évident en interne alors qu'un œil extérieur pourrait être surpris. Ou encore de ce qui semble trop fou ou honteux pour être abordé. Max Weber insistait sur la nécessité de comprendre le sens subjectif que les acteurs donnent à leurs actes, et ce d'autant plus qu'ils peuvent nous sembler surprenant. Dessors (2004), étudiant les milieux de travail, insiste sur ce point : « Plus les situations nous paraissent étranges et plus on se dit que les gens feraient mieux de faire autrement, plus il est urgent de comprendre pourquoi ils agissent comme ils le font. Ces conduites bizarres ont toujours une nécessité. On essaie de comprendre et aussi de les convaincre que ce qu'ils racontent nous est plausible parce qu'ils ont toujours peur que ça nous apparaisse comme des histoires de fous. » Sigaud nomme aliénation sociale la situation dans laquelle se trouve quelqu'un sûr de son rapport avec le réel et dont le discours, quand il essaie de témoigner de ce rapport avec les autres, est reçu comme fou. « Les gens dans cette situation n'osent ni en parler, ni aller voir un médecin pour essayer d'aller mieux parce que cela entérinerait le fait qu'ils sont malades ».

4.3 Choix des terrains

4.3.1 L'aide à domicile, un terrain propice à l'étude des arrêts maladie

Le secteur de l'aide à domicile, entendu ici au sens large, depuis les services ménagers jusqu'aux soins légers, s'est imposé d'emblée pour étudier les arrêts maladie. Une première raison venait de la possibilité d'établir des comparaisons, pour déterminer des variables significatives influant sur les arrêts maladie. Des comparaisons dans le temps d'abord : ce secteur existe depuis l'après-guerre, et connaît des changements importants, suivant une logique qualifiée de professionnalisation, qui se poursuivent encore aujourd'hui. D'autres comparaisons encore : il est traditionnellement représenté par le secteur public ou associatif, mais des structures du secteur marchand sont apparues ces dernières années et leur part continue de croître. Il propose des services variés, à des clients d'âge, de niveau social, d'état de santé dissemblables.

Par ailleurs, il regroupe un ensemble de caractéristiques intéressantes pour l'étude des arrêts maladie : le travail d'aide et de soins est jugé astreignant, et ses clients sont considérés comme exigeants, « difficiles ». Ils sont souvent malades, dépendants, ce qui peut influencer le regard sur la maladie des personnes qui les côtoient au quotidien et interviennent auprès d'eux, dont certains appartiennent à la catégorie des soignants. En ce qui concerne les conditions de travail et son organisation, ce secteur semble emblématique des nouvelles formes de contraintes qui pèsent sur les salariés depuis une trentaine d'années : forte demande des clients, conflits entre qualité et productivité, entre personnalisation et standardisation, horaires discontinus et variables, travail prescrit inapplicable, … Pour finir, ce secteur connaît un taux d'arrêts maladie très supérieur à la moyenne nationale.

4.3.2 Les scènes de musiques actuelles : un terrain de comparaison fécond

En parallèle, l'occasion se présentait de se joindre à une enquête sur une scène de musiques actuelles de la région parisienne, pour laquelle mes douze années d'expérience dans le milieu culturel pourrait être mise à contribution. Le secteur des musiques actuelles présente des similitudes avec celui de l'aide à domicile : appartenant aux activités de service, il est encore en phase de structuration, avec l'apparition de nouvelles réglementations. Sa sphère d'activité reste flottante, tout en cherchant à se définir mieux. Principalement associatif, il combine salaires faibles, horaires atypiques, et motivation liée aux valeurs et au sens donné au travail. Mais il s'en distingue nettement par d'autres aspects. C'est une activité culturelle, valorisante, ses salariés sont souvent issus de milieux aisés ou à fort capital culturel, tandis que les aides à domicile sont presque exclusivement des femmes, issues de milieux modestes, souvent d'origine étrangère. L'offre d'emploi est très inférieure à la demande dans les musiques actuelles, alors que l'aide à domicile recrute massivement. Enfin, la pénibilité physique diffère sensiblement dans ces deux secteurs. Par ailleurs, tandis qu'une vaste littérature existe sur l'aide à domicile, les musiques actuelles sont encore peu explorées. De nouveaux points de comparaison se dégageaient.

4.3.3 Travail relationnel, engagement: quand le cœur-même de la motivation peut devenir maladif

Dans les deux secteurs étudiés, un engagement fort prédomine. Lié en grande partie dans le premier aux valeurs de « care », dans le second au goût marqué pour la musique, la culture, l'art, cet engagement est susceptible de déborder et de mettre en danger la santé des travailleurs, surtout lorsque les organisations du travail s'appuient sans précaution sur cet investissement, au risque de le rendre exigible au-delà du possible. S'ajoute le caractère intrinsèquement « stressant » du travail relationnel, qui peut concerner aussi bien les aides que les salariés des musiques actuelles (confrontés aux adhérents, au public, aux artistes accueillis). Ainsi, alors que dans les années 60, on qualifiait le stress de « maladie des dirigeants », pouvant conduire à une crise cardiaque, une autre conception s'est ajoutée depuis quelques années : « stress = travail relationnel » (Loriol, 2006).

5 DESCRIPTION DES TERRAINS

5.1 Les musiques actuelles

Dans cette partie seront présentés le secteur des musiques actuelles et son évolution, en sélectionnant les aspects les plus éclairants pour une réflexion sur les arrêts maladie. Les deux scènes de musiques actuelles étudiées, l'Octave et l'Univers, sont considérées comme un modèle et un moteur dans cette évolution et illustrent, chacune à sa manière, les spécificités du secteur.
L'appellation « musiques actuelles » ne fait pas l'unanimité, d'aucuns lui préférant par exemple celle de musiques « amplifiées » ou « acoustiques ». En fixer les frontières est un autre sujet de dissension. Une façon de faire consiste à en donner une définition par défaut : les musiques actuelles regrouperaient toutes les formes musicales ultérieures à la première partie du XX° siècle qui ne seraient pas de la musique classique (la musique classique incluant ici la musique classique contemporaine). Des définitions plus empiriques, souvent porteuses de significations politiques et sociales, se rencontrent parmi les interviewés : les musiques actuelles, c'est la *« musique populaire »* qui s'oppose à la *« musique savante »* ou à la *« musique bourgeoise »*. Le Ministère de la culture donne quant à lui une liste qui se veut exhaustive des styles qu'elles regroupent : rock, musiques électroniques, variété, musiques du monde, jazz, musiques improvisées, hip-hop, musiques traditionnelles, rap. Mais certains styles ne sont pas unanimement admis dans le groupe. Le jazz en particulier, plus proche des musiques savantes, n'a toujours pas trouvé sa place et navigue entre musique classique et musiques actuelles. La question des frontières des musiques actuelles n'est pas seulement encyclopédique, elle révèle des tensions au sein du secteur. Au niveau « micro », la multiplicité des points de vue sur ce qui constituerait la substance des musiques actuelles rend difficile la satisfaction commune des salariés dans leur travail : un concert de variété trop grand public pourra par exemple être mal jugé par ceux qui valorisent

un style plus exigeant ; un groupe plus dérangeant musicalement apparaîtra trop élitiste pour les défenseurs de la musique populaire. Or les concerts programmés et la façon dont la soirée s'est déroulée sont décisifs pour remotiver les équipes après une semaine de travail éreintante et recréer une cohésion de groupe en effaçant les tensions apparues. À un niveau plus « macro », tandis que la plupart des scènes défendent l'éclectisme, porteur selon elles de créativité et d'émulation, d'autres peuvent choisir de ne programmer que certains types de musiques, parce qu'ils plaisent aux financeurs publics, ou qu'ils donnent une identité prestigieuse à la salle, ou encore qu'ils renflouent les caisses en attirant un public prêt à payer plus cher son billet. Outre qu'ils faussent le jeu de la concurrence dans la chasse aux subventions, ces modes d'action peuvent diminuer l'unité et corollairement la force de conviction du discours porté par les scènes de musiques actuelles auprès des pouvoirs publics.
Ce secteur dépend en effet pour une large part des financements de l'Etat et des collectivités, étant composé essentiellement (60%) de structures associatives, et cumulant plusieurs activités - production, diffusion, enseignement, accueil d'artistes, etc[13]. Il s'est progressivement organisé, partant des structures existantes qui se sont constituées en « réseaux » (départementaux, puis régionaux, nationaux, et depuis peu au niveau européen) pour peser dans les décisions publiques et favoriser le développement du secteur : de la musique qui s'y crée et s'y produit, des musiciens, des scènes qui les accueillent, des salariés qui y travaillent.
Quoiqu'encore jeune, il a connu une évolution que l'on rencontre dans la plupart des associations, notamment culturelles et sociales, et que l'on a coutume de regrouper sous le terme de professionnalisation. Ce terme revêt des acceptions variées, des dimensions multiples. Ughetto et Combes (2010) y voient avant tout une (ré)organisation, essentiellement liée à l'augmentation des volumes de production, dans des contextes d'exigences accrues (gestionnaires, productives, sociales, réglementaires) conduisant « à s'interroger sur un "amateurisme" qui, jusqu'alors, n'apparaissait pas comme une difficulté ». C'est cet angle d'approche qui servira de fil conducteur.

[13] source :http://www.lerif.org/files/resource/etats-des-lieuxdonnees-2011rif.pdf

L'inéluctable mutation d'un « amateurisme » originel

La plupart des scènes de musiques actuelles se sont montées au départ grâce à l'engagement et l'initiative de quelques personnes, entraînant dans leur sillage d'autres bonnes volontés, dans un fonctionnement aléatoire, foisonnant, imparfait. Amateur. Ainsi quand l'Univers a démarré : *« y avait pas d'équipe, pas de projo, [...] il y avait deux salariés : un barman, et un... tout, un qui faisait tout, directeur, etc.».* À l'Octave, un mode de fonctionnement prolifique mais essentiellement improvisé, reposant sur l'investissement des équipes disponibles, a perduré un certain temps, et les « anciens » en dressent un tableau pittoresque : *« C'était l'auberge espagnole, les gens arrivaient avec leurs projets et les montaient [sur place], ils trouvaient toujours quelqu'un pour filer un coup de main, sur le décor, sur la sono. L'activité était culturelle et sociale, musique, théâtre, cours de langue... et tout ça marchait dans un grand bordel».* L'emploi et l'évolution professionnelle de populations peu adaptées au « monde de l'entreprise » était la règle, dans une optique sociale, paternaliste. *« Y avait des gens absolument non intégrables ailleurs qui ont parfaitement fonctionné ici. »*

Nouveaux cadres réglementaires et modification du travail

Avec le temps, à mesure que le secteur se développait, que les scènes de musiques actuelles prenaient de l'ampleur, celles-ci ont été amenées à fonctionner sur un mode plus traditionnel, passant d'une dimension et d'un mode de gestion de type familial à un fonctionnement plus proche de la petite entreprise. Les réglementations auxquelles elles pouvaient naguère échapper devenaient prégnantes et souvent mal vécues. D'autant que dans le cas spécifique des musiques actuelles, c'est dans la transgression des règles que leur identité s'est construite. *« Dans les années 70 quand t'écoutes du rock t'es forcément drogué, un marginal, et ta musique c'est du bruit, forcément. »* Ce caractère transgressif a perduré, et encore aujourd'hui *« on est dans un secteur d'activité particulier, lié à la transgression, c'est un secteur où les gens fument des joints, boivent de l'alcool. »* Or « *l'hygiénisation des lieux* » a poussé à construire des locaux *« complètement cleans ». « On fume plus, on boit plus, on met plus de la musique forte ».* Maintenir un état d'esprit

« rock'n roll » dans l'observance des règles d'hygiène et de sécurité ne coule pas de source. Les relations avec les artistes accueillis s'en ressentent : *« Aujourd'hui ils ont un pack d'alcool ou une cigarette dans la salle de répétition on les met dehors. Alors qu'ils gênent personne sauf eux quoi. »* Tout comme le positionnement professionnel des équipes sur place. Comment promouvoir un type de musique *« qui fait du bruit »*, tout en limitant les décibels, en demandant aux techniciens de porter des bouchons d'oreille, et en menant des actions de prévention de risques auditifs avec le Ministère de la Santé ?

L'institutionnalisation : du militantisme politique aux compétences politiciennes

Dans ce processus, le cadre de travail qui laissait la place à la souplesse, à la transgression, à la liberté, devenait plus rigide, encadré par des règles jugées parfois *« pointilleuses »* qui déstabilisent les salariés en modifiant parfois radicalement les façons de faire, voire heurtent leurs fondements idéologiques. L'institutionnalisation du secteur, autre volet de la professionnalisation, ajoute à cette déstabilisation : dans ce secteur essentiellement contestataire, où la musique était un acte politique, il faut désormais travailler de concert avec les pouvoirs publics, signe du passage d'une « logique de subvention » sans exigence de contrepartie, à une logique de « commande publique » (Hély, 2009). Ce sont en effet les pouvoirs publics qui confèrent un label aux lieux, donc une partie de leur légitimité, qui contribuent à leur financement, et définissent le cahier des charges pour les obtenir. Les réseaux de musiques actuelles les interpellent et collaborent avec les élus locaux, départements, régions, services de l'Etat… tout en les accusant d'être frileux, élitistes, réactionnaires, de pratiquer la censure. Brandl (2009) situe les musiques actuelles dans un positionnement « entre subvention et subversion », ce qui induit là encore un brouillage chez les salariés quant aux valeurs qu'ils défendent. Comme le dit le directeur de l'Octave, *« on me reproche de faire de la politique, alors que c'est parce que je participe à toutes ces instances, ces réunions, qu'on peut avancer.»* De nouveaux profils sont recrutés, rodés à l'argumentation, à la diplomatie. L'ancienne génération dénonce leur manque d'engagement politique. *« Une des différences extrêmement profonde entre la génération des années 60 c'est le degré de politisation. Quand tu colles des affiches t'as pas le droit et tu te fais arrêter par la police et tu vas au poste, c'est éminemment politique. »*

Un modèle hybride dans un cumul d'exigences et de valeurs contradictoires

Comme le mentionnent Ughetto et Combes (2010), la professionnalisation s'effectue dans des contextes d'exigences accrues. Nous avons vu qu'elles pouvaient être d'ordre réglementaire, financier, politique. Il s'agit aussi d'exigences de résultats, en particulier pour les structures qui ont obtenu le label « SMAC » (Scène de Musiques ACtuelles). Dans ces configurations, de nouveaux profils sont requis, et *« arrivent avec des visions très différentes. Et c'est un problème derrière pour construire une culture d'entreprise solide, entre ceux qui pensent qu'on a un rôle militant, d'éducation populaire, pour la transmission d'un certain nombre de valeurs, une conscience de plein de trucs, des gens qui ont envie qu'on soit un trublion, que ça bouscule les choses, et puis d'autres au contraire... ».* Construire un collectif protecteur dans de telles conditions est utopique.

Finalement, prédomine le sentiment qu'on assiste souvent à des combinaisons infructueuses entre des impératifs productifs et un modèle encore paternaliste, où se développent les maux du travail propres aux sociétés industrialisées. Les changements qui caractérisent la professionnalisation n'ont donc pas épargné les musiques actuelles. Sur les terrains étudiés, ils se déclinent selon les caractéristiques locales, telles que l'histoire des lieux, de leurs dirigeants, les modes de management et d'organisation du travail, la nature de l'activité, ...

5.1.1 L'Octave : des travailleurs pris dans la tourmente

L'Octave est issue de la transformation dans les années 1980 d'une Maison des Jeunes et de la Culture (MJC) d'Ile de France. À cette date, la MJC déménageait, changeait de nom, de statuts. Les changements continueront progressivement, marquant sa montée en puissance : tout en conservant sa dimension sociale, l'Octave s'affirmera comme un modèle et un moteur dans le secteur des musiques actuelles. Le bâtiment s'agrandit, des studios sont ajoutés, les statuts et le projet associatif sont remodelés, l'organisation du travail accompagne les changements. L'obtention du label SMAC en 2004, scellé par une convention avec le Ministère de la Culture, consacre l'importance de l'Octave, mais entraîne de nouvelles obligations et des réajustements souvent douloureux parmi les salariés et bénévoles. En 2007, une réhabilitation des locaux était entreprise, impliquant un déménagement puis réaménagement deux ans plus tard. Depuis, l'association propose une kyrielle d'activités culturelles, artistiques, sportives, de loisir, portées par un projet associatif ambitieux, de nouvelles équipes et une nouvelle organisation mêlant la tradition de l'éducation populaire, les valeurs démocratiques, la découverte et la promotion de talents, l'innovation, la diversité, la qualité, l'équilibre budgétaire…

La succession des changements géographiques, matériels, organisationnels, stratégiques, difficiles à suivre, fatiguent et démultiplient l'incertitude eu égard au projet défendu et aux valeurs qui le soutiennent : *« c'est sans arrêt en mouvement, donc on n'est jamais sûrs... on sait pas si on fait exactement ce qu'on nous demande»*. Diane, chargée de la programmation, tente de définir *« la matière qu'ils manipulent » : « l'artistique, les gens, l'humain enfin tout ça, l'aspect social, et culturel et artistique en général »*. Comme le reconnaît volontiers Alban, le directeur, *« la boîte est pas très lisible, c'est pas une case bien propre, bien définie»*, ce qui complexifie à la fois la tâche et la sérénité : *« le projet est évolutif, donc y a sans arrêt des conflits, des dysfonctionnements, des insatisfactions, des mauvaises perceptions du pourquoi du comment, et cetera »*. Le revirement politique des nouveaux dirigeants accroît l'incompréhension chez les anciens : on mentionne par exemple le « *drôle de chemin* » de la responsable des affaires sociales qui, après avoir *« fait ses armes dans la défense du personnel, s'est présentée au conseil des prud'hommes côté patronal. »*

Pourtant, soucieuse d'effectuer ces changements dans les meilleures conditions possibles, la direction du lieu s'était adjoint le concours d'un dispositif local d'accompagnement chargé d'aider chacun à re-définir ses tâches en vue d'une organisation du travail plus adaptée. L'Octave avait ainsi été constituée en deux parties : d'une part, une scène de musique, avec une équipe de près de trente salariés, dite « équipe permanente », qui se consacre principalement à cette activité : programmation, accueil des artistes en concert ou en résidence, accueil du public, organisation logistique et technique des concerts, actions de communication, gestion et administration, … D'autre part, une MJC, qui dispense des enseignements culturels, artistiques et sportifs, comme des cours de musique, mais aussi de langues, d'écriture, d'archéologie, d'arts plastiques, de théâtre, de yoga, de danse… Des sorties sont organisées avec les élèves, des expositions montées sur place et ouvertes au public. Les enseignants ne sont là que de façon ponctuelle et ressentent moins fortement les contraintes organisationnelles et la pression, quoique certains, pris dans l'énergie et la tourmente ambiante, se sentent investis au-delà de leur fiche de poste. Enfin des passerelles permanentes sont tissées entre les diverses activités ce qui rend encore plus complexe la tâche de l'équipe permanente. Cette réorganisation n'avait manifestement pas produit les effets escomptés et avec le temps, c'est plutôt une aggravation que ressentaient les salariés. Comme si le foisonnement, l'ébullition, qui pouvaient faire la force de cette structure dans ses débuts, était devenu un facteur de tensions, de désarroi : *« Le problème c'est qu'on veut tout garder et aujourd'hui ça pèse trop lourd, […] c'est pléthorique, les gens qui dirigent l'Octave sont pris par le quotidien de la somme des activités à gérer. »* Les statuts de l'association - qui délimitent légalement sa sphère d'activité - et son projet associatif - qui formule des objectifs et missions - donnent le vertige tant sont nombreux les buts poursuivis. Il y a bien sûr les actions musicales et culturelles : « l'organisation, la production, la réalisation, la création, la promotion ou la diffusion de spectacles, d'expositions ou toutes autres activités culturelles, l'animation, l'administration et la gestion de salles - spectacles, expositions, activités, réunions… ». Des missions : « être un lieu d'expérimentation et d'innovation sociale et culturelle en étant à l'écoute de la population et en participant au développement local ». Des ambitions : « Elle a pour ambition de favoriser l'autonomie et l'épanouissement des personnes - enfants, adolescents, adultes. Elle encourage : D'une part l'initiative, l'innovation, la création. D'autre part la responsabilité et la pratique citoyenne ».

Au moment de l'enquête, trois arrêts maladie quasiment simultanés à des postes clé, vécus par les salariés comme la conséquence d'une organisation du travail trop stressante, venaient remuer encore les esprits.

5.1.2 L'Univers : le changement dans la stabilité

À l'Univers, les salariés, et la direction semblent mieux savoir où ils en sont, ce qu'ils défendent. Il faut dire aussi que l'Univers est une « très petite association » (moins de 10 salariés), dont l'activité est exclusivement musicale. Comme il est énoncé dans les statuts de l'association qui en assure la gestion, son objet est décliné en actions, précises : promouvoir la musique, former et conseiller les groupes de musiques, mener des actions de sensibilisation auprès du public. Comme l'Octave, elle programme des spectacles, accueille et accompagne des artistes professionnels et amateurs entre lesquels elle s'efforce de favoriser les passerelles, monte des projets en lien avec d'autres associations, des actions de sensibilisation, en particulier envers des publics moins favorisés… Ses directeurs prennent part, comme à l'Octave, à des activités plus politiques, font partie d'organismes impliqués dans les musiques actuelles, de « réseaux » destinés à réfléchir et agir pour leur développement et à peser sur les politiques publiques. Mais la sphère d'activité de l'Univers s'arrête à la musique. On défend une vision où chacun aurait accès à la culture, mais cela ne figure pas dans les statuts. Brice (co-directeur) le traduit dans les choix de programmation : *« On pourrait être complet tous les soirs si on voulait, il suffit de répondre à la demande. Mais on a une autre idée de ce qu'on veut faire. On essaie de mener une politique tarifaire qui permettent aux moins riches de venir »*. La ligne musicale est donnée par Alexis, co-directeur et programmateur, et ne fait pas débat. Les salariés *« sont conscients qu'on a une forte identité artistique »*, l'Univers *« est un peu une extension de salle parisienne, c'est un peu branchouille, ça fait venir des gens comme ça »*, mais la gageure est de *« sans cesse mêler l'exigence artistique et l'air du temps »*, d'être *« éclectiques au niveau des styles »*. En réalité, la solution trouvée est pragmatique : *« Parfois on reçoit des artistes qui sont en complet décalage avec l'image du lieu […] par exemple on les programme pas tant pour leur style que parce que c'est des gens qui ont bossé ici, donc ils détonnent un peu. Ou alors parce qu'on a une relation historique avec certains producteurs, qui nous font des petits cadeaux, ils nous envoient... par exemple on a eu Thomas Dutronc. »* Au final : *« personne ne trouve ça gênant, ça fait partie du lieu. »* Contrairement à ce qu'on constate à l'Octave la stabilité domine, c'est plutôt l'absence d'évolution de carrière qui entrave les salariés. Le Directeur déplore d'ailleurs que les nouveaux bénévoles ne soient pas plus *« embarqués »* pour compenser le relâchement des équipes : *« C'est un échec. On voulait avoir un nouveau souffle, des gens présents, dynamiques, investis, pour pallier le fait... qu'on soit un peu installés. Le rapport au travail des salariés devient économique aussi parce qu'ils se mettent en couple, ils ont des enfants... ».*

5.2 L'aide à domicile

À grands traits, l'aide à domicile comprend, d'une part, l'aide aux activités quotidiennes (ménage, repas, courses, tâches administratives, sorties) ; d'autre part des activités axées sur l'hygiène et le confort des clients (toilettes, repas, soins élémentaires...). Cette deuxième catégorie est parfois appelée « soins à domiciles ». C'est un secteur en forte croissance, qui, comme les musiques actuelles, a connu et continue de connaître des évolutions réunies sous le terme de professionnalisation. Dans ce champ d'activités, celle-ci s'est imposée à mesure que la population âgée, en particulier les personnes dépendantes, augmentait. Une demande accrue de maintien à domicile se manifestait en leur sein, tandis que les aidants familiaux bénévoles, confrontés à leurs besoins grandissants, appelaient à l'aide. Dans le même temps, les pouvoirs publics cherchaient à réduire leurs dépenses.

La professionnalisation : un souci de clarification mais des limites encore floues dans la délimitation des tâches, des métiers, des clients

La professionnalisation s'est d'abord traduite par la mise en place de diplômes et de formations destinées à « garantir une certaine qualité de services », notamment « sécuriser le maintien à domicile » (Aldeghi, Loones, 2010). Il y aurait beaucoup à dire sur les formations prodiguées, à en croire les professionnelles de terrain. On y apprend à

« mettre son cœur de côté », pour travailler mieux et sans se laisser déborder. Mais c'est précisément en regardant les clients comme des êtres humains, voire en s'attachant à eux, que les aides peuvent exécuter mieux et avec plus d'aisance et de satisfaction des tâches souvent ingrates (Molinier 2013). Le lien est une récompense du travail fourni et ce qui aide à tenir dans « le sale boulot » (Benelli, 2011). En outre, les formations rendent mal compte de la dureté du métier, de ses exigences physiques. Plusieurs salariées interrogées font remarquer que le choc est grand pour celles qui sortent de formation lorsqu'elles sont confrontées à la réalité du terrain ; le temps manque pour s'occuper correctement des personnes âgées ou malades, le travail relationnel - principal attrait du métier - passant régulièrement à la trappe face aux tâches à accomplir. Beaucoup abandonnent au bout de quelques semaines, voire quelques jours.

La mise en place de diplômes devait aussi permettre une organisation des tâches plus précise. Aujourd'hui, les travailleuses munies du diplôme d'auxiliaires de vie sont sensibilisées aux difficultés des personnes âgées et dépendantes et peuvent à ce titre travailler chez elles, tandis que certains employeurs et clients (ou famille des clients) hésiteraient à recourir à des aides ménagères, qui effectuent pourtant peu ou prou les mêmes tâches. En théorie, les auxiliaires de vie ne sont pas habilitées à accomplir certaines opérations, réservées aux aides soignantes, comme la toilette des clients ou les soins. Dans la pratique, et quoique la réglementation se soit récemment durcie, les frontières sont poreuses. Les toilettes sont parfois effectuées par des auxiliaires de vie, tandis que les aides-soignantes s'emparent régulièrement des tâches ménagères qui ne font pas partie de leurs attributions. Enfin les aides ménagères sans diplôme sont parfois envoyées auprès d'une clientèle sensible, en particulier dans le secteur privé des services à la personne. On peut encore signaler le manque de reconnaissance dont souffrent les aides à domicile : diplômées ou non, elles restent encore souvent considérées et traitées comme des « femmes de ménage », confusion que beaucoup jugent inadmissible.

La professionnalisation s'est aussi traduite par le transfert d'une partie des charges qui incombaient aux familles vers les professionnels. La plupart du temps, les deux formes d'aide cohabitent, parfois avec difficulté, généralement dans une répartition des rôles adaptée aux disponibilités et habiletés de chacun (Aldeghi, Loones, 2010).

Une professionnalisation qui légitime des formes abruptes de rationalisation organisationnelle

Enfin, c'est souvent au nom de la professionnalisation qu'une rationalisation des interventions, des emplois du temps, s'est opérée, souvent sans ménagement. Le modèle gestionnaire issu du monde marchand s'est imposé (Laville, 2010), conduisant le plus souvent à une réduction du personnel, des pauses, du temps dédié à accomplir le même nombre de tâches. Ce modèle s'implantait d'autant plus facilement que les entreprises, quasi-inexistantes il y a trente ans sur ce marché, investissaient le vaste secteur des services à la personne. La convention collective y est sur certains points pénalisante pour les salariés : elle autorise en particulier l'employeur à ne pas compter la durée entre deux interventions, lorsqu'elle excède 15 minutes[14], comme du temps de travail effectif. Une décision de la Cour de Cassation fin 2014 a dénoncé cette pratique, qualifiant de « travail dissimulé » le temps entre deux interventions. Il est vrai qu'elle pèse lourd dans la santé et les finances des salariées, qui peuvent passer plusieurs heures par jour dans les déplacements entre foyers (*« Moi je me déplace plus que je travaille. Des fois pour aller chez une personne je mets une demi-heure ou même une heure pour arriver chez lui »*), surtout lorsqu'un remplacement les oblige à s'éloigner de leur périmètre habituel d'activité, et plus encore lorsque les structures d'aide, dans une optique de rentabilité, acceptent de nouveaux clients en dehors de leur implantation géographique initiale. Les salariées sont alors rémunérées - faiblement - sur la base d'un temps partiel, tandis qu'elle travaillent toute la journée (Jany-Catrice, 2008). La rationalisation n'est pas seule en cause dans l'accroissement des difficultés du métier. Pour faire face à une demande croissante, beaucoup d'employeurs, souvent armés de bonnes intentions, ont choisi de consolider les postes en augmentant le nombre d'heures de travail du personnel en place plutôt que d'embaucher. Or se

14 Ces quinze minutes étant une approximation de la durée de trajet présumée entre deux domiciles, le reste étant alors considéré comme du temps libre, soustrait à l'autorité de l'employeur, sur lequel les salariés n'ont pas de compte à rendre.

rapprocher d'un temps complet est un bénéfice financier, mais souvent un risque pour la santé et une crainte pour l'avenir (Messaoudi et al, 2012). Devetter et Messaoudi, 2013, parlent à ce propos de « travailleuses confrontées à un arbitrage entre salaire et pénibilités ». Quelle qu'en soient les causes, la tendance est à une intensification de cette activité déjà astreignante, qui rejaillit lourdement sur la santé des travailleuses. D'autant que le renoncement aux arrêts maladie courts, qui amputeraient un salaire déjà très faible, conduit bien souvent à une aggravation des maux et finit par installer des handicaps durables.

5.2.1 La Concorde : une gamme complète d'activités au service des personnes âgées ou dépendantes, du 16° arrondissement de Paris

La Concorde est une association loi 1901. Elle a été montée en 2002, dans les locaux d'un service de soins infirmiers repris par le directeur d'une association d'aide à domicile. Soucieux d'offrir un service complet, il a mis en place un service polyvalent, depuis les tâches ménagères jusqu'aux soins infirmiers, en s'adjoignant aussi les services de psychologues, d'ergothérapeutes. Un service mandataire voyait le jour, faisant l'objet d'une gestion à part, avec des équipes et des critères de recrutement distincts. Le nombre d'aides à proprement parler était supérieur à cent dans les années 2010.
Dans cette association, on ne recrute que du personnel diplômé, dont les sphères d'intervention sont strictement délimitées ; deux salariés peuvent se retrouver en même temps chez un client, chacun dans son rôle. La même rigueur s'applique aux absences : toute absence imprévue doit être couverte par un certificat médical, faute quoi elle est considérée comme « injustifiée » et inscrite sur le dossier du salarié. Contrairement à ce que l'on rencontre dans les musiques actuelles, il n'est pas question de « s'arranger » ou d'aménager ses horaires : les clients sont tatillons et parfois très anxieux lorsqu'ils ne voient personne arriver, et peuvent appeler l'association lorsqu'après deux minutes d'attente leur aide n'est toujours pas arrivée. La gestion des plannings est un casse-tête (*« j'en rêve la nuit, j'te jure, on fait des puzzles sur les plannings»*). Une absence engendre une longue série de coups de téléphones : auprès de chaque personne qui figure sur le planning du salarié absent, et auprès de chacun des salariés qui va le

remplacer sur l'une ou l'autre des prestations programmées. Il faut réagir vite mais calmement, essuyer les plaintes éventuelles.
La politique n'est pas l'interchangeabilité, chaque client se voit attribuer une aide spécifique et préfère souvent attendre deux ou trois jours si elle est malade plutôt que d'avoir une remplaçante. Les remplacements intempestifs sont ainsi limités : *« elles ont beaucoup de stabilité dans leur planning, on essaie de leur assurer ça. C'est le même pendant 6 mois, un an, trois ans. Si c'est pas stable c'est qu'il y a un décès ou une hospitalisation. Ou si avec un client ça s'est mal passé »*. Les aides définissent des zones de disponibilité, pendant lesquelles elles ne peuvent pas refuser un remplacement ; mais si aucun remplacement ne se présente c'est un temps qui leur appartient, rémunéré. La stabilité s'applique de ce fait aussi à leur salaire : leurs heures travaillées sont connues à l'avance.
Le bien-être des salariés est une préoccupation forte à la Concorde. Ils peuvent bénéficier des services de l'ergothérapeute ou des psychologues de l'association ; des kinésithérapeutes sont présents certains jours, pour les salariés, et le directeur est fier d'avoir instauré des séances de massage des pieds, un des points sensibles pour les travailleurs à domicile qui doivent marcher vite et beaucoup. Dans les faits, toutefois, ces services ponctuels ne servent qu'aux équipes de soin, qui sont souvent sur place, pendant leurs coupures ou lors des deux réunions hebdomadaires, tandis que les auxiliaires de vie restent à l'extérieur lorsqu'elles ont un « trou » entre deux clients.

5.2.2 Dolmen : étude d'une agence appartenant à un groupe leader du secteur lucratif

Située dans la banlieue Est de Paris, cette agence fait partie d'un groupe privé de dimension nationale originellement spécialisé dans les résidences pour personnes âgées. Quelques années avant l'enquête menée ici, une politique d'expansion dans le secteur de l'aide à domicile se mettait en place, des associations non rentables étaient rachetées, une nouvelle direction était nommée. L'agence étudiée résulte du regroupement de deux agences naguère distinctes, dans un souci de réduction des coûts mais aussi d'harmonisation des modes de gestion à l'ensemble des structures, selon un « one best way » décrit comme garant d'un professionnalisme généralisable.

Elle regroupait en 2012 une quarantaine d'aides à domicile, distinguées de façon officieuse par les encadrantes: *« Il y a celles qui ont le profil "aide ménagère" et celles qui ont le profil "auxiliaire de vie", qui... vont faire par exemple les toilettes. Les niveaux c'est en fonction de l'expérience, mais aussi du diplôme, au niveau 3 c'est celles qui ont le titre d'assistantes de vie familiale ».* Les tâches qui leur sont confiées prennent en compte leurs diplômes et leur expérience, sans référence à des législations : *« ce qui est sûr c'est qu'on va pas donner directement une toilette à faire à quelqu'un qui débute [...] c'est pas spécialement marqué qu'untel a droit à une auxiliaire de vie et un autre à une aide ménagère. Nous après on distingue, mais pas officiellement. »* Pour Hamida, employée depuis longtemps par Dolmen, le non-respect de la répartition officielle des tâches résulte d'arrangements entre clients et entreprise : *« le médecin a pas fait de prise en charge et ça coûte trop cher. Donc ils ont pris une aide à domicile et pas une aide soignante, mais je fais le travail d'une aide soignante ».*

Le turn-over est très élevé : *« ça change tout le temps, on essaie tout le temps de recruter, et puis il y a de nouveaux clients ».* Les embauches se font en quelques minutes, souvent en urgence. Cause et conséquence de ce turn-over : afin de fluidifier l'activité, les encadrantes ne doivent plus attribuer la même employée à un même client, chacune devant pouvoir intervenir indifféremment chez l'un ou chez l'autre. L'Agence invoque un service effectué par des professionnelles, qui procèdent selon un protocole standardisé éprouvé, et indépendant de la personne qui le prodigue. Sur le terrain, le constat diffère : les clients ont des préférences, des manies, il faut du temps pour les assimiler. Eux-mêmes se plaignent de devoir répéter les consignes à des aides différentes, d'autant que les plaquettes de présentation leur promettent des pratiques « personnalisées », « adaptées [à leurs] besoins », et un personnel « attentif ». La flexibilité devient alors source de difficulté et de tensions. Les aides se sentent traitées comme des *« pions »*, des *« pantins »*, *« baladées »* à droite et à gauche dans une course sans fin. En outre, devenues interchangeables, elles doivent souvent se rendre dans des domiciles très éloignés les uns des autres. Les plus aguerries résistent, d'autres jettent l'éponge, en particulier les plus jeunes, d'autant qu'elles sont mises à l'épreuve très vite et sans ménagement : *« Si une est malade c'est les nouvelles qui remplacent. Quand vous restez longtemps on vous privilégie quand même »*.

De l'avis des plus anciennes, les conditions de travail se sont dégradées : le tutorat et la présentation des nouvelles recrues aux clients, mis en place antérieurement à la fois dans le souci d'une qualité de service et de bien-être des salariés, ont été abandonnés, au prétexte que beaucoup partaient au bout de quelques semaines. Les réunions consacrées à évoquer les problèmes et, souvent, à les résoudre, ont disparu. Comme à la Concorde, les salariées manquent de temps d'échange entre elles, se croisent sans se connaître, n'ont pas la possibilité de se constituer en collectif.

5.2.3 Bien chez soi : le rachat brutal d'une association de banlieue par un groupe privé

Bien chez soi n'est pas à proprement parler un « terrain » d'étude, seules quelques personnes rencontrées lors d'une manifestation ont été longuement interviewées. Mais son exemple est instructif, d'une part parce qu'il révèle des dimensions encore problématiques du secteur, d'autre part et surtout parce que c'est un cas d'école relativement aux arrêts maladie. Bien chez soi, au départ, est une association loi 1901, implantée dans sept départements de la banlieue parisienne. Suite à une procédure de redressement judiciaire, elle était rachetée par un acteur privé indépendant des services à la personne qui cherchait à asseoir sa position dans l'aide à domicile. Le passage au secteur lucratif s'était effectué sans ménagement : « à peine installée, la nouvelle direction a immédiatement tenté de remettre en cause les garanties collectives des salariés », pouvait-on lire alors sur le site de la CGT. Le principal reproche adressé à la direction était de vouloir exclure du temps de travail le temps passé par les salariées entre les domiciles des clients, comme l'autorise la convention collective des services à la personne. Sur un plan législatif, il est possible et fréquent de conserver les avantages acquis des salariés déjà en poste. Mais dans le cas présent, cela coûterait évidemment plus cher à l'entreprise, et créerait de facto une inégalité de traitement entre d'un côté les salariés déjà en poste ou qui seront recrutés plus tard, et de l'autre ceux de l'ancienne Bien chez soi qui conserveraient leurs conditions antérieures. En 2012, année du rachat, la CGT s'était emparée de la défense des droits des salariés, les assistant dans leurs revendications. Mais les tentatives de négociations n'avaient pas abouti et une manifestation devant le siège de la société acquéreur avait réuni une partie des salariés, y compris des encadrants soucieux du bien-être de leurs équipes. Face à l'échec de cette dernière tentative, la décision de recourir collectivement, simultanément, aux arrêts maladie, avait germé dans les esprits.

CHAPITRE 1
UNE PRATIQUE POLYSÉMIQUE - USAGES, SIGNIFICATIONS DES ARRÊTS MALADIE

Les recherches en science du travail s'interrogent depuis longtemps sur la fonction des arrêts-maladie, sur le sens à leur donner. En 1982, Dodier recensait les significations prêtées à l'absentéisme. Il serait en particulier : la conséquence de mauvaises conditions de travail ; d'un « mécontentement consécutif à des tâches peu enrichissantes » ; un indicateur de malaise social, signe volontaire adressé à l'employeur à l'instar d'autres formes de luttes ouvrières et notamment la grève ; une lutte pour maîtriser l'ensemble des rythmes de vie ; Goldberg et al (1983), s'interrogent plus précisément sur l'arrêt maladie : « S'absenter à un moment donné n'est il pas un moyen d'éviter une aggravation de la maladie encore légère? Peut-on observer des cas où les personnes travaillent tout en étant malades, la productivité est-elle alors au même niveau ? »

Les réflexions plus récentes sur les arrêts maladie aboutissent à des questionnements et conclusions assez semblables. Toutefois les contextes évoluent, le travail s'est modifié, en particulier sous l'influence des nouveaux modes de management des années 1980. Les petits arrêts pour raison de santé prennent alors de nouvelles significations, ils seraient, une réponse adaptative à un environnement professionnel fait de ressources, de contraintes, d'injonctions intériorisées ou non, et parfois contradictoires, de relations interpersonnelles, ... Ils feraient office de soupape de sécurité (Doniol-Shaw, 2004, Cassou, 2004) dans ces nouveaux contextes professionnels éprouvants. Ils serviraient de signal envoyé, soit à l'employeur comme une forme de « refus social » (Ferro, 1998), soit à la Société dans son ensemble quand la santé mentale est atteinte (Ehrenberg, 1998). La maladie enfin apparaîtrait comme solution aux contradictions morales auxquelles on doit faire face dans son travail (Dejours, 1998, Breton, 2009). Les diverses fonctions attribuées aux arrêts maladie seront examinées dans le chapitre qui suit, révélant les sens multiples qui leur sont attachés : leur fonction protectrice face à des conditions de travail qui peuvent porter atteinte à la santé ; leur rôle de « voice », suivant la typologie d'Hirshman, quand la « loyalty » n'est plus appropriée ; celui de sanction, dans ses diverses acceptions. Il faut voir cette partie sur l'aspect polysémique des arrêts comme un panorama. Souvent, des débuts d'analyse seront proposés, qui seront développés dans les parties ultérieures.

1. Les arrêts maladie : une réponse adaptée pour protéger sa santé dans des contextes professionnels astreignants

1.1 Revue de littérature : travail, santé, maladie, arrêts maladie

1.1.1 Organisation du travail / conditions de travail / santé

Les effets du travail sur la santé ne sont pas univoques. Sans entrer dans le détail, le travail peut être un « opérateur de santé » (Carré, 1997), ou en tout cas vécu comme tel. À l'autre extrémité, il peut porter atteinte à la santé. Dans le contexte actuel, réduire les coûts est devenu une priorité, ce qui se traduit la plupart du temps par une diminution des effectifs à masse de travail égale. Dans les secteurs des services, qui sont ceux étudiés ici, il faut à la fois aller vite et s'adapter constamment et de façon personnalisée aux demandes des clients. Les nouvelles formes de mise au travail développées en introduction conduisaient de leur côté les travailleurs à accepter les situations professionnelles les plus rudes, au péril de leur santé.

Ces exigences démesurées engendrent mal-être et souffrance. Hanique (2008) remarque par exemple chez les guichetiers de la Poste « un vécu croissant de débordement [...] perceptible parfois au détour d'une montée de larmes, de fatigue », avec un « sentiment d'incapacité à faire face à la situation », doublé parfois d'un « sentiment de fragilité, voire de culpabilité, lié au constat de ne plus être à la hauteur ». Dujarier (2006) parle d'une « impuissance coupable » ressentie par ceux qui ne parviennent pas à atteindre des objectifs pourtant insensés. Ces situations produisent aussi des pathologies plus visibles. Les modèles de Karasek et Siegrist établissent respectivement que la demande psychique, le manque de latitude décisionnelle, le « job strain », d'un côté, les efforts importants mais faiblement récompensés de l'autre, favorisent les maladies cardio-vasculaires, le stress chronique, les troubles musculo-squelettiques (TMS), les troubles de santé mentale. Plus généralement, l'environnement de travail constitue un des déterminants sociaux de la santé (Dahlgren and Whitehead, 1991, cités par Inan, 2014).

Le rapport du collège d'expertise sur les risques psychosociaux (2011) met en évidence d'autres aspects. La question du changement, par exemple : Davezies estime que 50% des personnes qui sont reçues en consultation par les médecins du travail ont vécu un changement d'organisation violent au cours des mois qui ont précédé. Pour Volkoff l'idée véhiculée par la hiérarchie et les managers selon laquelle les changements incessants infligés à une organisation du travail donnée seraient évidemment positifs est en soi pathogène. « Quand on sait qu'il faut être à chaque instant au maximum de ses capacités, tout changement, qui nécessite forcément un apprentissage, une période d'adaptation, devient une épreuve angoissante et risquée. »
Volkoff toujours, montre que l'intensification du travail « disperse » les problèmes de santé (2008). Les TMS, par exemple, sont liés à plusieurs titres à cette intensification. Il y a d'abord « l'effet purement mécanique de l'accélération du travail » (davantage de mouvements par unité de temps), auquel s'ajoutent : « les effets seconds de réactions de l'organisme lui-même (une mobilisation forte de l'attention, sous contrainte de temps élevée, déclenche une hypercontraction musculaire) » ; « le resserrement des espaces de liberté pour choisir ses gestes et postures de travail » (qui conduisent à aller au plus rapide, mais pas au plus protecteur pour la santé) ; « les effets délétères des efforts que l'agent, trop souvent contraint de sacrifier la qualité à la promptitude, doit consentir pour refouler sa propre activité ». Les TMS ne sont pas les seules conséquences de l'intensification : « après 50 ans, les consommatrices de psycho-actifs sont deux fois plus nombreuses chez les employées qui se disent "obligées de se dépêcher souvent" que chez les autres ». Et dans l'enquête SVP50 « plusieurs résultats montrent une nette influence de la pression temporelle sur divers troubles de santé dans cette tranche d'âge ». Fagan et Burchell citent les études de Wichert, (2002) qui suggèrent que l'intensité du travail est étroitement corrélée avec un large éventail de symptômes, du mal de dos aux maux de tête et des problèmes de peau à l'insomnie.

1.1.2 Organisation du travail / conditions de travail / absences pour raison de santé

Les conditions de travail, son organisation, influent sur la santé au sens large, sur les maladies. Ils agissent également sur les arrêts pour raison de santé. Inan (2014) recense diverses études dans ce sens : l'environnement psychosocial prédit le niveau des absences pour raison de santé (North et al., 1996) ; les absences pour raison de santé augmentent lorsque l'environnement psychosocial de travail se dégrade (Vahtera et al., 2000) ; lorsque la charge de travail physique est élevée, que la satisfaction au travail est faible (Hoogendoorn et al., 2002) ; quand job strain et iso strain sont importants (Moreau et al., 2004); divers facteurs de risques psychosociaux au travail sont associés à des absences pour raison de santé (Niedhammer et al., 2012), tels que : faire quelque chose que l'on désapprouve au travail, des mouvements douloureux ou fatigants, subir des changements jugés négatifs, du bruit. Dans l'aide aux personnes âgées, le niveau de stress professionnel accroît le nombre d'arrêts maladie (Elstad, Vabo, 2008).

Par ailleurs, les études de Bergström et al (2009) conduisent à penser que le présentéisme conduirait à plus d'absentéisme. Caverley et al (2007) montrent que lorsque le présentéisme est élevé, on rencontre des problèmes de santé comme les céphalées, les dépressions, les troubles du sommeil, et que le présentéisme favorise certaines maladies à long terme. Or le présentéisme est lui aussi favorisé par l'organisation et les conditions de travail. Ainsi une charge de travail élevée, que personne ne peut assumer lorsqu'on est absent, l'existence de délais stricts à respecter, ou encore le manque de confiance, de lisibilité, souvent induits par des changements fréquents, la responsabilité envers les clients, favorisent le présentéisme (Caverley et al, 2007), tout comme la pression du temps, le manque de moyens au travail, les horaires longs, la pression temporelle, ou la faible rémunération, la responsabilité envers les collègues, les sanctions liées aux absences (Bergström et al, 2009).

1.2 L’arrêt maladie soupape

Comme nous avons pu le voir en introduction, ni l’aide à domicile, ni les musiques actuelles, n’échappent aux descriptions (parfois apocalyptiques) du monde du travail dans ses formes actuelles. L’arrêt-maladie peut alors faire office de soupape de sûreté, de mécanisme permettant d’éviter un bouleversement quand la pression est trop forte. Ces soupapes, on peut les trouver dans le travail, surtout si l’on a un poste où l’on peut s’organiser, choisir ses tâches. À l'Octave, Gauthier a *« insisté pour travailler à l’accueil le mercredi après-midi »*, bien qu’il y ait plus de travail ce jour-là, *« parce qu’il y a plein d'enfants, plein de vie »*. Bernadette, chargée des affaires sociales, analyse les formations ou les réunions externes en ces termes : *« Il y a les formations qui permettent de... s’aérer un peu. »* Parlant du directeur, elle ajoute *: « C’est comme ça qu’il tient, ces réunions extérieures c‘est sa soupape ; moi quand j’y vais aussi, c’est des vacances. »*

Mais ce n’est pas toujours possible, et c’est alors en dehors du travail qu’il faut trouver cette soupape. Diane associe son arrêt pour burn-out à *« la pression »* sur le lieu de travail, où il faut donner *« toujours plus, toujours plus »*. L’arrêt s’apparente alors au droit de retrait qui permet au salarié de refuser de travailler s’il pense que sa santé ou sa vie est menacée. Diane a d’ailleurs pris des dispositions pour se tenir réellement à l’écart du travail, en adressant un courriel à l’ensemble des salariés pour qu’ils ne lui transfèrent pas de mails.

Dans l’aide à domicile, fatigue et pression s’additionnent : *« C’est de la fatigue morale ou de la fatigue physique parce que dans ce métier là c’est les deux qui s’ajoutent, on nous met la pression des deux côtés, autant de la hiérarchie que des personnes âgées. »* Quand la pression se fait trop forte, l’arrêt maladie protège des débordements, des aggravations : *« il y a des moments, je suis crevée, je pourrais venir travailler mais à la limite, je préfère m'arrêter 4-5 jours et puis bien récupérer plutôt que de traîner après pendant trois semaines.»* Il évite le pire : *« Il vaut mieux se mettre en arrêt maladie qu’aller péter un plomb ou se suicider ou... »*. Pour Loriol (2000), « l’arrêt reste quand même une soupape de sécurité utilisée par certains quand ils pensent être sur le point de craquer ». Cassou (2004) estime que « le corps a besoin de soupape de sécurité et la maladie est une soupape de sécurité pour beaucoup de gens. » Huez (2004) juge « évident que pour un certain nombre d'arrêts de travail les gens cherchent à gérer par anticipation leur propre santé, pour éviter l'effondrement. » C'est peut-être une explication au constat de Durand et Hatzfeld (2002), selon lequel : « si les premières vagues de chômage ont fait tomber l'absentéisme, celui-ci est remonté au fil des années. Comme si pour une partie des ouvrier âgés et/ou fatigués, le chômage partiel et l'absentéisme étaient deux formes à peine différents d'une même réalité : la dispense d'un travail ressenti comme difficile et pénible ». Hélardot (2008) relève le même type de stratégie : « face à une situation de travail pathogène, certains salariés mettent en oeuvre une stratégie consistant à privilégier la préservation de leur santé, quitte à renoncer à un emploi actuel ou potentiel » dans l'objectif immédiat de « ne pas y laisser trop de plumes ». Dans certains cas, « le problème de santé, qui est dans un premier temps vécu comme une menace pour l'emploi, se révèle a posteriori salutaire et se présente comme une échappatoire à une situation de travail perçue comme de moins en moins soutenable ». En élargissant encore un peu, l'arrêt maladie évite l'altération de la santé par le travail, tâche explicitement confiée au médecin par le code du travail : *« J'étais enceinte, la gynéco a dit "moi je peux pas prendre ce risque, faut respecter les trois mois, vous le méritez et c'est nécessaire", donc je l'ai respecté. »*

1.3 L'arrêt maladie outil de gestion du temps

Soupape de sécurité pour le travailleur, l'arrêt maladie peut également être interprété comme un outil de gestion du temps, dans un monde du travail soumis à des rythmes souvent effrénés. Accélération des rythmes, intensification du travail, empiètement du travail sur le temps hors-travail, …, ont des conséquences visibles sur la santé des salariés dans les musiques actuelles et l'aide à domicile. Ceux-ci élaborent alors des solutions pour récupérer le temps manquant, notamment par le biais des arrêts maladie. Ces dimensions s'inscrivent dans un contexte d'accélération plus générale du temps vécu entraînant des pathologies dont les recherches rendent bien compte.

1.3.1 Travail, temps de travail, temps au travail : une intensification manifeste

La réduction du temps de travail a longtemps été un point central des revendications syndicales et un indicateur des progrès sociaux dans les entreprises. Elle concerne essentiellement le nombre d'heures ou de jours passées sur le ou les lieux de travail, ou, parfois, l'amplitude horaire. Mais la question du temps de travail est plus vaste. Elle inclut par exemple la régularité, la prévisibilité des horaires, le fait que le travail soit effectué en journée ou en soirée. Or (Gollac et Volkoff, 2007) « l'horaire de travail régulier et diurne est une norme en recul progressif». Autre tendance : le travail s'intensifie. Un colloque[15] organisé en 2002 réunissant des chercheurs français et étrangers de différentes disciplines témoignait de la généralité du constat : « En France, entre 1984 et 1998, toutes les contraintes pesant sur le rythme de travail des salariés ont massivement augmenté. » Finalement, à temps de travail égal, l'intensification constatée conduit le travailleur à faire à la fois plus (de la même tâche), plus de choses différentes, plus de choses « en même temps » (ce qui oblige à s'interrompre souvent et à reprendre la tâche interrompue), plus de qualité (à moins que l'on n'exige que le travailleur bâcle son travail pour gagner du temps, ce qui n'est généralement pas mieux vécu), et ce avec moins de temps de pause.

Intensification, urgence et épuisement dans les musiques actuelles

Dans le secteur des musiques actuelles, l'intensification est notable. Une ancienne directrice de Réseau Régional le décrit : *« Les gens font archi trop d'heures, sont mal payés, y a même des situations de danger sur les RPS et physiques, avec des gens qui sont à bout, et... Avant ça existait aussi mais les gens ils avaient le choix, c'était leur projet, s'ils voulaient arrêter ils fermaient la salle ils se mettaient en vacance et voilà. Maintenant y a des subventions, y a des trucs, des machins donc on peut pas arrêter. »* Le monde des musiques actuelles est en effet devenu un milieu concurrentiel, où « il y a peu à se partager, en termes de subventions, de public, etc. » (Gautier, 2009). La concurrence dans la chasse aux subventions conduit à promettre

---

[15] Organisation, Intensité et Qualité du travail

toujours plus aux financeurs publics, avec toujours moins de moyens. Les structures financées, soumises à des évaluations pointues depuis l'entrée en vigueur de la loi organique relative aux lois de finances (LOLF), doivent respecter un certain nombre de principes de gestion. La convention d'objectifs qui accompagne le label SMAC pose aussi ses exigences quant aux missions et aux moyens mis en œuvre. Il faut programmer suffisamment de spectacles, ne pas dépasser les budgets, attirer du public, apporter de l'argent. Il faut en même temps privilégier la qualité, faire découvrir de nouveaux talents, et favoriser l'accès de tous à la culture. Comme souvent (Dujarier, 2006), les objectifs, pourtant démesurés, ne sont jamais questionnés, et l'on préfère incriminer des moyens jugés insuffisants : *« il y aurait besoin d'une forte dynamique pour compenser le manque de moyens humains »*. L'intériorisation des contraintes extérieures à l'Octave est manifeste. Ainsi ceux qui définissent la programmation fixent eux-mêmes les objectifs de nombre d'entrées par concert et lorsqu'on demande aux équipes qui est responsable s'ils ne sont pas atteints, la réponse fuse : *« tout le monde »*. Objectifs démesurés, moyens réduits, contraintes intériorisées : on retrouve les situations décrites en introduction où les travailleurs sont amenés comme de leur plein gré à s'engager sans limite dans un travail qui n'en a plus. Dans ces contextes (Dujarier, ibid), ceux qui s'en sortent sont ceux qui justement admettent leurs limites et fixent des limites à leur investissement professionnel. Mais pour ce faire il faudrait s'entendre pour définir les priorités, sans quoi chacun est laissé seul face à sa tâche. Or à l'Octave, la « lutte des places » (de Gaulejac, 2005) auprès d'un directeur ubiquiste réduit encore le recours au collectif, malgré un fort sentiment de solidarité et d'entraide. Faute de régulation collective, l'idéal exigé n'est jamais atteint et les frustrations s'accumulent (Loriol, Araujo, Spielmann, 2015). Au final, les témoignages vont tous dans ce sens : le travail se fait *« à flux tendu »*, avec un directeur accusé de *« tirer sur l'être humain »* et de demander *« tous les jours quelque chose de plus, à prendre des responsabilités, ou à prendre physiquement»*. On ne peut pas s'organiser, il y a *« toujours quelque chose de plus urgent qui se greffe sur le planning »*. Les situations d'urgence deviennent intenables, et sont la règle : *« ça arrivera tout le temps, et c'est hyper stressant »*.

La vitesse et ses répercussions sur la santé dans l'aide à domicile

Dans l'aide à domicile, « l'invisibilité des tâches effectuées se traduit globalement par une sous-évaluation du temps nécessaire à leur réalisation ». Les aides doivent constamment se dépêcher. Si le problème n'est pas nouveau, il s'est… intensifié. La rationalisation et l'arrivée de structures privées dans le secteur se sont traduites, comme nous l'avons vu, par une réduction des temps d'intervention pour le même travail demandé, ou à un nombre plus élevé de tâches à durée d'intervention égale. Les aides n'ont plus le temps de mettre en place les stratégies de préservations (Volkoff, 2008), les gestes ergonomiques qu'on leur enseigne en formation pour éviter douleurs et atteintes corporelles. Le mal de dos, les altérations des articulations, se démultiplient, tout comme les maladies de l'hiver contractées pendant les trajets, les céphalées de tension… La flexibilité temporelle qui accompagne les dynamiques d'intensification est la règle ; elle se manifeste sous la forme observée par Gollac et Volkoff (2007) : « Le passage sans préavis d'une tâche à une autre, ou d'un lieu à un autre, en fonction des nécessités productives, des exigences du client. » Les aides s'épuisent dans des changements de plannings incessants et annoncés en dernière minute. On assiste à un cercle vicieux car cela conduit à des taux d'absences élevés, auxquelles les collègues doivent suppléer, dans une urgence et une imprévisibilité accrues. Cette flexibilité, associée à la pénibilité du métier, vient souvent entrer en conflit avec leurs besoins - de visibilité et de temps pour leur famille (*« moi je suis mère de famille, je dois m'organiser »*), de repos, etc - auquel cas les pressions sont vécues comme du chantage (*« si vous dites pas oui tout de suite pour un remplacement, après ils se vengent ils enlèvent des heures sur ma paie »*), voire du harcèlement *(« on vous appelle toutes les cinq minutes pour dire "y a un changement de planning vous passerez à l'agence". Et cinq minutes après y a un nouveau changement encore. Moi j'en ai marre »*). C'est ce que montre Loriol (2013) à partir d'enquêtes auprès d'infirmières hospitalières : appelées par leurs responsables en dehors de leurs heures de travail pour effectuer des remplacements, certaines le vivaient comme des « agressions », du « harcèlement », dénonçant le manque de cœur de leurs supérieures.

Toujours par manque de temps, elles peinent à instaurer une véritable relation humaine en parlant aux clients, ce qui constituait pourtant la base de leur engagement dans le métier. Elles ne peuvent plus les rassurer, leur expliquer ce qu'elles font, s'adjoindre leur coopération, qui les aiderait pourtant : *« Par manque de temps on n'explique pas [...] cette dame elle fait pas... elle nous aiderait... ce serait plus facile. »* Elles doivent redoubler d'efforts dans leurs gestes, s'épuisent nerveusement, s'énervent, et se détestent de s'être énervées. Gaëlle, aide-soignante, commente un conflit observé entre sa cliente et une aide à domicile qui intervient chez elle : *« On est dans l'exagération tout le temps, même nous. On n'a pas le temps de prendre du recul. Si je prends du recul je relativise le problème. Mais on est happés par le tourbillon. Oui happés. Et si je prends le temps de m'arrêter pour réfléchir c'est là que je ressens l'épuisement. Mais il faut le prendre ce temps, je suis pas une machine. On n'a plus de temps pour l'humain. Regardez, l'incident de tout à l'heure. La dame elle a le temps, donc elle peut entrer en conflit avec l'auxiliaire de vie. Et elle aime bien ça, elle fait marcher, elle a du caractère. Moi je sais comment elle fonctionne, je la connais. Mais l'auxiliaire elle sait pas et elle a pas le temps de discuter donc elle entre directement dans la lutte et c'est épuisant. Pour aller plus vite on rentre dans le conflit. [...] Maintenant pour vous dire y a des fois où j'arrive pas à me supporter moi-même. »*

Enfin, le souci de rationalisation a conduit à supprimer ou limiter les temps d'échange collectif. Davezies, lors d'un colloque tenu à Montrouge en 2013, rappelait que l'absence de discussion collective entraîne une individualisation et une dissolution des critères communs entre agents qui permettaient de définir ce que c'est que « bien travailler ». Les rancœurs peuvent alors se développer entre salariés (comme lorsque des collègues, chez les mêmes clients, ont *« fait n'importe quoi »*) et rendre le travail encore plus astreignant. Le retour réflexif de chacun sur ses difficultés est aussi plus lourd à porter que lorsqu'il est partagé collectivement.

Une (mauvaise ?) solution : le travail extensif

Sur les deux terrains étudiés, la gestion du temps de travail conduit souvent, comme dans les exemples analysés par Dussuet (2012), à

« dépasser les limites du temps imparti, effectuant du travail supplémentaire non pris en compte dans les plannings et, bien évidemment, non rémunéré ». Cette extensification est envisagée plus ou moins sereinement par les salariés et apparaît selon les cas comme une fatalité, un moindre mal, une contrainte, ou encore une pratique justifiée quand les conditions et l'ambiance de travail sont bonnes. Elle est attribuée de façon variable à une volonté personnelle, ou à un défaut dans l'organisation du travail.

Dans l'aide à domicile, pour ne plus tomber dans des situations de conflit, de stress, certaines n'ont d'autre solution que de passer plus de temps auprès des clients: *« maintenant je prends le temps de blaguer avec les patients, j'ai décidé de prendre mon temps, tant pis si ça déborde sur mon temps de repos. »*

À l'Octave, les exemples sont probants. Chez les salariés à temps partiel, animateurs et enseignants, les horaires stricts n'ont aucun sens. Nicolas, professeur de FLE, peu satisfait de son cours, l'a retravaillé *« jusqu'à 2h du matin, gratos »* et, comme ses collègues, il juge *« normales »* et *« utiles »* les réunions pédagogiques le samedi matin, hors temps de travail. Les enseignants de pratiques artistiques vont aussi (sans rémunération) *« faire beaucoup, organiser des événements, des expos »*, tout au long de l'année, par exemple *« participer à tous les concerts des élèves »* et *« avant les concerts les faire répéter »*.

Pour l'équipe permanente, dans le souci conjoint de se conformer aux contraintes légales (le « passage aux 35 heures ») et de lutter contre l'hyperinvestissement et l'épuisement professionnel, des « fiches d'heure » ont été instituées, sur lesquelles les salariés doivent comptabiliser les heures de travail effectuées... mais sans modification de la charge de travail. Elles synthétisent l'ambiguïté rencontrée dans cette SMAC. Andreia, co-directrice et responsable de la gestion, affirme qu'il n'y a *« pas tant de dépassement d'horaires que ça : deux trois cadres, Jules... »*. Mais aussi que les salariés *« fournissent une feuille d'heures c'est affolant, à un moment j'ai dit stop il faut qu'ils prennent tous 15 jours de vacances parce que quand on a 80 h à récupérer ça devient de la démence »*. Le but affiché des fiches (*« que les gens aient du temps pour eux »*) est discutable et certains salariés y voient plutôt un moyen pour la direction de se protéger : *« À l'époque [ce] qui les a fait tilter c'est les départs et*

licenciements... parce que l'autre personne qui partait elle leur mettait dans la gueule "moi avec toutes les heures que je vous ai données", elle sortait des documents... du coup la direction a commencé à vouloir surveiller les heures de tout le monde et aussi à canaliser ça. »
Les fiches ne semblent en outre pas très fiables. Le Directeur, sans être réprobateur, mentionne des pratiques de résistance. Certains refusent de les remplir, d'autres *« s'acharnent à ne pas mettre les heures telles qu'on veut qu'ils les mettent.»* Jérémy le confirme, les salariés perplexes se demandent ce qu'ils doivent omettre d'indiquer pour ne pas dépasser de façon trop ostensible : *« J'essaie d'équilibrer sinon j'aurais des semaines de 70 heures toutes les semaines, donc résultat ben y a des semaines j'en fais 35, ça arrive, y a des semaines où j'en fais 30, pour récupérer celles où j'en fais 45-50, voilà... n'empêche que tous les mois ça dépasse toujours un peu c'est clair. Et y en a aussi beaucoup qu'on compte pas hein? Honnêtement. J'ai tendance à compter que celles qui sont vraiment dures. »*

1.3.2 Un accroissement invisible : le temps hors travail mis au service du travail

Le travail tend ainsi à déborder sur le temps hors travail. À cet empiètement, facilement observable puisque les limites horaires ne sont pas respectées, s'ajoutent des formes d'empiètement moins apparentes.

Tout d'abord, l'activité professionnelle n'est plus effectuée seulement sur le(s) lieu(x) de travail, ni pendant les horaires de travail. Aubert (en 2009) remarque que « beaucoup de cadres emmènent du boulot à la maison alors qu'ils ne le faisaient pas avant ». Aujourd'hui cela ne concerne plus seulement les cadres. Les frontières entre temps de travail et temps hors travail sont devenues poreuses. La diffusion massive des nouvelles technologies de l'information et de la communication permettent par exemple aux travailleurs d'être joignables partout et à tout moment grâce aux téléphones mobiles, d'accéder à leurs données informatiques depuis leur domicile ou leur lieu de vacances, pendant les trajets, etc. Dans les musiques actuelles, les témoignages abondent et se ressemblent : chez soi, on reste *« toujours joignable »,* on se sent *« obligé d'aller vérifier la boîte mail », « pour le cas où il y ait un truc important », « gérer le plus urgent ».*

L'empiètement s'effectue aussi par l'ajout de tâches qui peuvent apparaître aux salariés comme participant de leur travail mais qui ne font pas l'objet d'une description claire. Pour Lordon (2010) ces tâches à « contour flou » seraient la règle dans des économies de service puisqu'elles exigent « des qualités dispositionnelles et relationnelles », souvent dans un environnement hyper-concurrentiel et « hautement non-stationnaire ». Contrairement aux « tâches déterminées et délimitées de l'entreprise fordienne » qui « fixaient assez précisément le quantum de puissance à mobiliser, tolérant donc que le reste lui échappe », elles sont sans limite. Benelli (2011) le souligne : le travail domestique « est extensible à l'infini », il « peut être élargi, d'autres tâches plus ponctuelles peuvent être ajoutées », comme rester plus tard pour garder les enfants après l'école. Souvent ces « services » ne sont pas rémunérés, n'étant pas considérés - ni par l'employeur, ni par l'employée - comme faisant partie du travail, mais relevant plutôt de liens affectifs. Ce type de « petits services » étaient observables sur les terrains étudiés ici. Une aide va apporter des rameaux à une de ses clientes attachée aux traditions chrétiennes. Une autre prendra les rideaux d'un vieux couple pour les nettoyer chez elle. Une troisième achète une paire de chaussures dont elle sait qu'elles plairont à sa cliente. Certaines passent chez leurs clients pendant leurs congés, pour s'assurer que tout va bien. Comme le note Molinier (2013) les tâches matérielles et émotionnelles s'entremêlent, et les relations sont de l'ordre de l'attachement.

Le temps « hors travail » va alors se mettre au service du travail, discrètement. Huguette en donne une illustration : *« Même mes enfants je les ai mis autour de l'Octave, normalement ils auraient dû aller à l'école près de la maison mais c'était plus facile comme ça. Tu organises tout autour du boulot. La vie s'organise autour du boulot ».* Des arrangements peu conventionnels s'opèrent, parfois au détriment de la vie de famille : bien que la convention collective autorise des jours d'arrêt pour les enfants, elle convaincra son fils malade de venir avec elle à son travail. *« T'as plus mauvaise conscience de pas travailler que de pas t'occuper de tes enfants, ça devrait être le contraire non? »* Dans ce secteur cet empiètement est d'autant moins visible que le travail coïncide avec un centre d'intérêt fort. Les salariés sont pris entre deux feux : *« on se plaint de faire trop d'heures, ou qu'on est trop débordé ou trop fatigué mais dès qu'il y a un projet intéressant, on va le faire ».* Les soirs de concert en sont une bonne illustration. Rester à son poste à cette occasion représente dans les deux SMAC un moment de partage et de détente bien mérité autour d'un verre (*« on a envie d'être là sur les événements », « les soirs de concert on est tous là, on est copains »*), autant qu'une nécessité pour « débriefer » de façon informelle, *« savoir s'il y a eu 500 personnes »*, sentir l'appréciation du public, féliciter les artistes, identifier les faiblesses pour faire mieux une prochaine fois... C'est enfin un moment qui soude le collectif et redonne l'élan pour se remettre à la tâche : *« les sacrifices sont en amont, ou pendant l'événement mais finalement dés que l'événement a lieu, il y a un regain d'énergie qui satisfait ».* Le directeur de l'Octave ne cache pas son ambivalence, et celle de sa fonction, quand on l'interroge sur la présence inconditionnelle des salariés les soirs de concert, bien longtemps après le départ du public : *« c'est quoi mon devoir de directeur? c'est de leur dire "non, ça c'est des heures de travail et il faut les compter ou bien de constater qu'ils sont là volontairement, que ça leur fait plaisir, qu'ils s'amusent, et du coup de laisser faire parce que ça m'arrange ? ».* Cette ambivalence des responsables est d'ailleurs générale et perceptible dans leur discours un peu embrouillé. Ainsi Bernadette voudrait *« qu'on reconnaisse »* qu'elle *« travaille beaucoup plus que [ses] heures »* mais lorsqu'elle parle des salariés en général, ses propos prennent une teinte différente : *« On est dans une activité de plaisir, donc chacun veut trop développer son poste, chacun va au-delà de ce qu'on lui demande parce qu'il aime son travail, il aime prendre des responsabilités.»* Andreia ne sait plus quels termes employer lorsqu'elle parle des heures supplémentaires : *« Alors, eux ils sont en dépassement d'horaire, que ce soit par choix ou... je dirais pas par choix mais par obligation. Même si après ils donnent plus... ».* L'ambivalence est présente aussi hors du lieu de travail. Andreia reconnaît qu'il n'est pas très facile de comptabiliser les heures, tant, pour beaucoup, *« les activités de loisir ne le sont pas complètement, par exemple quand ils vont écouter des concerts, c'est pas du repos, ils sont dans un regard professionnel ».* Pour certains c'est en outre l'occasion de nouer des contacts avec les artistes ou les tourneurs, pour d'autres d'étudier le dispositif technique, cela peut être le moment de faire connaître l'Octave, de distribuer des tracts…

1.3.3 La préférence pour d'autres modes de récupération que l'arrêt maladie

Le flou est finalement assez général. Pour Boltanski et Chiapello (1999), « l'indifférenciation entre temps de travail et du temps hors travail, entre les amitiés personnelles et les relations professionnelles, entre le travail et la personne de celui qui l'accomplit […] n'ont pu que contribuer à troubler les repères. » Les directions d'entreprises auraient profité de ce flou pour « rejeter hors du temps payé tous les temps morts, les temps de formation, les repos partiellement intégrés auparavant dans la définition de la juste journée de travail ». Détrez (2002), dans ce sens, donne l'exemple d'un ouvrier de Peugeot (cité par Beaud et Pialoux, 1999) : « Pour gagner du temps, on trouve un truc, pour lier les deux opérations par exemple, et ce gagne-temps dont on bénéficie nous, pour se payer quand même un petit laps de temps à notre avantage, ils nous le grignotent aussi. C'est à dire qu'une opération qui était chronométrée, ils nous la rechronomètrent après pour nous récupérer l'habileté qu'on a gagnée. » Boltanski et Chiapello (1999) soulignent en particulier le « report des frais d'entretien de la force de travail sur les travailleurs », hors de leur temps rémunéré. Carré (2004) en donne un exemple avec le temps journalier d'horaires de travail, que le médecin pouvait traditionnellement diminuer sans conséquence sur le salaire, tandis que s'applique aujourd'hui une retenue correspondant au temps non effectué. Le temps nécessaire à récupérer ou à se soigner passe aussi pour un temps mort qu'il serait bon d'éliminer, et que, de fait, on supprime « de son plein gré ». Les années 1980 voient ainsi augmenter le recours aux psychotropes là où les salariés prenaient auparavant des arrêts maladie (Ehrenberg, 2011).

Le même phénomène est observable dans le monde des machines. Des progrès considérés comme fondamentaux pour les entreprises permettent désormais aux appareils défectueux de continuer à fonctionner, alors que quelques décennies plus tôt, les mêmes problèmes auraient entraîné des arrêts pour leur remise en état de marche. Les ordinateurs sont aujourd'hui capables de déceler leurs dysfonctionnements et d'y réagir. Ils procèdent à leur propre réparation, soit lorsqu'ils sont en veille, soit pendant leur utilisation : certaines applications pourront aller chercher auprès d'un serveur l'élément neuf qui remplacera celui endommagé, d'autres arrêteront d'utiliser les fonctions invalides et se concentreront sur les tâches exécutables, le temps que le problème trouve une solution, d'autres encore fonctionneront au ralenti en utilisant des fonctionnalités de remplacement moins performantes; dans bien des cas une application peut se fournir auprès de plusieurs serveurs équivalents, et une défaillance d'un des serveurs n'entraînera aucune conséquence immédiate sur l'efficacité de la machine. Ces progrès sont pour la plupart liés à la virtualisation, les ordinateurs n'étant plus seulement un ensemble de composants concrets. Les travailleurs, comme les machines, essaient de ne pas s'arrêter, ou, lorsqu'ils optent pour l'absence, se débrouillent le plus souvent pour que celle-ci tombe en dehors de leurs horaires de travail. Durand et Hatzfeld (2002) constatant que « certains ouvriers se font opérer du canal carpien ou de hernies discales pendant leurs vacances pour ne pas être portés absents à l'usine » proposent des explications : la pression du chômage à l'extérieur, l'image que l'on souhaite donner de soi, la volonté de bénéficier des primes de présentéisme peuvent pousser à ces pratiques. Les câbleuses étudiées par Piotet (2001) préfèrent elles aussi être opérées pendant les vacances, en catimini, à la fois pour bénéficier des primes de présence et pour préserver l'image prestigieuse que leur assure leur activité au sein de l'atelier. Sur les terrains étudiés, la norme semble tellement bien intégrée qu'on va tomber *« souvent malade pendant les jours de congé ou les week-ends.»* Généralement, les salariés ont l'impression que ça arrive comme ça… et c'est une chance : *« J'ai eu une fois une angine blanche mais j'étais en congé parental. Ça tombait bien » ; « j'ai la chance de pas avoir les migraines pendant le travail, je les ai le soir. Je prends des cachets et les cachets marchent. »* D'autres fois, ce serait presque volontaire : *« Moi j'arrive assez à être malade pendant mes vacances ou pendant les week-ends.»* À l'Octave, qui pratique pourtant le maintien de salaire en cas d'arrêt maladie, le report du temps de récupération sur le temps hors travail s'impose de la même façon. Plusieurs salariés exposent leur stratégie lorsqu'ils sont épuisés : *« Je me dis que c'est bientôt le week-end, je prendrai un bain chaud je lirai un bouquin... tu trouves toujours un truc pour repousser » ; « on a toujours le lundi de récupération, donc en fin de semaine, tu te dis « tu tiens le concert ».*

Quand vraiment il faut s'arrêter, les travailleurs témoignent de leur préférence pour les RTT ou les jours de congé plutôt que les arrêts maladie : *« Quand je suis fatiguée je dis "mettez-moi en RTT", je réfléchis pas. Maintenant j'en ai plus » ; « si ça m'arrive je reste chez moi je perds des jours, je suis pas payée, pas du tout, non non non »; « ça peut arriver aussi d'être tout simplement fatigué, on se repose une journée, on va pas se mettre en arrêt pour ça. »*

Certains portent toutefois un regard critique sur ces pratiques : *« Y en a qui prennent sur leurs congés, mais les congés c'est pour les vacances, c'est pas pour se soigner, je suis pas d'accord » ; « Mon médecin je vais pas lui dire "non, me mets pas d'arrêt, je vais prendre des RTT". Et puis j'en ai besoin de mes RTT pour passer du temps avec ma famille. »*

1.3.4 Les arrêts maladie : une régulation originale du temps de travail

On voit ici se dessiner un lien entre le temps de travail et la nécessité de rester chez soi pour souffler. Un processus serait à l'oeuvre, qui se déplierait ainsi :

Si l'organisation du travail le permet, on récupère pendant les pauses et il n'est pas nécessaire d'empiéter sur le temps hors travail.

Dans le cas contraire, le temps hors travail sert en partie à récupérer, pour pouvoir se remettre au travail : le temps partiel, le bain du week-end, les séances de kiné après le travail ou pendant les coupures, en sont des illustrations.

Lorsque ce temps hebdomadaire n'est pas suffisant, et qu'on ne peut pas non plus tenir jusqu'au week-end ou aux vacances, il faut bien s'arrêter ; on utilise alors les RTT ou les congés.

Et si vraiment rien n'est possible, si par exemple la maladie est trop longue, alors on recourt, à reculons, à l'arrêt maladie.

Il y a quelque chose de l'outil de gestion du temps de travail, dans l'arrêt maladie. « L'individu qui va chez le médecin veut sans doute être guéri, mais peut aussi vouloir un certain temps de repos. » (Dodier, 1983). La comparaison avec des postes antérieurs rend patente cette fonction : *« Le fait d'être à temps partiel, à côté de la maison, je voyais les choses autrement ; là si je suis malade ou fiévreuse, c'est pas organisé pour que... Je pourrais pas assurer ma journée » ; « J'arrivais à gérer mes coups de fatigue, je travaillais pas le mercredi, j'avais mon temps de récupération. Mes coupures. »* Le temps partiel permet donc d'éviter l'arrêt. Tout comme les temps de pause intégrés au temps de travail : *« Un quart d'heure, une demi-heure, même une heure. Il y a une salle de repos en bas. Sinon, là on s'écroulerait »*. L'arrêt arrive quand il n'est pas ou plus possible de s'aménager ces temps pour récupérer : *« Le fait de gérer ma façon de bosser, mon emploi du temps, me permet de me ménager des temps de repos quand ça va pas, que je suis fatigué, c'était le cas ces derniers temps ; mais là ça a pas été possible parce que ça tombait sur une période pleine de boulot, j'ai chopé un truc que j'ai pas pu enrayer, j'ai dû m'arrêter, je pouvais plus. »* L'arrêt maladie permettrait d'une certaine manière de remplacer ces temps de pause que l'organisation du travail n'intègre pas, ou plus. On pourrait tracer un parallèle avec la coutume de la Saint lundi, étudiée par Beck (2004). Cette pratique était courante en France chez les ouvriers qualifiés du XIX° siècle, qui s'accordaient en sus du dimanche un jour chômé hebdomadaire, le lundi. Avec la diffusion du travail le dimanche matin, notamment à Paris, mais aussi dans les centres industriels du Nord et de l'Est de la France, les ouvriers ne disposaient plus d'un jour complet à caractère festif, d'autant qu'ils devaient, « selon les exigences et les normes de la bourgeoisie », se consacrer à leur famille le dimanche après-midi. « Le travail du dimanche se développe donc, et avec lui le chômage du lundi », « la Saint Lundi se transformant en alternative au repos dominical ». Pour Aubert (2009), « tout comme un traumatisme cherche à faire retour dans le champ de la conscience », le temps malmené ferait retour « en bloquant l'action, en imposant ces périodes de suspension, d'immobilisation ». Ce temps servirait à « restaurer un temps de réflexion et un temps de décision, [...] à redonner du sens à la situation », ainsi qu'à « réinsérer un "mou organisationnel" ou une marge de manoeuvre afin de dé-tendre la situation. » C'est ce que remarquent les interviewés : l'arrêt-maladie, c'est aussi un temps nécessaire pour *« prendre du recul et relativiser le problème »*, pour *« être forcée à réfléchir »*.

Kevin propose un lien entre arrêt maladie et temps de travail un peu différent. Le travail prend du temps, de l'énergie, l'arrêt maladie pouvant alors servir *« à reprendre du temps pour soi. »*

Dans une journée-débat consacré aux arrêts maladie en 2004[16], le lien entre la gestion du temps de travail et les arrêts maladie était mis en exergue par plusieurs intervenants. Devaux : « les gens n'ont plus d'horaires fixes, ils ne savent jamais quand ils auront leurs congés, d'où une augmentation des arrêts maladie faute de pouvoir prévoir et organiser leur récupération. » Doniol Shaw : « Dans la métallurgie, dans les années 80, les salariés disposaient de deux moyens pour tenir dans des conditions insupportables. L'une consistait à prendre des arrêts maladie qui servaient à réguler le travail, et l'autre c'était le temps partiel. » Dessors donnait quant à elle un exemple rendant encore plus explicite la fonction d'outil de gestion des arrêts maladie : d'anciennes mécanographes reconverties depuis peu dans la saisie de données, travaillant dans des bureaux construits en étoile, avec des grandes baies vitrées, « négociaient entre elles, au début de l'année, une semaine sur cinq d'arrêts de travail ». « En fonction des reflets sur les écrans, elles avaient hiérarchisé le degré de difficulté du travail et tournaient d'une position à l'autre, en prenant la plus difficile la semaine de leur retour d'arrêt de travail, la suivante dans l'ordre décroissant de difficulté la semaine d'après, jusqu'à la plus facile la quatrième semaine, et la cinquième elles étaient malades, à tour de rôle. »

1.3.5 La maladie, remède à l'accélération générale du temps ?

Un sentiment d'accélération général.

Au-delà de l'arrêt, c'est la maladie même qui permet de retrouver un rapport au temps plus serein, face à une accélération générale qui dépasse le cadre du travail. Ce phénomène suscite chez beaucoup un étonnement vaguement inquiet. « Les choses défilent dans nos vies à une allure de plus en plus frénétique» (Toffler, cité par Heidsieck, 2002).« Dans cette course qui ne veut pas finir, il n'y a pas d'avenir

---

[16] Arrêts maladie : des ordonnances sous contrôle patronal

réel » (Vanegein, cité par Heidsieck, 2002). Pour Baudrillard (1986) « il semble que l'espèce ait franchi un point spécifique mystérieux, d'où il soit impossible de régresser, de décélérer, de ralentir. » Filchenstein (2011) cite quelques chiffres qui donnent une idée de l'accroissement de la vitesse d'une série d'opérations : la durée moyenne de détention d'une action en bourse à New York serait passée de 5 ans dans les années 70 à moins d'un an en 2010. Les comptes des entreprises naguère annuels sont aujourd'hui trimestriels. Le débit de parole s'est accéléré, les fast-foods se sont répandus. Dans une enquête menée par IPSOS en 2011, les français estimaient qu'il leur manque en moyenne près de 4h par jour pour faire ce qu'ils doivent faire. Rosa (2010) distingue plusieurs accélérations simultanées : en particulier, l'accélération du changement social et l'accélération du rythme de vie. L'accélération du changement social se définirait comme « une augmentation du rythme d'obsolescence des expériences et des attentes orientant l'action et comme un raccourcissement des périodes susceptibles d'être définies comme appartenant au présent. » Dans cette définition, le présent se comprend comme « une période ayant un caractère durable, une certaine stabilité, dans laquelle par conséquent l'espace de l'expérience et l'horizon d'attente coïncident sans subir de transformations. » Seules les expériences « qui prennent place dans de telles périodes permettent de tirer des conclusions pour le présent et pour l'avenir, et les expériences vécues et les processus d'apprentissage ne peuvent orienter l'action que pour ces périodes-là, puisque les attentes jouissent alors d'un certain degré de certitude ». Ce présent serait « de plus en plus réduit et limité, de plus en plus soumis à la pression d'événements passés, et plus encore, à celle de l'attente d'événements futurs », traduisant une « accélération de la société elle-même » bien que sa compression ne se manifeste pas dans toutes les sphères à la même vitesse. L'accélération du rythme de vie serait quant à elle « un raccourcissement ou une densification des épisodes d'action. » On passe moins de temps en moyenne pour une activité donnée, par exemple les repas, les moments de discussion en famille... Et l'on réduit le temps qui sépare une activité de la suivante. Pour ce faire, on peut augmenter la vitesse d'action (« on mastique ou on prie plus vite ») ou réduire les pauses et les temps morts entre les différentes activités ». Le multitasking est encore un moyen d'augmenter le « nombre d'épisodes d'action par unité de temps » puisque les actions se chevauchent.

Cette accélération n'est pas sans répercussions sur la santé. Comme « l'accroissement du volume d'actions est supérieur à l'augmentation technique de la vitesse d'exécution de la tâche, elle se traduit subjectivement par une recrudescence du sentiment d'urgence, de la pression temporelle, d'une accélération contrainte engendrant du stress, ainsi que par la peur de ne pas pouvoir suivre. » Aubert (2009) parle à ce propos de « culte de l'urgence ». « Le mode d'action en urgence » n'est plus, comme naguère, « une façon relativement exceptionnelle de traiter une situation en ayant recours à un dispositif spécifique pour contourner le blocage ou l'insuffisance des structures habituelles. » Elle conclut comme Rosa par les effets délétères de cette situation : « Aujourd'hui on fusionne dans une sorte de certitude qu'on n'a pas le temps et que si on ne fait pas les choses immédiatement ça ne s'arrangera pas, on va perdre un marché, l'entreprise va crever, ou que soi-même on ne n'en sortira pas. »

Les pathologies du temps

De telles situations, poursuit Aubert, conduisent « au sentiment de ne plus pouvoir faire face ». Se développent alors « une série de symptômes, des plus légers - insomnies migraines, troubles cutanés - aux plus graves - ulcères, maladies cardio-vasculaires, cancers,… ». Certaines personnes « dynamiques, fonceuses et motivées », deviennent des « malades de l'urgence » ; la dépression nerveuse semble alors « le seul moyen qu'aurait trouvé la nature pour "ralentir" le temps. » Autres disciplines, même constat: Minkowski (cité par Aubert), a dépeint la dépression comme une maladie du temps. « Le malade n'aurait plus conscience d'un avenir qui viendrait à sa rencontre ou qu'il pourrait percevoir comme un horizon vers lequel il se dirige. » Selon Widlcher (cité toujours par Aubert), la dépression serait « une réponse comportementale globale », dans « une attitude protectrice de retrait qui permet au sujet de survivre quand il ne dispose plus de la faculté de lutter ». Tout se passe comme si un mécanisme de ralentissement se déclenchait, « tant sur le plan biologique - pour balancer les effets d'une accélération "contre nature"

- que sur un registre symbolique, comme si l'inconscient déclenchait une sorte de panne de la pensée et de l'action », « une sorte de pause psychique », permettant de casser le « rythme infernal » dans lequel la personne est plongée, « et à l'organisme de récupérer malgré lui, fût-ce au prix d'une souffrance certaine ». Pour Baudrillard (1986) : « avec les médias électroniques, l'information se met à circuler partout à la vitesse même de la lumière. Il n'y a plus d'absolu à quoi mesurer le reste. Mais derrière cette accélération quelque chose commence à ralentir absolument[17]. Nous, peut-être, commençons à ralentir absolument. » Ehrenberg (1998) analyse la dépression comme une « pathologie de la motivation » en même temps qu'une « pathologie du temps » (le déprimé est sans avenir, sans énergie, son mouvement et sa parole ralentis).

Les effets de la pression du temps ne sont pas récents. Castel (2011) les constate chez les neurasthéniques allemands du siècle passé : « Beaucoup, épuisés par les exigences du temps, se retrouvaient pris dans des angoisses atroces, et des institutions ont été créées pour ces obsédés de la vérification, qui ont le sentiment qu'ils sont toujours en retard, qu'ils n'ont pas fait les choses assez vite. » Mais l'accélération… s'est accélérée. Surtout, d'autres éléments s'ajoutent, dans un effet de cumul qui conduit à l'épuisement. « Soumis à une intense pression à la performance dans un contexte de forte pression du temps, l'individu est pressé, pressurisé, compressé. Comment s'étonner que la réaction à cette pression se fasse par le biais de la dépression? » (Aubert, 2009). Le Breton (2015) pourrait reprendre à son compte l'expression d'Ehrenberg, « la fatigue d'être soi » : « Dans une société où s'imposent la flexibilité, l'urgence, la vitesse, la concurrence, l'efficacité, […] il faut à tout instant se mettre au monde, s'ajuster aux circonstances, assumer son autonomie. Être soi devient difficile et exige un effort qui n'en finit plus. » Dans ce contexte, certains, en particulier au Japon, décident de « disparaître » un moment, sans donner signe de vie, pour se reconstruire et « revenir plus tard avec des forces renouvelées ». C'est d'ailleurs aussi un des rôles de l'arrêt maladie, comme nous le verrons plus loin.

---

[17] Diverses stratégies de ralentissement ont en effet été mises en œuvre, comme je lai déjà mentionné en introduction (slow-mail, slow-food, etc.)

2. Loyalty, voice, exit : des réponses adaptatives et créatives dans des environnements de travail variés et variables

Pour appréhender la fonction des arrêts maladie et l'usage qui en est fait par les salariés, ce chapitre partira de situations dans lesquelles les salariés « ont quelque chose », qu'ils n'identifient pas nécessairement à une maladie, mais qu'ils évoqueront spontanément quand on aborde avec eux le sujet des arrêts. Ce « quelque chose » a à voir avec la santé au sens large, celle de l'OMS (un état de complet bien-être physique, mental et social). Cassou (2004) considère à ce titre que la "convenance personnelle" fait partie de ce champ, ce que partagent certains interviewés : *« Un congé c'est parce qu'elle a besoin de se remettre ou qu'elle a besoin au niveau familial mais c'est vraiment un besoin vital. Si la fille demande un congé c'est pas pour n'importe quoi. »* En présence de ce « quelque chose », le salarié recourra ou non à l'arrêt en fonction d'autres éléments, notamment le sens qu'il attribue au fait de s'arrêter. La typologie d'Hirshman (1970), voice, exit, loyalty, servira ici de cadre pour aller à la recherche de ces éléments. Dans cette typologie, le consommateur déçu qui constate un défaut, une baisse de qualité dans un produit, peut réagir de trois façons. La loyauté (loyalty) consistera à persévérer dans ses habitudes : il continuera à acheter le même produit. La prise de parole (voice) sera le moyen utilisé pour faire bouger les choses en signalant le défaut, dans l'espoir que la parole sera prise en compte et la qualité restaurée. La défection (exit) se traduira par l'arrêt d'achat du produit, le plus souvent par le report sur un produit concurrent. Hirshman observe que le choix opéré par le consommateur dépend en grande partie du système dans lequel l'achat s'effectue (dans un système monopolistique par exemple, le salarié ne pourra pas faire jouer la concurrence et pratiquer l'exit). De même, nous verrons que le travailleur abîmé choisira entre voice, exit, et loyalty, et que ces choix sont conditionnés par le contexte dans lequel il évolue.

2.1 Une loyauté prédominante, un présentéisme inquiétant

Lorsqu'on interroge les travailleurs, on ne peut qu'être frappé par ce constat, que décrit bien Rousseau (2012) : « "L'absentéisme c'est pour les autres" semblent dire beaucoup d'entre eux, au premier contact ». Très vite, avant d'engager plus loin la discussion, ils posent les choses. *« Jamais je me suis mise en arrêt maladie vous serez mal renseignée » ; « Ben t'as pas de chance. Je n'ai jamais eu d'arrêt de ma vie. »* Alors que le droit prévoit des dispositions pour permettre aux travailleurs de s'arrêter lorsque le médecin juge ou jugerait cela préférable, ce n'est que rarement l'option qu'ils choisissent, allant parfois jusqu'à des extrêmes, dans des comportements qu'ils trouveraient aberrants chez leurs collègues. Pourquoi le présentéisme est-il tellement répandu? Les recherches quantitatives (par exemple Caverley et al, 2007, Bergström et al, 2009, Hansen et Andersen, 2008) identifient des facteurs objectifs qui favorisent ce comportement. Mais ces facteurs interviennent médiés par le sens que les salariés leur donnent, et on tentera ici par une approche compréhensive d'appréhender ces significations. Plus loin dans l'ouvrage, la présence sera envisagée sous l'angle de la morale. Pour l'heure, nous partirons d'un constat : les salariés adoptent d'abord, pour la plupart, une attitude présentéiste, qui s'apparente à la « loyauté » décrite par Hirshman (1970) : malgré les difficultés, malgré leur insatisfaction, leur mal-être ou leurs maux, ils se rendent à la tâche et font de leur mieux. Nous établirons ensuite le rôle majeur joué par l'organisation du travail et les normes de performances néolibérales dans ce comportement .

2.1.1 Préambule : la question du salaire

S'arrêter, dans la plupart des cas, c'est s'exposer à voir ses revenus diminuer. Cet aspect permet d'expliquer mais en partie seulement le présentéisme, et sera développé dans la partie de l'ouvrage qui traite les arrêts comme une « pratique intelligente ».

2.1.2 La loyauté s'exerce envers les collègues, les clients, le lieu de travail

Le plus souvent, ce sont d'autres motifs qui sont invoqués par les travailleurs interrogés sur les raisons qui les poussent à se rendre à leur travail même lorsque leur état de santé nécessiterait qu'ils s'arrêtent. On le verra plus en détail dans la partie « pratique morale », ils se sentent tenus de venir, dans une forme de loyauté qui s'exprime envers le travail au sens large (collègues, clients, hiérarchie, mission attribuée, ...) Dans les musiques actuelles ou chez le personnel de bureau de l'aide à domicile, c'est la loyauté envers les collègues qui prime ; s'arrêter semble *« impossible »*, car alors *« tu sais qu'ils vont souffrir parce que tu les mets dans la panade »*. Pour les aides, c'est envers le client : *« on est responsable »* face à *« quelqu'un qui a besoin d'aide ou qui est malade »*. Le lieu de travail peut inciter à la loyauté, dans une représentation anthropomorphique des travailleurs qui l'assimilent à leur *« bébé »*, ou à une *« maison »* dans laquelle ils vivraient comme une *« famille »*. Il exige de ce fait qu'on le respecte, qu'on soit assidu. Parfois c'est vers la hiérarchie que se dirige la loyauté, en particulier lorsqu'on se sent redevable (voir la partie sur la justice organisationnelle). Ou vers la mission qu'on s'est assignée: *« j'ai des choses à faire passer», « on ne s'absente pas parce qu'on a l'impression de faire quelque chose qui a du sens »*.

2.1.3 Loyauté et pression sociale. Se rendre au travail même malade, un impératif dans des sociétés capitalistes néolibérales

Nous développerons également plus loin cet aspect : les travailleurs se conforment de façon plus ou moins consciente à ce qui est attendu d'eux, en renonçant à s'arrêter parce que c'est l'attitude requise dans une société dont le modèle dominant valorise l'abnégation, la maîtrise de soi, l'idée que « quand on veut on peut » (Crawford, cité par Nettleton, 2013) ; comme le dit une salariée de l'aide à domicile, il faut *« prendre la vie en dur, pas en facile»*. On est aussi loyal à sa famille, qui nous a transmis ce modèle : *« j'ai vu ma mère tout le temps bosser même quand elle était malade », «j'ai été élevée... on m'a toujours dit qu'il fallait pas trop s'écouter»*.

2.1.4 Une loyauté encouragée par l'organisation du travail

Les facteurs organisationnels favorisant le présentéisme selon les enquêtes quantitatives.

Les études quantitatives menées dans différents pays ont permis d'identifier les facteurs organisationnels favorisant le présentéisme. En synthétisant par exemple les travaux de Bergström et al, (2009), Caverley et al (2007), Elstad et Vabo (2008), on trouve en particulier :

- le travail reste pendant l'absence, il faut le rattraper

- une lourde charge de travail
- le manque de moyens au travail par rapport à la demande, le manque de ressources
- la pression du temps
- l'incertitude face à l'avenir, notamment quand il y a des changements fréquents
- des dates limites
- des réunions où il faut être présent
- la responsabilité envers les collègues
- la responsabilité envers les clients

L'idée défendue ici est que c'est par le biais de la loyauté que ces facteurs influent sur le présentéisme. Ils rendent les absences préjudiciables aux collègues, aux clients, à l'activité (celle de l'absent et celle de la structure dans laquelle il travaille), en bref, ces facteurs font de l'absence un problème très nettement perceptible. De ce fait, elle met l'absent en situation de manquement à ses devoirs et le pousse, dans un souci de loyauté, à renoncer à s'arrêter.

Loyauté et pression organisationnelle. L'impact de l'absence sur autrui

En comparant l'organisation du travail dans les deux scènes de musiques actuelles, on peut rapidement constater que les facteurs de présentéisme répertoriés sont patents à l'Octave, pas à l'Univers. La description des terrains soulignait déjà ces différences : à l'Octave, la somme d'activités et de missions à mener mobilise les équipes sans relâche, avec le sentiment qu'il faudrait faire toujours plus et toujours mieux. Nicolas le souligne avec humour : *« Ici ça fait partie du programme de ne pas y arriver, c'est mission impossible »* On reconnaît une situation telle que celles décrites par Dujarier (2006), où les objectifs prescrits sont hors de portée, et où tout est exigible à la fois. Les fiches de poste qui mentionnent pour tous l'« aide à la promotion » ou l' « aide à l'organisation des concerts », autant de formules laissées à la libre interprétation des personnes concernées (il faut *« qu'on participe à l'Octave, à ses événements, quelque chose comme ça »)*, rendent de fait chacun responsable de l'ensemble. A l'Univers, au contraire, les objectifs sont clairs et moins foisonnants. L'impression qui prédomine est qu' *« on bosse beaucoup, mais si on veut bosser en mettant les pieds sur le bureau on peut. Ou si on a fini le boulot on peut se prendre un quart d'heure pour faire du ping-pong. On a des conditions de travail assez agréables [...] c'est assez détendu* ».

De ce fait, l'absence n'engendre pas les mêmes problèmes. À l'Univers, les absences des uns ne semblent pas mettre en péril les autres, la charge de travail restant soutenable. Certes les salariés vont rester en contact avec leur lieu de travail même lorsqu'ils sont malades, vérifier leurs mails, donner des instructions par téléphone, mais la machine tourne. À l'Octave, par contre, chacun perçoit que le moindre arrêt maladie viendrait « *déséquilibrer l'ensemble* ». On pourrait effectivement envisager des périodes de forte activité, (« *où on ne se verrait pas absents* ») suivies de phases plus calmes, mais les témoignages décrivent plutôt un « *moment fort qui arrivait à la suite d'une semaine chargée* »... dont on comprend qu'il sera suivi d'une nouvelle semaine chargée et d'un autre moment fort, dans un cycle infini. Les événements se succèdent, inscriptions, édition des plaquettes de présentation, concerts, expositions, manifestations et célébrations diverses, chacun étant porteur d'une nouvelle date limite, d'une réunion à ne pas manquer, facteurs qui poussent à être présent coûte que coûte.

Le style managérial a aussi sa part dans la pression ressentie. Dans les SMAC, il est souple, un peu « *copain* », un peu « *familial* ». A l'Octave on reproche même au directeur de laisser les choses s'enliser, faute de prendre assez rapidement des mesures qui pourraient sembler dures mais que réclament les salariés (« *il aurait dû démêler la situation avant qu'on en arrive là* »). Ce mode de management tend à laisser aux salariés le soin de s'organiser entre eux, et débouche sur une régulation informelle par les relations interpersonnelles. Les absences donnent alors lieu à des remarques émises par les collègues eux-même, souvent sur le mode de l'humour, mais qui dissuadent l'absent de récidiver : « *quand t'es absent et qu'un collègue te fait une remarque ou... que t'apprend qu'on a fait une remarque sur ton travail qu'est pas fait... tu te sens fautif.* » La régulation peut être plus franche : « *Pendant qu'il était pas là c'était moi qui faisais ses heures. Donc surcharge de travail. Il fait ce qu'il veut. Sauf qu'après, je le punis. Tu vois on a des concerts toute l'année mais au mois de juin on*

fait un peu les gaveries, les écoles de danse, de musique, avec les petits enfants, et na na na. Ça me soûle moi. Et vu qu'il était absent ben lui il se tapait tout ça. Moi juste je fermais la salle parce que du coup moi je faisais moins d'heures au mois de juin, et lui il se tapait les répétitions, les machins, les 150 gamins à gérer en derrière de scène. Et voilà c'est comme ça que je le punissais. Et lui il disait "ouais, pourquoi c'est moi qui fais tout ?". "Ben parce que tu es absent deux semaines minimum, donc tu manges". Et puis peut-être que comme ça l'année d'après il sera pas malade. »
Dans l'aide à domicile, la hiérarchie est clairement établie, les encadrants peuvent être plus ou moins souples, plus ou moins autoritaires, mais ce sont eux qui fixent les règles et attribuent les tâches. Les difficultés engendrées par les absences leur sont imputées, ils devraient recruter plus de personnel pour éviter ces écueils : *« oui, appelez le chef, et dites lui qu'ils embauchent. Qu'ils embauchent"».* Un élément organisationnel favorise cependant la « loyauté » dans le souci de l'autre : l'attribution d'une aide spécifique à chaque client. Comme le souligne une coordinatrice chez Dolmen : *« Si on leur donnait des plannings plus fixes elles se sentiraient plus responsables, c'est sûr que si on leur donne un coup untel, un autre coup tel autre... elles se disent "si c'est pas moi qui vais chez tel client ce sera quelqu'un d'autre" et elles se mettent en arrêt maladie. »*

Loyauté et pression organisationnelle. L'impact de l'absence sur le travail à effectuer

Dans certaines structures, le travail qu'il faudra rattraper au retour est évoqué très rapidement quand on interroge les salariés sur les arrêts maladie. C'est le cas à l'Octave où, comme souvent dans les structures de petite taille, encore plus dans le secteur culturel associatif, presque tout le monde a un poste « à responsabilité ». On est Directeur, Directrice adjointe, « responsable de » ou encore « chargé de ». Chacun se sent ainsi essentiel, voire indispensable, et ne consent à s'arrêter qu'avec difficulté. Comme *« chacun a un profil bien défini, un poste qui correspond pas à ce que fait son voisin »*, le travail des absents reste en suspens : *« Quand j'étais assistante d'ingénieur, si j'étais pas là y avait d'autres assistantes pour faire le travail à ma place, et même quand j'étais chef d'équipe à la caisse de retraite quand je revenais le travail était fait. Ici quand tu reviens d'arrêt maladie tu mets quinze jours à t'en remettre parce que la charge de travail est restée »*. C'est beaucoup moins le cas à l'Univers : *« c'est une vraie force qu'effectivement si un d'entre nous est pas là y a des trucs qu'un autre peut faire »*. Même Alexis distingue les situations qui ne permettent pas de s'absenter (avec *« cette notion de... permanence, d'être sur place »*), et celles ou cela ne présenterait pas d'inconvénients (*« Si je me suis pas trop mal débrouillé le boulot est suffisamment organisé pour que même à distance je puisse donner quelques consignes pour que ça tourne »*.) Les salariés, en outre, délimitent leur sphère de responsabilité et celle de la direction. Ainsi Olivier, en poste depuis un an, commente une de ses absences : *« Si le gars est vraiment malade c'est à l'employeur de... Surtout que j'avais prévenu deux jours avant, donc il avait tout le temps de se retourner quoi. »*

Dans l'aide à domicile, le travail de l'absente sera effectué, puisque d'autres la remplacent. Avec plus ou moins de soin, car les remplaçantes peuvent avoir tendance à se cantonner au minimum ou à faire le travail *« n'importe comment »*, mais rien d'alarmant. Chez le personnel de bureau de la Concorde, par contre, la question du travail qui s'accumule est un souci. Là, certains postes reposent sur une ou deux personnes, leur travail ne pouvant pas être pris en charge par d'autres lorsqu'elles sont malades. La psychologue : *« Le travail de psychologue repose quand même sur mes épaules. Ma collègue est pas à temps plein [...] J'ai l'impression d'être seule et c'est pas faux. Donc quand je suis pas là il y a plein de boulot qui s'amoncelle et je sais que le boulot... Va falloir rattraper. »* Les encadrantes du service mandataire ne peuvent jamais complètement écluser la charge de travail des collègues absentes : *« Elle aime pas être absente, elle me le dit : "après c'est compliqué de récupérer le retard" »*.

Les salariés tiennent à ce que leur travail soit fait. On n'entend jamais un interviewé dire « tant pis, ça ne sera pas fait ». Au contraire, ce travail, il *« va falloir le rattraper »*, la loyauté est telle que la question ne se pose même pas.

Loyauté et organisation du travail : les changements organisationnels, facteurs de présentéisme

A l'Octave, les changements se sont succédé durant plusieurs années, et le directeur ne semble pas prêt d'y mettre fin : *« j'essaie de rester dans cette dynamique de changement, de développement, de réorganisation, éventuellement d'innovation, et de mouvement, aussi bien pour moi que pour la structure ; quand je suis arrivé ici c'était aussi pour hop on fait des trucs et puis on passe à autre chose. Pour moi c'est impossible d'imaginer la redondance »*. La direction de l'Univers quant à elle n'a pas changé depuis ses débuts en 1994. Les deux mêmes directeurs suivent la même ligne, et les salariés, la plupart présents depuis dix ans, évoluent à son rythme, au point qu'un des directeurs déplore qu' *« on entre dans une routine »*.

Les effets négatifs de les changements trop fréquents sur la santé des salariés et les arrêts maladie a été évoquée. Mais les changements favorisent aussi le présentéisme. Caverley et al (2007) y voient une inquiétude face à l'avenir, de la méfiance : quand on ne sait pas ce qui se trame, on préfère être là pour voir ce qui va se passer et pouvoir y réagir. C'est ce qui arrive à l'Octave, où les changements étaient justifiés par la nécessité d'être aux normes d'hygiène et de sécurité, mais aussi par celle, plus sibylline, de rester en tête, d'innover, de *« se faire voir »*, dans un secteur caractérisé par la course aux subventions. Dans ce contexte de mouvement perpétuel, les attributions des uns et des autres sont mouvantes, et se redéfinissent en fonction des besoins du moment... et des insuffisances présumées des uns et des autres dans leur fonction : *« Alban à vouloir faire le bien il a mis des salariés en difficulté. Sa technique c'est de refiler ce qu'ils arrivent pas à faire à d'autres, et c'est pas viable. »* Ces changements, pour éviter les conflits, se passent souvent en catimini, ce que dénonce par exemple Fairouz, qui s'occupe de l'accueil et des cours de FLE : *« Je suis censée m'occuper du FLE. Mais si je dois déterminer une date, je l'ai fait un moment mais tout à coup c'est pas à moi de le faire ; maintenant j'ai plus que... des miettes.»* Dans de telles configurations, s'absenter est un risque (*« Quand on n'est pas là les gens en profitent pour faire les choses dans votre dos »*) qu'on préfère ne pas courir (*« j'avais peur de manquer des informations importantes, que des choses se passent et je suis pas au courant »*.)

Loyauté et organisation du travail : l'exigence d'hyper-investissement camouflée derrière une idéalisation du travail

Donner aux salariés le sentiment qu'ils s'investissent de leur propre fait est un des moyens qui a permis l'enrôlement des travailleurs, comme nous l'avons vu en introduction. C'est chose facile dans les secteurs d'activité étudiés, où les travailleurs affirment avec un mélange de dérision et de résignation que *« ce n'est pas un métier qu'on choisit pour le salaire ».* La motivation s'exprime majoritairement sur le registre de la passion dans les musiques actuelles : *« On bosse dans des métiers passion, c'est le point de départ »* ; *« on est dans un secteur d'activité particulier, lié au plaisir, où la motivation repose sur l'envie, d'avancer, de monter des projets».* Sur le registre de l'humanité et du sens du devoir dans l'aide à domicile : *« on est là pour donner »*.

Le travail produit alors des affects joyeux, qui débouchent sur une obéissance heureuse ; l'individu « adopte une éthique du "travail bien fait" », « trouve un intérêt et par la suite une satisfaction à des tâches que l'affranchissement de la nécessité matérielle lui ferait très vraisemblablement juger profondément inintéressantes » (Lordon, 2010). On le voit dans les motifs exposés pour justifier la loyauté (aller travailler même quand un arrêt leur semblerait nécessaire) : *« J'aime mon boulot, je m'y donne, c'est l'aboutissement de ce que je cherche depuis des années, avoir un poste avec des responsabilités et transmettre ce que je sais faire et amener à une structure mes capacités et mon savoir ».* (Jules, qui s'occupe de l'entretien à l'Octave). Quand l'activité en elle-même n'est pas mentionnée comme cause de joie, ce sont d'autres aspects du lieu de travail qui prennent le relai : *« les échanges sont extrêmement riches »,* il y a *« quelque chose de super, d'assez rare », « une espèce d'adrénaline ».* Dans l'aide à domicile, qui paraît pourtant bien éloignée de ce type de métiers « passion », on trouve les mêmes arguments : *« parce que j'aime mon travail »,* pour profiter de *« la richesse »* des relations avec les personnes âgées, …

Mais les souffrances et maladies des salariés peuvent nous faire douter de la réalité de ces valeurs, le care, le don, la relation humaine, l'amour du métier,… ou au moins de l'usage qui est fait. L'interview de Loïc et Ludivine, salariés à l'Octave, mentionnant leur collègue

Benny et les raisons pour lesquelles selon eux il ne s'arrête jamais, passant ses journées de congé à coller des affiches de promotion des concerts, montre combien passion et pression semblent difficiles à distinguer, dans ce secteur, au point de devenir synonymes.

–*Ludivine : Ben c'est sa passion*

–*Interviewer : Qu'est-ce qui est sa passion, d'aller coller des affiches?*

–*(rires)*

–*Ludivine : Non mais lui ce qu'il voit c'est que c'est un moyen de remplir les concerts je pense*

–*Interviewer : Et c'est sa passion, de remplir des concerts?*

–*Ludivine : Ben, que ce qu'il a programmé soit à la hauteur de ce qu'il pensait que ça pouvait remplir, quoi. Si si je pense qu'il se met la pression par rapport au remplissage*

–*Interviewer : Pression, passion? J'essaie de comprendre où se niche la passion, par exemple je pourrais comprendre qu'il soit passionné d'un certain type de musique et qu'il veuille à tout prix défendre ce type de musique, mais tout faire pour défendre le remplissage d'une salle quel que soit le concert je vois pas exactement le lien avec la passion*

- *Loïc : Ben parce qu'il sait que derrière il dépense tel argent et on doit avoir un remboursement à hauteur de 70% [...] en tout cas c'est ce qu'on entend dans ce bureau-là, cette pression là.*

Chabot (2013) nous alerte à ce propos : « En ce temps où le sens se fait discret, le langage de la valeur garde un lustre réconfortant. Partout fleurit le langage de la valeur. Mais les personnes qui l'élaborent et qui en usent se trompent de concept. Il s'agit en réalité d'ordres déguisés, de contraintes rebaptisées. » Certains salariés ne s'y trompent pas : *« je me suis dit que le directeur voulait qu'on pense que si y avait des problèmes, ça venait de nous, et pas de l'organisation par exemple, qu'on pense qu'on se met la pression tout seuls parce qu'on était passionnés. »* L'amour du métier est en effet une aubaine pour le management qui ne saurait en être tenu pour responsable (Dujarier, 2006). Il semble que cela soit particulièrement le cas en France. Pour Loriol (2010) on assiste à l'apparition d'une véritable « éthique de l'épanouissement personnel au travail », en parallèle à un déclin du « travail comme devoir social ». Il cite Lalive d'Epinay

(1995) : « L'ancienne conception de l'être humain avait une base sociale : l'être humain se réalise en assumant la mission dont l'investit la société ; la nouvelle anthropologie a une coloration bio-psychologique : l'épanouissement est affaire individuelle ; il est conçu comme l'heureux développement des dons et talents que porte chaque enfant. Le droit fondamental de l'homme n'est pas de vivre et de travailler, mais de vivre et de s'épanouir. » Cette « morale de l'épanouissement » trouve « des expressions doctrinales et des supports institutionnels », en premier lieu la « culture psy », très en vogue, « et dont le vocabulaire et même certains de ses concepts les plus abstraits sont peu à peu repris par les média puis adoptés par le langage courant. » L'enquête « Place et sens du travail en Europe » révèle que, plus que dans les autres pays européens, les salariés français accordent une très grande importance à leur travail, ils en attendent de pouvoir s'y exprimer et s'y réaliser, et estiment que le travail permet de développer ses capacités.

2.1.5 L'inquiétante loyauté

Les Français sont aussi les plus nombreux à souhaiter que le travail prenne moins de place dans leur vie, à se dire épuisés après le travail, déclassés, mal payés, avec de très faibles perspectives de promotion, à indiquer que le travail les empêche de consacrer le temps qu'ils souhaiteraient à leur couple et à leur famille. La captation par le patronat des aspirations de leurs salariés, au point de les retourner contre eux, semble ainsi particulièrement nette dans notre pays. L'entreprise Décathlon, étudiée par Leroux (2015), est à ce titre exemplaire : « le plaisir relié à la passion supposée du sport [y] est érigé en norme et réinvesti à des fins productives ». La fabrication et la distribution d'articles de sport sont présentées aux salariés comme des outils de démocratisation de la pratique sportive, ils se sentent alors investis d'une mission auprès des clients (favoriser leur épanouissement par le sport). Ils peuvent ainsi « répondre à l'injonction bienveillante de l'entreprise de vivre leur passion au travail » et la faire partager aux clients. Le lexique sportif est constamment mobilisé dans les discours : « dépassement de soi », « victoire d'équipes », « défi », « esprit de compétition », et sert à diffuser une « norme de conduite » où le « plaisir au travail » va de pair avec le surinvestissement. De Gaulejac (2005) rappelle que ce modèle qui prône l'épanouissement au travail, apparu dans les sociétés anglo-saxonnes des années 1970, partait d'une idée séduisante : concilier l'intérêt des travailleurs et celui des actionnaires. On perçoit bien l'ambiguïté de ces situations, où servir l'intérêt de l'entreprise produit des « affects joyeux », mais par des formes discrètes de pression. Dans le meilleur des cas, les travailleurs s'y retrouvent : « Lorsque la pression au travail est intense, le bonheur au travail est possible. C'est même dans ce genre de situations que les personnes identifient le plus volontiers leur travail à une passion. » (Gollac, Volkoff, 2001). Le plus souvent, toutefois, « ce bonheur fondé sur un fort investissement de soi est cher payé, en difficultés relationnelles avec l'entourage professionnel et aussi avec l'entourage familial. Et s'il n'est pas possible de maintenir cet état de bonheur (par exemple quand l'équilibre toujours fragile entre l'investissement de soi et ses rémunérations matérielles et symboliques est rompu) alors on bascule dans le malheur, sans possibilité de tenir la souffrance à distance.» Le cas de Benny est à ce titre exemplaire : *« Benny a pris sa claque à ce moment là, par rapport au fait qu'il passait sa vie, son temps, à l'Octave, et il s'est trouvé complètement démuni à Noël, à se rendre compte qu'il avait pas vu de gens depuis hyper longtemps, que les gens l'avaient pas attendu, au bout de deux ans sans voir d'autres gens que l'Octave.... Et moi je l'avais prévenu parce que j'avais vécu la même chose et j'ai mis un an à retrouver une vie sociale à l'extérieur et à avoir le temps du travail d'un côté et le temps du dehors; tu fais tout ton carnet d'adresses et tu sais plus qui appeler, entre ceux à qui t'a pas donné de nouvelles et... »*

La loyauté peut ainsi prendre des proportions inquiétantes. Le roman La nuit du Vojd (Bel, 2010) raconte l'ascension d'un jeune cadre progressivement amené à renier ses idéaux sous la pression de son entreprise : « Chez nous on peut nuire à son voisin, le tromper, sans craindre la moindre punition, sans se sentir un seul instant coupable d'une faute. En revanche, trahir l'organisation à laquelle on appartient, même sans intention, voilà ce que nous excluons, par peur de la mort sociale ou de la mort tout court qui guette chacun de nos gestes. C'est pourquoi malgré nos rancoeurs, nos haines pour les chefs, nous restons jusqu'au bout d'une indéfectible fidélité. » Cette

« indéfectible fidélité » pousse à se rendre au travail et ce n'est souvent que lorsque la mauvaise santé risque de porter atteinte aux clients ou collègues ou au travail que le salarié consentira à s'arrêter, témoignant là encore de sa loyauté : *« Avec les personnes âgées c'est pas possible, on peut pas travailler avec la dépression dans ce métier. »*

2.2 Voice, exit : l'arrêt maladie, un « exit » temporaire quand la parole ne se fait pas entendre

Quand quelque chose ne va pas, la réaction la plus courante reste la « loyauté ». Plus rarement, l'arrêt maladie sera adopté pour pointer un dysfonctionnement, généralement lié au travail, qui doit être soigné.

2.2.1 Une parole confisquée dans l'aide à domicile

Dans l'aide à domicile, la santé des salariées est mise à rude épreuve. Les tâches sont « physiques », souvent éreintantes, il faut soulever des personnes, des meubles, se courber, courir entre les domiciles. Les produits utilisés pour le nettoyage donnent des allergies. Et la fatigue dite psychique est constante et multifactorielle : il faut affronter la misère humaine car les clients vivent parfois dans l'indigence, beaucoup sont seuls, la plupart sont malades, affaiblis par les atteintes de l'âge ; ils demandent beaucoup d'attention, et peuvent pousser à bout par des exigences sans fin et des attitudes rigides, colériques ou même insultantes. Beaucoup s'en plaignent, mais savent qu'une partie de ces contraintes font partie du métier. En revanche, ne pas pouvoir exprimer ces difficultés, devoir les porter seules, ne pas les voir reconnues par la hiérarchie, rend le fardeau insupportable. Nous verrons comment les organisations du travail empêchent leur expression, de façon plus ou moins marquée, dans les différentes structures d'aide à domicile.

Dolmen : une prise de parole empêchée, étouffée, sanctionnée

Chez Dolmen, les aides vivent très mal le manque d'écoute de leurs supérieurs. À les entendre, on a l'impression que ceux-ci cherchent à les faire taire par tous les moyens, allant jusqu'aux remarques méprisantes lorsqu'elles prennent la parole. Certaines aides pourtant assurent qu'elles parviennent à se faire respecter parce qu'elles ont le

courage de refuser des missions. Calmement : *« Oh j'aime pas beaucoup les histoires. Donc je rigole, mais je parle, je me fais comprendre. Je leur ai dit simplement que le trajet n'est pas payé donc je ne veux pas passer mon temps dans les trajets. Donc ils ne m'envoient pas faire de longs trajets. »* Ou plus frontalement : *« Moi j'ai dit une fois "eh j'ai pas un turbo dans le cul". On peut pas être là et cinq minutes après chez un client qui habite à 20 minutes. Comme un jour je leur ai dit "j'ai un contrat de travail, vous le lisez, je travaille pas le mercredi. Alors je dépanne mais c'est parce que je le veux bien et faut pas abuser". Ils me prennent avec des pincettes. »*
Celles qui s'expriment déplorent que d'autres n'en fassent pas autant. *« Quand y a des réunions, toutes les filles qui se plaignent elles vont pas l'ouvrir, y a que moi qui l'ouvre. » ; « Les filles elles sont très lâches, elles disent pas ce qu'elles pensent [...] Elles ont peur de se faire renvoyer. »* Les éléments qui atténuent le risque de chômage ou de ses conséquences facilitent en effet la prise de parole : avoir la peau blanche par exemple (c'est un atout auprès des clients, et donc des employeurs) ; un conjoint occupant un emploi suffisamment rémunérateur ; l'absence d'enfants en bas âge à élever.... Pour les autres, c'est souvent lorsqu'elles sont à bout qu'elles protestent : *« J'ai dit "moi j'ai du respect, mais vos changements de planning on commence à en avoir assez, toutes les deux minutes changement de planning changement de planning, c'est pas comme ça que ça marche" ».*
Il faut dire aussi que l'organisation du travail n'aide pas beaucoup à s'exprimer. Il y a d'abord les réunions, qui servaient auparavant à exposer les problèmes rencontrés. Ces réunions se sont raréfiées et ont changé de finalité : *« Avant dans les réunions on parlait de nos problèmes, ceux qu'on avait avec les personnes âgées. Pour nous soulager. Maintenant c'est eux qui parlent et nous on doit écouter. »* Les salariées sont sommées d'y assister (*« ils gueulent si on n'y va pas »*) mais le dispositif est dissuasif : *« On vous paie qu'une heure pour la réunion et même le trajet est pas payé. »* Au final, *« tout le monde y va à reculons »*. D'autres évolutions, chez Dolmen, rendent la prise de parole difficile. Deux agences ont été réunies en une seule, et il n'y a pas d'endroit à l'écart pour exprimer son mécontentement ou ses difficultés : *« Avant on parlait entre nous et on leur disait aussi les*

problèmes. Maintenant si on veut parler d'un truc compliqué y a pas d'endroit pour ça, on peut pas se mettre à part. Il y a des filles timides, elles vont pas oser dire les problèmes dans le bureau, elles sont trois, c'est... »

Lorsque certaines s'expriment malgré tout, elles ont le sentiment de ne pas être entendues. Fabienne est allée travailler tout en étant malade, et l'a signalé à sa supérieure, laquelle... lui demande ensuite de s'occuper d'un client supplémentaire ! Hamida *« n'arrête pas de râler »* et le revendique ; mais une de ses collègues remarque qu'au bout d'un moment, *« elle va finir de râler et elle va faire ce qu'on lui demande de faire »*. Louise aussi « râle », tout en ajoutant que *« ça sert à rien»* car les supérieurs font la sourde oreille, dans une stratégie d'inertie : *« On a beaucoup de dépressions mais ils voient même pas que les gens vont mal. Ils vous écoutent pas [...] quelqu'un qui est en dépression ça se voit, s'ils font rien c'est que ça les arrange. Quand on dit des trucs les patrons ils s'en foutent»*.

La prise de parole n'est donc pas facilitée et lorsqu'elle trouve une voie, elle n'est pas écoutée, ou pas entendue. Pire, elle est punie ! *« Quand on râle on nous blâme »*.

Ainsi chez Dolmen, les problèmes ne peuvent trouver de solution par la prise de parole, et sont vécus sur le mode de l'étouffement et de l'empêchement.

La Concorde : des encadrants à l'écoute, mais pas de parole de groupe

À la Concorde, les aides ne se plaignent pas de l'organisation du travail. Les encadrants sont généralement des soutiens pour les salariés, qui viennent leur confier leurs difficultés : *« Ils ont besoin qu'on s'occupe d'eux »*, commente une responsable. Ils essaient d'éviter que les clients s'en prennent à leurs aides, comme en témoigne cet épisode où une aide avait interverti deux visites. La cliente chez qui elle aurait dû se rendre en premier avait appelé l'association, en fureur, tant elle trouvait inacceptable d'attendre ainsi une aide qui ne venait pas. L'encadrante avait rassuré l'aide en question au téléphone, et rappelé ensuite la cliente oubliée, auprès de qui elle s'était répandue en excuses, expliquant qu'elle s'était trompée en réalisant le planning, et promettant de faire plus attention la prochaine fois. *« Vous allez assister à un gros mensonge en direct »*, avait-elle commenté.

Les encadrants ne laissent pas les aides chez des clients lorsqu'elles y sont maltraitées, les encouragent lorsqu'elles tiennent bon : *« à l'association on m'a demandé comment ça se passait avec elle, j'ai dit ça va, on m'a dit que par contre elle était très contente de moi »*. Le soutien hiérarchique est apprécié : *« Ils me l'ont dit que j'avais des cas durs, ça prouve que j'ai de l'expérience, que je fais bien mon travail. »* Sans ce soutien, *« on serait découragées »*.

La prise de parole est donc possible, encouragée, lorsqu'une difficulté se présente avec les clients. Elle n'est plus aussi commode lorsqu'un désaccord apparaît avec la hiérarchie. Lors d'une journée d'observation au sein de l'association, une aide était reçue par la responsable du service « prestataires » au sujet d'une absence jugée injustifiée. Elle était manifestement en position d'accusée, tendue. Impossible de trouver du soutien parmi les collègues, de se concerter, d'exposer des difficultés ou des revendications de façon collective: *« C'est le problème avec cette association, les autres je les vois pas, on travaille seul »*.

Bien chez soi : la parole inopérante

Quelques salariées de Bien chez soi, association rachetée par une société privée, ont pu être interviewées suite à une manifestation organisée avec le soutien des syndicats, pour protester contre les décisions autoritaires du repreneur. Vaine initiative. Leur voix reste sans écho, les repreneurs se tiennent à une position indévissable : *« de gré ou de force vous travaillerez comme ça. »*

2.2.2 Une parole vaine ou auto-censurée dans les musiques actuelles

Quand la liberté d'expression se heurte à l'associativement correct

À l'Octave, on peut facilement avoir l'impression que chacun s'exprime librement. La dimension démocratique fait même partie intégrante du projet associatif, tel qu'on le trouve dans les statuts de l'association, et sur son site web. Des réunions ont lieu régulièrement, par équipe ou pour l'ensemble des salariés permanents, dans lesquelles sont exposées les difficultés. Un processus participatif dit

« de validation » est à l'œuvre, qui inclut chacun dans la prise de décision sur des projets ou des changements. Mais les salariés restent sceptiques quant aux effets de leur parole. Dans une réunion, un salarié, soutenu par le hochement de tête des collègues, met en cause le processus : *« on perd beaucoup de temps et d'énergie dans ce système de validation de trucs qui bien souvent finissent de toute façon par être validés par le directeur donc ça peut peut-être simplifier les choses de les faire valider tout de suite par le directeur. »* Les professeurs de piano expliquent depuis plus d'un an en réunion que les cours collectifs ne sont pas compatibles avec leur enseignement, mais on continue à leur imposer cette pédagogie. L'impression qui se dégage des observations est que s'exprimer ne sert à rien. Ce que confirment les entretiens : l'une ne se sent *« pas entendue »* l'autre n'a *« jamais exprimé »* son malaise. Le Directeur *« essaie de discuter des projets mais il a déjà une idée de ce qu'il faut faire et on finit toujours par faire ce qu'il veut »,* donnant l'impression qu'il *« fait du chantage affectif »* et use *« de manipulation indirecte ».* En outre, il *« dit toujours en réunion: "je ne veux pas qu'on en parle, je en veux pas que ça s'ébruite" »* De fait, ce directeur connaît l'importance des discours et pour contester des idées qui circulent, il les qualifie de *« récits »*, par opposition à ce qui serait la réalité.

D'après certains, non seulement parler ne sert à rien, mais cela peut se retourner contre vous. Ainsi Fairouz exprime ses craintes concernant la réunion à venir, dont l'ordre du jour est l'analyse et la critique de l'organisation du travail : *« je sais pas si je vais... parce que chaque fois que j'ai ouvert la bouche ça a été terrible. Clac. Et c'est après aussi. Alban il est le spécialiste de ça, des remarques désobligeantes, des accusations infondées... »* (Plus tard, elle avouera avoir été un jour convoquée par le directeur, au motif qu'elle aurait *« dit des choses à des adhérents »*, mais sans qu'elle parvienne à savoir ce dont il s'agissait).

À l'Univers : « qu'ils se bougent... alors »

À l'Univers, *« quand quelqu'un a un problème il a la possibilité de voir soit Alexis soit Brice ».* A l'expérience pourtant, les salariés constatent que les directeurs ne prennent pas en compte leurs demandes. Certains, comme Cédric, chargé de la communication, se font une raison : « *C'est moi qui ai le plus évolué ici, parce qu'à un moment donné j'ai pris des responsabilités, de fait, sans les demander ; je les avais demandées pendant... entre 24 et 26-27 j'étais le bon petit soldat qui attendait sa promotion et après j'ai plus attendu.* » Lionel, chargé de l'administration des ressources financières et humaines, délégué du personnel, souligne à diverses reprises un déficit de communication avec les supérieurs. « *Ils disent que s'il y a un problème c'est facile, les gens n'ont qu'à venir leur en parler. Mais on sait bien que s'il y a un problème, qui est lié à la hiérarchie ben... les gens vont pas... c'est difficile. [...] Et quand je leur demande pourquoi ils veulent pas mettre en place une gestion du personnel axée sur les formations j'ai pas de réponse satisfaisante. Ils ont des idées arrêtées, des idées de patron... c'est leur business et si on n'est pas content on s'en va.* »

Un des directeurs interviewé exprime ses « *idées de patron* » : les attentes des salariés lui apparaissent déraisonnables : « *On essaie de donner le maximum de marges de manœuvre aux salariés, mais ils en veulent toujours plus. Toujours plus d'argent. Des formations longues. [...] Surtout qu'on a de gros risques de fermer d'ici un an et-demi. Ils sont quand même dans un cadre de travail très cool, avec une très belle image à l'extérieur. Franchement il faudrait un bon renouvellement, en virer trois d'un coup, mais c'est contre mes convictions politiques ! Ils se rendent pas compte... moi je trouve ça très bien les droits sociaux, et je comprends bien qu'ils veuillent le maximum, mais qu'ils se bougent le cul ! Qu'ils se bougent le cul !* »

2.2.3 Un lien établi par les salariés entre les arrêts maladie et la privation de parole ou l'absence d'écoute

Selon les organisations, les salariés vont percevoir la prise de parole comme punie, étouffée, ou bien encouragée - jusqu'à un certain point, tout de même, et sans résultat le plus souvent. Jean-Yves Bonnefond, lors d'un colloque à Montrouge (2013), qualifiait de « parole inutile » ce type de fonctionnement, où il est vain de dire ce qui ne va pas car ce ne sera pas pris en compte, ou bien cela entraînera une réaction des supérieurs hiérarchiques limitée aux aspects techniques du problème soulevé. La parole inutile conduit alors au renoncement après trop de vaines tentatives.

Les arrêts maladie semblent une technique plus efficace pour faire entendre sa voix. Il est à ce titre intéressant de noter que beaucoup font spontanément le lien entre l'absence de prise de parole, ou d'écoute, et les arrêts. Cela peut être un lien établi dans l'abstrait, comme pour Patrick et Sabine. Patrick, à l'Univers : *« Aujourd'hui dès qu'il y a un problème avec l'employeur, systématiquement le salarié se met en arrêt. Quand y a pas la possibilité de pouvoir parler, sans s'énerver. Je pense qu'en parlant les choses peuvent se résoudre, au moins partiellement. Y a pas forcément besoin d'aller voir le médecin et de se mettre en arrêt »* Sabine, à l'Octave : *« peut-être que ça aide, on tombe pas malade parce qu'on peut s'exprimer ; on sera pas forcément suivis, mais on peut parler ; heureusement, parce qu'avec tout le boulot... ça coûte cher en énergie physique et mentale. »*
Certains salariés analysent également sous cet angle leur situation. Diane à l'Octave attribue directement son arrêt maladie à cette voix impuissante : *« J'étais pas entendue et j'avais même fini par écrire des mails [au directeur]... avant d'être arrêtée parce que je n'étais pas entendue. »* Andreia associe son *« pétage de plomb »* à son silence : *« J'ai été beaucoup plus discrète que je ne l'aurais été naturellement. Je ne suis pas allée dire tout de suite et je n'ai pas mesuré à quel point à un moment ou un autre c'est moi qui allais passer à la caisse. Ma réserve, qui est contre ma nature, a fait aussi que je me suis retrouvée dans cette situation ».*

2.2.4. Une façon de dire stop aux abus hiérarchiques

Dans l'aide à domicile, le constat est le même : quand on ne dit rien, ou qu'on ne peut rien dire, ou que dire serait trop coûteux, on se fait entendre autrement : *« Y a un engrenage, les filles elles disent rien alors on leur en met un là, puis un là, faut courir entre les deux, et à un moment elles disent stop. Maintenant ça suffit. Et elles prennent un arrêt ».* Face aux changements de planning incessants, aux patrons qui *« font comme si on n'avait pas de vie privée »*, certaines *« préfèrent mentir et dire "je suis malade" ».* On peut y voir la traduction d'un rapport de force déséquilibré, où les salariés se servent de l'arme dont elles disposent : l'arrêt maladie. On retrouve cette hypothèse concernant l'épidémie d'hystérie qui a frappé les femmes aux Etats Unis, au tournant du siècle, laquelle leur aurait servi à « se soustraire aux obligations reproductives et domestiques et modifier le rapport hommes femmes », ou concernant le Syndrome Polyalgique Idiopathique Diffus (SPID) qui permettrait aux femmes de négocier un « réaménagement » au sein du couple, d'échapper au travail domestique, le diagnostic médical légitimant leur incapacité à l'assumer (Loriol, 2002).

2.2.5 Une « voice » qui s'exprime par le biais d'un « exit » temporaire

Mais l'arrêt ne sert pas qu'à dire stop. Il remplace la parole absente en adressant un message. Ehrenberg (1998) considère la souffrance psychique comme « un signal de détresse sociale fournissant un levier de l'action. » Elle dépasse le cas individuel et doit se penser comme « une raison d'agir sur des problèmes sociaux ». Le signal, en économie est une information envoyée qui aidera le récepteur à prendre une décision (Arrow, 1963). Les arrêts-maladie, comme la souffrance psychique, peuvent être perçus comme un signal, un message, adressé principalement à la direction, mais plus généralement à un ensemble de personnes impliquées dans une situation, avec l'idée que le message sera entendu et que les choses bougeront. L'arrêt maladie signale qu'il y a un problème, quelque chose à soigner, dans l'organisation du travail en particulier, dans les relations hiérarchiques peut-être. Et ce quelque chose a une portée générale, qui dépasse le malade. Le travailleur qui s'arrête pour raison de santé se fait souvent le porte-parole de tous ceux qui comme lui ne s'expriment pas, ou s'expriment sans succès. Son message est rendu crédible car il paie de sa personne en tombant malade. On pourra y voir une stratégie délibérée, ou un acte plus ou moins réfléchi, ou encore un appel au secours, voire une réaction purement biologique à la privation de parole, le corps cherchant par tous les moyens à exprimer (au sens littéral de « faire sortir », par la pression) son mal.
L'idée qu'un message est envoyé par la personne malade peut traverser les esprits des collègues, qui y voient plutôt un acte conscient et intentionnel. L'arrêt d'Andreia est perçu comme un message directement adressé au directeur : *« Elle a fait exprès d'être en arrêt le jour de l'AG pour choquer Alban. C'est lui qui était visé. Et ça a marché. C'est remonté jusqu'au bureau, on a demandé à Alban*

pourquoi elle était pas là ». Andreia propose une version plus ambivalente. Tout en répétant qu'elle était *« dans l'incapacité de venir travailler avec l'équipe »* et de se rendre à l'assemblée générale, elle admettra plus loin que *« c'était un moyen de crever l'abcès [...], d'exprimer un mal être qui était là depuis un petit moment. »* Il est d'ailleurs frappant de voir que pendant les deux arrêts maladie qui ont marqué les esprits, ceux d'Andreia et Diane, les malades ont poursuivi leur tentative de s'exprimer, en écrivant, comme nous allons le voir maintenant.

L'espoir de faire bouger les choses dans les musiques actuelles

Pendant leur arrêt, donc, Diane et Andreia écrivent. Diane écrit au directeur : *« Pendant mon arrêt je me suis renseignée sur le stress, tout ça, j'ai alerté Alban en lui envoyant des articles et en lui disant que je pensais que je n'étais pas la seule menacée à l'Octave, j'avais cité un certain nombre de personnes. »* Elle espère que son arrêt servira à *« alerter »,* consciente d'avoir échoué, lorsqu'elle était sur place, à *« faire bouger les choses en interne ».* L'arrêt maladie sert de sonnette d'alarme, quand d'autres formes d'expression s'avèrent inefficaces, au même titre que l'accident au travail chez Foot (2008) (« tant qu'il n'y a pas d'accident tout paraît conforme. L'accident fonctionne comme le seul système d'alarme efficace. ») L' exemple de Diane corrobore aussi l'hypothèse de Rousseau (2012) : l'arrêt peut intervenir « quand le loyalisme a échoué », car « le loyalisme implique chez celui qui le professe la conviction qu'il a un rôle à jouer et l'espoir que tout bien pesé, le bien prévaudra sur le mal ». La santé, selon Clot (2008), se construit sur le « pouvoir d'agir » sur son univers, d'en modifier éventuellement les normes. Lorsque ce pouvoir est bridé, la maladie menace. L'arrêt maladie semble ici à la fois conséquence de l'impuissance à agir, et moyen d'y remédier.

Andreia écrit pour elle, comme une thérapie, mais elle utilisera ces écrits pour exprimer son point de vue au directeur et à la collègue avec qui elle était en conflit : *« j'ai écrit une vingtaine de pages sur ce qui s'était passé, pendant mon arrêt, la nuit... le matin je pouvais me relire et réajuster un petit peu... en fait ça a été une très bonne thérapie et ça m'a aidée, à pas être dans le reproche mais constructive, pour l'Octave. »*

Ainsi, l'arrêt maladie présente une dimension prospective et collective, en ce qu'il témoigne d'un espoir que les choses vont changer, pour soi mais également pour les collègues, le fonctionnement général du lieu de travail. D'une certaine manière, ces malades du travail continuent l'entreprise d'opposition et de revendication entamée un siècle plus tôt : pour Herzlich et Pierret (1984), la maladie peut en effet être ouvertement une forme de protestation contre l'ordre social. Au XIX° siècle, la santé est présente dans les revendications ouvrières et l'idée que les ouvriers peuvent lutter et obtenir des avancées pour le bien de tous, pour la santé publique, se développe. En 1973 paraît en France l'ouvrage du SPK, (Sozialistisches Patientenkollektiv), *faire de la maladie une arme*, qui promeut l'utilisation de la maladie comme force révolutionnaire et propose de « politiser le fait médical ». La maladie permet de justifier la dénonciation des mauvaises conditions de travail, dans une collaboration entre médecins, ouvriers, syndicats. Plus récemment, Thébaud-Mony et al (2009) proposent quant à eux de penser l'accident ou la maladie comme des « événement sentinelles » des risques du travail, afin de combattre le « paradigme du doute » qui aurait émergé à la fin des années 1990. Enfin le burn-out, pour Chabot (2013), « est toujours une remise en cause des valeurs dominantes. Il génère les nouveaux athées du techno-capitalisme ».

Dans l'aide à domicile : une tentative de modifier le rapport de force et restaurer la dignité de toutes

Lorsque les aides analysent les collègues qui *« se mettent »* en arrêt, elles y voient, avons-nous montré, une façon de s'opposer à la gestion despotique des horaires. C'est que dans l'esprit des aides, cette manière de procéder dévoile un manque de respect insupportable : elles se disent traitées comme des *« moins que rien »*, méprisées. Leurs supérieures n'ont *« pas de respect vis-à-vis du personnel. Aucun respect »* ; *« c'est la rentabilité avant l'humanité. »* Cela se manifeste dans le ton employé : *« Y a une façon de parler. T'es pas obligée de... pour t'expliquer »*. Dans le comportement général : *« Ils vous mettent n'importe quand pour obéir au client et ça vous arrange pas du tout. Moi j'essaie toujours de défendre les gens, mais là ils sont indéfendables, quand je vois comment ils se comportent avec nous. On*

n'est pas des chiens. » Le manque de respect est corrélé dans les esprits avec une manière volontaire de ne pas vouloir entendre, ou d'étouffer les plaintes éventuelles dans l'œuf : *« Cécilia des fois elle est juste elle comprend bien mais quand elle est pas décidée elle comprend plus. »* Les jeunes recrues n'essaient même pas de dialoguer et partent directement sans que cela n'émeuve les patrons : *« Ils devraient se demander pourquoi les jeunes restent pas et ceux qui sont âgés ils restent. Ils devraient se dire qu'on devrait être mieux payés, et qu'on devrait pas être comme ça envoyé partout. »*
Chez Bien chez soi, si Garance et ses collègues se *« mettent en arrêt »*, c'est aussi pour se faire respecter : la plupart *« ne connaissent pas leurs droits, elles ont peur de se faire sanctionner et donc... on profite d'elles » ; « ils nous traitent de tous les noms, ils nous l'ont dit, qu'on était des imbéciles, alors qu'ils ont affaire à des femmes intellectuelles, on est allées à l'école oui, nous connaissons bien nos droits. »*
À leur façon, les arrêts maladie se présentent ici comme une forme de conflit social, comme chez Axel Honneth (2006) qui assimile les conflits sociaux à des « luttes pour la reconnaissance ».

Une forme de conflit social qui peut aussi être mise en œuvre collectivement

Une des hypothèses concernant les arrêts maladie est qu'ils ont partiellement remplacé la grève, notamment dans les sociétés marquées par l'individualisme et le recul du collectif. Ainsi Ferro (1998) défend l'idée qu'aujourd'hui « la maladie semble avoir pris la relève de la grève, ou se conjugue à celle-ci (en alternance ou pas) comme forme de refus social ». La maladie « se manifeste tantôt comme une sorte de résistance passive à l'organisation du travail, à l'injustice, à l'inégalité ; tantôt au contraire comme un effet de la désorganisation du travail, de l'insécurité, de la pression que la situation actuelle exerce. À moins que les deux données ne se télescopent et se complètent. » Il constate, tout en étant très prudent en raison de la difficulté à comparer des données qui n'ont pas les mêmes étalons, ni selon les pays, ni selon les époques, qu'en Europe Occidentale, « le nombre de grévistes a commencé de baisser dans les années 1950, [suivi par] le nombre de grèves vingt ans plus tard. De manière symétrique, l'absentésime pour cause de maladie n'a cessé de croître, comme s'il prenait la relève […] Ainsi peut-on considérer la maladie comme une forme de défection individuelle, en réponse à un malaise général. » Giraud et Pelisse (2009) soutiennent que « la façon dont on proteste évolue ». Ils prennent l'exemple de l'arrêt de travail qui, « même de très courte durée peut avoir des répercussions importantes sur une production à flux tendu » et « permet de rendre un mouvement moins coûteux et de l'inscrire plus facilement dans la durée ». Comme Ferro, ils remarquent que les formes individuelles de protestation, tels les arrêts maladie, se superposent souvent aux formes collectives, les premières pouvant notamment être le préalable aux secondes.

Dans des métiers où le droit de grève est interdit, la pratique est connue. Le journal Libération en 2011 donnait l'exemple des CRS : « n'ayant statutairement pas le droit de grève, ils ont dû imaginer d'autres moyens de protester. Samedi, la compagnie 54 de Marseille, menacée de suppression, a décidé en assemblée générale d'entamer une grève de la faim. En solidarité, une cinquantaine de CRS de la compagnie 53, toujours à Marseille, se sont mis, hier, en arrêt maladie. ».

Sur les terrains étudiés ici, si certains ont reconnu qu'ils avaient parfois eu recours à l'arrêt dans une forme de contestation, ils en espéraient le plus souvent des améliorations pour l'ensemble des travailleurs. À ce titre, leur démarche est individuelle dans sa mise en œuvre et collective dans ses intentions. Mais parfois la mise en œuvre même de l'arrêt maladie est collective, il ressemble alors à s'y méprendre à une grève. C'est le cas chez Bien chez soi, où les salariées se sont concertées et ont décidé d'obtenir en masse un arrêt de leur médecin. Dans ce métier astreignant où prolifèrent lombalgies, entorses, tendinites, allergies aux produits ménagers, sans parler des maladies du froid, il n'est pas difficile d'obtenir un arrêt car le médecin sait qu'on *« ne vient pas frapper à sa porte pour rien »*. Lors d'un entretien, trois salariées justifient leur action : *« On a demandé qu'ils nous licencient mais ils veulent pas et si on reste avec eux jusqu'en septembre, devant la loi ça veut dire qu'on accepte leurs conditions. C'est pour ça qu'on a décidé qu'on allait tous se mettre en arrêt. »* Comme dans une grève traditionnelle, elles étaient prêtes à perdre de l'argent, dans un bras de fer jugé indispensable : *« Si nous on se met en arrêt maladie c'est pour qu'ils n'aient même pas de salariés, tout en sachant qu'ils vont pas envoyer nos dossiers à la sécu, donc on n'aura rien, ni de la sécu, ni de leur côté, mais on préfère se sacrifier comme ça, au moins pour aller à la table de négociation on est prêts à le faire pour qu'ils puissent répondre à nos revendications. »*

Conclusion sur l'arrêt-maladie-prise de parole : la question du symptôme

Loriol et Sall (2014), parmi d'autres, constatent que lorsque les régulations informelles et interpersonnelles ne fonctionnent pas ou plus, on recourt à des régulations plus officielles, médiées par un tiers : syndicats, médecins, … Les arrêts maladie présentés ici pourraient entrer dans ce cas de figure. Dans bien des cas (comme le note Rousseau, 2012) ils peuvent ainsi révéler « l'incapacité pour les acteurs de l'entreprise à s'exprimer sur leurs conditions de travail trop pénibles et trop dures, imposées sans discussion, etc. » L'absence sanctionne alors « la faillite du dialogue social ou son impossibilité structurelle. » Au-delà, il signale quelque chose à soigner dans le travail, une organisation qui ne tourne pas rond, avec l'espoir de modifier l'équilibre, ou plutôt le déséquilibre, dans un souci d'amélioration collective. Il est proche à ce titre du rôle que Frenck (1995) prête à l'enfant malade dans les familles : celui d'être « porteur d'un symptôme » (« de SYM = ensemble et TOME = morceau, partie, tranche »). L'enfant malade devient même le symptôme, et plus seulement son porteur, car « il existe un effet circulaire entre l'enfant symptomatique et le fonctionnement familial. Qu'il s'agisse d'une maladie aiguë, d'une maladie chronique ou d'une situation de crise, le fonctionnement familial sera altéré. Ce fonctionnement altéré aura à son tour une influence sur chacun des membres de la famille ». La maladie « désorganise le système familial ou plutôt elle va l'organiser autrement. Le malade […] exprime parfois un malaise familial. D'une certaine manière avec son symptôme il est le "porte parole" du système familial tout entier ».

2.2.6 Des résultats mitigés, des « exit » temporaires qui deviennent parfois définitifs

Les arrêts maladie décrits jusqu'ici n'ont pas été vains. D'une part, ils rendent criant ce que les supérieurs ne veulent pas entendre. À l'Octave, par exemple, Bernadette juge que l'arrêt d'Andreia *« a marché »*. Le directeur a dû s'expliquer devant le conseil d'administration, et *« s' il a donné sa version, elle a donné la sienne aussi »*. S'en sont suivi des réunions de conciliation avec la salariée en conflit, et une formation pour chacune d'entre elles afin de les aider à acquérir des compétences utiles pour leur poste. L'arrêt pour burn-out de Diane a eu lui aussi des répercussions tangibles : *« des prises de responsabilités se sont remises au bon endroit »* durant son absence. Autres retombées, le directeur et la responsable des affaires sociales ont rencontré le comité d'hygiène, de sécurité et des conditions de travail (CSHCT), se sont rendus à des réunions avec la médecine du travail. Ils ont sollicité des sociologues pour analyser la situation avec un autre regard. L'équipe permanente était informée de ces démarches. Dans l'aide à domicile, les coordonatrices ont pris conscience que les arrêts maladie procédaient du besoin de leurs employées d'accéder à plus de respect : *« je me dis que le métier est déjà pas facile, pas bien payé, donc il y a des moments où elles peuvent refuser [des remplacements]. J'essaie de pas insister. C'est aussi une façon de dire "je suis pas à votre service". C'est pour ça aussi qu'on laisse cette marge »*

Les aides qui recourent aux arrêts peuvent être une source de fierté pour leurs collègues ; elles défendent ainsi la dignité collective, en refusant de se laisser faire. *« Elles ont raison. Même si elles sont pas malades, elles sont bien dégourdies, plus t'es dégourdi dans la vie plus tu t'en sors, je suis tout à fait d'accord avec elles, déjà qu'on se fait avoir, c'est de l'esclavage moderne » ; « Je pense qu'ils ont raison de faire ça, on peut pas se laisser traiter... on rentre tard, on se lève tôt, c'est pas une vie ça »*.

Si l'on peut noter un certain nombre d'améliorations (sur l'organisation du travail, la gestion des ressources humaines, les relations interpersonnelles, la dignité), force est de constater que la voix qui se fait entendre par l'arrêt maladie, le message qui est adressé, ne sont pas systématiquement suivis d'effet, et les salariés finissent souvent par devoir prolonger l'exit temporaire (que représente l'arrêt maladie) par un exit plus définitif. Ainsi à l'Octave, Diane a compris à l'issue de son arrêt qu'elle devait partir : *« J'ai fait une proposition en disant que sinon je partirais ; il y a eu la réunion de bureau, ma proposition a pas été acceptée. »* D'autres arrêts, évoqués antérieurement, ont abouti aux mêmes résultats. Fabian, après avoir finalement accepté de recourir à des arrêts longs, se rend compte qu'il n'aura pas d'évolution professionnelle, et quittera l'Octave. Quant à Benny, l'increvable, il a fini par être arrêté pour dépression puis par s'en aller aussi.

2.3 Voice, exit : les arrêts maladie comme forme d'infra politique

Scott (2006) estime que trop souvent, « nous manquons le terrain politique immense qui existe entre inactivité et révolte et qui [...] constitue l'environnement politique des classes soumises. Nous ne prenons en compte que « l'arbre de la politique visible » sans « voir la forêt qui se cache derrière ». Il appelle « infra-politique » toutes ces « formes discrètes de résistance qui n'osent pas dire leur nom », menées sur ce terrain par des groupes subalternes, qui se mettraient trop en danger en adoptant des processus de résistances plus ouverts. Toute expression d'infra-politique a pour logique « de laisser peu de traces dans son sillage », elle est « le partenaire silencieux d'une forme de résistance publique bruyante. » L'infra-politique dans ses formes quotidiennes peut s'incarner dans la fuite, le faible empressement. Les arrêts-maladie pourraient être rangés dans cette catégorie. Ils « se superposent » (Giraud, Pelisse, 2009) à des conduites plus visibles - menées par exemple par les syndicats ou par des collectifs de travailleurs moins menacés - lorsque celles-ci sont trop risquées, car susceptibles de mener à des licenciements, des retenues sur le salaire qui mettent en péril le précaire équilibre financier de certains travailleurs, ou encore à des formes d'exclusion sociale. Ils peuvent être assimilés à un débrayage qui s'exercerait chez soi, ou à une « journée sans travail », à l'instar des journées sans voiture, sans achat, sans viande, sans écran, qui ne visent pas à

condamner sans appel mais plutôt à dénoncer les excès dans les pratiques.
Si l'on adoptait une lecture en termes d'analyse stratégique on pourrait faire une analogie avec les pannes de machines : pour Crozier, le pouvoir que détiennent les acteurs au sein d'une organisation tient en grande partie « à l'imprévisibilité de son comportement et du contrôle qu'il exerce sur une source d'incertitude importante pour la réalisation d'objectifs communs. » En particulier, les arrêts des machines, imprévisibles, donnent un pouvoir aux ouvriers d'entretien, seuls à même de pouvoir réparer correctement ces machines, et de lever l'incertitude quant au moment où elles pourront fonctionner à nouveau. Les arrêts maladie arrivent sans prévenir et leur fin est toujours susceptible d'être repoussée : tant que le médecin et son patient le jugent nécessaire, il pourra être prolongé, sans préavis. L'organisation ne peut plus s'organiser. Tandis que les coordonnatrices peuvent modifier les plannings sans ambages, les aides peuvent tout à trac tomber en panne et bouleverser le système. À plusieurs reprises, les coordonnatrices se demandaient quand unetelle ou unetelle reviendrait d'arrêt maladie, les aides ne les informant qu'au tout dernier moment de la prolongation ou non de leur congé. Dans un monde où « les nouvelles technologies peuvent désormais organiser un contrôle très serré des réalisations des travailleurs, supprimant peu à peu les espaces hors contrôle » (Boltanski, Chiapello, 1999), l'arrêt maladie permet un temps de quitter les espaces de contrôle et de faire régner l'incertitude.

3 CONCLUSION : L'ARRÊT MALADIE, UNE SANCTION - POUR LES SALARIÉS AUSSI

En remplaçant la prise de parole, l'arrêt maladie peut donner l'impression que les salariés sanctionnent (par une mesure de répression) une autorité (la hiérarchie, le système, …) qui n'a pas selon eux agi convenablement. Cette dimension sera abordée plus loin, en référence à la question du juste. Dans les paragraphes qui suivent, c'est sous un autre angle que la sanction sera mise à contribution, dans ses différentes acceptions.

Selon le Larousse, une sanction (premier sens) est un acte par lequel un usage, un événement, une action sont entérinés, reçoivent une sorte de validité.
C'est aussi (deuxième sens) la conséquence naturelle d'un acte, d'un comportement.
C'est encore (troisième sens) une mesure répressive infligée par une autorité pour l'inexécution d'un ordre, l'inobservation d'un règlement, d'une loi.
Le Larousse propose encore un quatrième sens, qui ne sera pas développé ici car il appartient au vocabulaire juridique : la conséquence juridique du non-respect d'une règle de droit.

3.1 Un acte par lequel un usage, un événement, une action sont entérinés, reçoivent une sorte de validité

A l'Octave, la prescription du médecin est demandée pour les intermittents lorsqu'ils s'absentent. Elle ne sera pas envoyée à l'assurance maladie, mais les malades seront payés comme s'ils avaient effectué leurs heures de travail, tandis qu'en l'absence de feuille de soins le salarié devra rattraper ses heures. À la Concorde, une absence pour raison de santé sans prescription médicale sera consignée et amènera en cas de récidive à des convocations voire à terme à un licenciement. Ainsi l'arrêt maladie médicalement prescrit atteste que ce n'est pas par désinvolture ou parce qu'il a d'autres priorités que le travailleur s'absente. Il vient entériner la validité du signal envoyé par le salarié - son arrêt peut traduire le fait qu'il se donne beaucoup, qu'il souffre, qu'en tout cas il ne peut pas continuer comme ça ; ou, surtout lorsque beaucoup d'arrêts arrivent simultanément, que « ça » ne peut pas continuer comme ça. Les burn-out, dépressions, épuisements, et les arrêts qui en découlent sont d'ailleurs perçus à l'Octave comme des preuves à la fois d'un défaut d'organisation et d'un hyper-investissement généralisé.

3.2 La conséquence naturelle d'un acte

Lorsqu'on interroge les salariés sur les arrêts maladie, on entend des commentaires tels que *« c'est logique », « c'est normal »*. Les arrêts semblent aller de soi, comme la conséquence évidente de quelque

chose. Mais de quoi? L'interview de Béatrice fournit une réponse amusante mais déconcertante par son caractère foisonnant. À force de questionner pour y voir plus clair, on comprend que selon elle les raisons pour lesquelles l'arrêt maladie est naturel sont multiples. C'est le résultat de conditions de travail trop dures : *« Vous leur demandez comme ça d'aller vite, de faire ça, plus le petit déjeuner, plus après elles devaient écrire [...] c'est parce qu'ils sont mal dans leur boulot... si les gens ils étaient bien dans leur boulot est-ce que vous croyez qu'ils... ? »*. C'est la conséquence d'un salaire de misère[18] : *« pour 600 euros par mois est-ce que vous croyez que les gens ils vont se casser la tête comme moi je fais ? [...] si tu gagnais un salaire raisonnable y aurait peut-être moins d'abus hein »*. C'est une petite transgression pour compenser les mauvaises conditions de vie, liée à la tendance légitime de l'être humain à essayer de maximiser son bien-être : *« Chacun fait ce qu'il peut à sa mesure, un homme d'Etat il va piquer des diamants ou je sais pas, chacun fait à sa mesure. Non? Je trouve ça absolument normal, d'une logique parfaite. Ceux qui mettent de la viande de cheval[19]... »*. C'est une nécessité pour certains : *« Y a des gens ils sont obligés de faire ça. Moi ça va je suis célibataire j'ai un copain ça va mais si un jour je dois me battre pour travailler ben... tu vas voler, tu vas... tu vas aller manger chez les personnes parce que... 600 euros par mois, elles ont même pas de quoi manger le midi. »* Finalement cela découle du « système » injuste pensé pour les plus riches et les plus puissants : *« Le système est fait comme ça, c'est archi-voulu. Donc chacun fait...»*
On serait tenté de dire : « et cetera ». Même lorsqu'il peut paraître discutable, lorsque d'autres éléments que la maladie en sont à l'origine, il reste *« logique », « d'une logique parfaite »*. Il confirme alors la thèse de Merton (1997) selon laquelle la déviance vient d'une inadéquation entre les moyens et les fins. Elle advient lorsqu'une société valorise des fins trop élevées par rapport aux moyens qu'elle offre aux individus pour les atteindre. C'est le cas par exemple des

---

[18] mais le contraire est vrai aussi !*« Ben si les filles s'arrêtent pas plus c'est qu'elles sont mal payées en arrêt maladie sinon elles s'arrêteraient plus.»*

[19] référence au scandale qui frappait à cette époque une industrie de produits surgelées dont les lasagnes à la viande de bœuf contenaient en réalité du cheval

sociétés qui valorisent la réussite économique, sans donner à tous les mêmes moyens de l'obtenir par le travail.
Dans les entretiens menés avec d'autres salariés dans les musiques actuelles et l'aide à domicile, il est fréquent que l'arrêt maladie apparaisse comme l'aboutissement logique de certaines données, en particulier, comme nous allons le voir : des conditions de travail exigeantes, une mauvaise organisation du travail (localement ou à un niveau plus global), un manque de respect de la part de la hiérarchie, un défaut d'attention de la part des salariés à leur santé et aux signaux envoyés.

3.2.1 L'arrêt maladie sanctionne un travail harassant, des conditions difficiles

Dans l'aide à domicile, les problèmes physiques - *« les pieds, les chevilles, les problèmes de dos quand on soulève les personnes »* - sont induits par le travail: *« c'est un métier très difficile. Le corps prend beaucoup [...] elles travaillent dans des appartements surchauffés, dehors il fait un froid de canard, elles ont beaucoup de trajets.»* Le corps finit par craquer et conduit comme automatiquement à l'arrêt maladie : *« Arrive un moment où physiquement fallait que je m'arrête, c'était physique mon corps m'a dit stop ».*

3.2.2 Une mauvaise organisation du travail débouche sur des arrêts maladie

Un travail épuisant conduit l'organisme à s'arrêter. Pour certains, ce n'est pas tant l'activité en elle-même qui est en cause, mais la façon dont elle est organisée, conduisant à un arrêt. C'est surtout le cas chez Dolmen, où des clients ajoutés au dernier moment, au bout du monde, obligeant à courir sans interruption et à modifier constamment son planning, conduisent tout naturellement, à un moment, sans surprise, à l'arrêt maladie : *« alors hop ! elles s'arrêtent ». « On a fait une demi-heure de marche, et vous apprenez que non aujourd'hui c'est pas vous. Donc vous passez du temps pour rien, et ils vous paient pas. C'est pas étonnant qu'il y en ait qui s'arrêtent. »* Quand l'organisation du travail n'est pas mise en cause - à la Concorde par exemple - c'est l'organisation de l'ensemble du métier qui est accusée : *« C'est le système qui nous pousse, qui nous pousse, jusqu'à l'épuisement. L'aide a pas été organisée pour autant de gens. »*

3.2.3 L'arrêt maladie : un effet direct du comportement des supérieurs hiérarchiques

Si l'on reste dans cette idée que l'arrêt maladie est une sanction, au sens où il est la « conséquence naturelle » de quelque chose, on voit dans les propos des interviewés s'établir un lien de causalité spontané, direct, *« logique »*, entre une attitude critiquable des supérieurs, et les arrêts maladie : *« Tout vient de la personne qui donne des ordres [...] c'est une question de logique ».*

3.2.4 L'arrêt maladie découle du manque d'attention des salariés à leur propre santé

Beaucoup des salariés interviewés essaient d'êtres honnêtes, impartiaux dans leurs propos, et quand ils analysent leurs propres arrêts maladie, ils y voient souvent l'effet d'un manque de vigilance de leur part, qui trouve selon eux la source dans leur caractère : *« Déjà moi à la base j'ai tout faux, c'est moi en tant qu'individu qui prends pas soin de moi » ; « Alors je me suis quand même décidée à aller aux urgences après trois jours de souffrance dans mon lit parce que je suis un peu fou-dingue... c'est mon défaut. »*

Ainsi, l'arrêt-maladie apparaît souvent comme la sanction, la conséquence naturelle, d'éléments divers, qui, parfois, se cumulent : *« L'arrêt maladie, c'est un peu l'aboutissement, le résultat d'une avalanche d'étapes, de plusieurs étapes ».*

3.3 Une mesure répressive infligée par une autorité pour l'inexécution d'un ordre, l'inobservation d'un règlement, d'une loi

Dans cette partie, la sanction sera appréhendée dans un sens plus proche du sens commun, une forme de punition, infligée par une autorité (le médecin) que le destinataire va subir. La sanction peut concerner le représentant du pouvoir hiérarchique (directeur, encadrant, etc.), mais aussi le salarié, avec l'idée qu'ils n'ont pas respecté les règles.

3.3.1 Le médecin impose la sanction

On verra dans les parties qui suivent que les prescriptions du médecin ne sont pas appliquées à la règle. Mais dans beaucoup de cas, le médecin reste perçu comme l'autorité qui va décider, et à qui il faut obéir. Cette autorité semble surtout convoquée quand la pathologie est grave, et elle adopte alors un ton et des formules autoritaires, voire menaçants : *« mon médecin a vu que je m'arrêtais jamais, là elle a dit "ça suffit" » ; « L'ostéo a dit "là ce n'est plus possible, je vous arrête [...] c'est pas un conseil, c'est un ordre, et si vous continuez comme ça je vais plus pouvoir rien faire pour vous, et la prochaine étape c'est l'hôpital". »*

Parfois, le médecin doit s'adjoindre l'autorité du directeur... pour que les salariés les consultent : *« Là mon directeur m'a clairement dit tu te fais soigner, sinon je suis obligé en tant que directeur de t'envoyer à la médecine du travail. »*

On pourra interpréter de différentes façons les propos exposés. On peut y voir un moyen pour les salariés de ne pas porter la responsabilité de leur arrêt. Si ça ne tenait qu'à eux, ils seraient allés travailler, mais le médecin n'a pas voulu, semblent dire certains. L'implication au travail ne serait ainsi pas remise en cause, ni la conformité aux exigences sociales de faire montre de force de caractère. Dans le même ordre d'idées, s'en remettre aux ordres du médecin est une douce tentation dans des sociétés qui nous enjoignent de gérer notre « propre capital argent, santé, désir... » : « ce qui arrive sans que vous y soyez pour rien, quel soulagement enfin, rien que cela a de quoi vous séduire ; on nous a tellement sollicités d'être la cause de tout, de trouver une cause à tout ». (Baudrillard, 1986). Melman (2002) perçoit chez ses patients ce besoin, symptomatique selon lui des sociétés démocratiques modernes : « quelqu'un qui vous permet de [n'avoir] plus qu'à suivre, qu'à obéir ; fini le libre arbitre, vous pouvez vous en remettre entièrement et pleinement aux commandements prescripteurs »[20].

Pour d'autres, et c'est pour ceux-là que l'on peut parler de sanction-punition, c'est à contre-cœur que l'arrêt maladie est envisagé.

3.3.2 L'arrêt maladie sanctionne le salarié qui n'a pas respecté son devoir de santé

Souvent, en effet, le salarié se considère comme sanctionné par l'arrêt. Comme le disent deux aides chez Bien chez soi, *« se retrouver en arrêt, c'est l'horreur »*. Patrick à l'Univers déteste rester chez lui à *« ressasser les problèmes sans arrêt et pas profiter de pouvoir sortir, faire quelque chose »*, aussi il s'oppose à son médecin lorsqu'il le peut : *« le nombre de fois où mon médecin m'a dit "je vous arrête"! Je lui dis "non non non", j'ai pas envie de m'arrêter »*. Ne rien faire quand on voudrait faire est une sanction mal vécue. On peut penser ici à la fiction Ne demandez pas la Lune, écrite par Barjavel pour la radio en 1950. Elle se passe en 2086, à une époque où tout est produit par des machines qui elles mêmes fabriquent des machines qui produisent encore plus. La surproduction contraint les humains à consommer toujours plus et les contrevenants, qui n'utilisent pas assez, ne cassent pas assez, ne remplacent pas assez, sont punis par des heures de travail en moins. N'ayant plus assez de choses à faire, ils s'ennuient.

L'arrêt est vécu comme une punition par ceux qui ont failli à leur devoir de se maintenir en bonne santé : *« j'ai pas pris assez de temps pour réfléchir à moi, à ma santé »*, ils se sentent alors coupables de se faire leur *« propre tort »*. C'est souvent le médecin qui punit, on se *« fait disputer »*. C'est ce dont témoigne le docteur Milie[21] : *« Moi, au quotidien, je me bats avec les gens pour les arrêts de travail mais pour qu'ils les acceptent ! Et la plupart du temps je perds... »*

---

[20] Selon lui, le succès des sectes en serait une conséquence : « les sectes offrent à une grande partie de la population ce que nos démocraties et nos organisations politiques ne peuvent plus proposer mais dont elles conservent la nostalgie : un maître, un patron, un guide. Quelqu'un qui vous permet de ne plus vous confronter au doute, au choix, à la responsabilité, qui vous soulage de l'existence. »

[21] http://www.docteurmilie.fr/wordpress/?p=265

3.3.3 L'arrêt maladie sanctionne le patron qui a mal organisé le travail

Lorsque l'arrêt maladie est perçu comme causé par le travail, il s'apparente dans les esprits à une mesure qui punira le patron ou mettra fin, au moins temporairement, à un fonctionnement inadéquat et préjudiciable au salarié. On a vu que Sandrine parle de *« vengeance »* envers un patron jugé abusif, des aides à domicile disent *« stop, ça suffit »* par le biais de l'arrêt maladie quand la gestion des plannings leur semble despotique, ou l'utilisent pour mettre en difficulté des patrons qui tentent d'imposer des conditions de travail très défavorables, sans concertation. La sœur de Martial s'arrête parce que *« son patron est un gros con qui lui pète les bonbons »*.

CHAPITRE 2
UNE PRATIQUE INTELLIGENTE

1. INTRODUCTION

L'arrêt maladie remplit des fonctions multiples. Il sert à protéger sa santé dans des contextes de travail difficiles : il fait office de soupape de sécurité, d'outil de gestion du temps, il fait subsister des valeurs sociales lorsque celles-ci sont mises à mal, il pose des limites face à une demande d'engagement sans fin. Il permet aussi aux salariés de se faire entendre lorsque la prise de parole directe est impossible ou inefficace, en vue d'améliorer les conditions de travail ou son organisation, de restaurer la dignité des plus vulnérables. Il fait figure de sanction, celle d'une une autorité médicale, adressée au salarié ou à son employeur. L'utilisation créative de cet unique instrument à des fins diverses, dépassant sa fonction première, suffirait à qualifier d'intelligente sa pratique. Le chapitre qui suit s'attachera à montrer en quoi, intrinsèquement, l'arrêt maladie est une pratique intelligente, un processus raisonné et réflexif, qui conduit ou non à s'arrêter, en fonction d'éléments contextuels qui ne se résument ni au moment présent, ni à l'intérêt personnel.

L'existence d'un processus

L'absence au travail apparaît comme « l'aboutissement éventuel d'un cheminement complexe. » « Quel que soit le niveau d'absentéisme, il n'y a pas de lien direct malaise-absentéisme car entre les deux bouts de la chaîne s'intercale un ensemble de négociations dont l'issue dépend d'un certain nombre de conditions supplémentaires. » (Dodier, 1982) Ce constat s'observe sur les terrains étudiés. Les personnes interrogées mentionnent un cheminement qui aboutira ou non à l'arrêt, et qui prend en compte à la fois : les conséquences éventuelles de l'arrêt maladie, négatives ou positives, pendant ou après l'arrêt ; les expériences passées, concernant aussi bien la santé, l'arrêt maladie, que le travail, qui peuvent s'interpréter à partir des concepts de « carrières » ; le contexte professionnel et les représentations sociales.

Les grands traits du cheminement

« Tu sens le matin si tu peux venir travailler ou pas. C'est là que tu commences à penser à tous les retards dans ton travail, aux remarques que tu vas te prendre. Rien que ça tu te dis "je reste ou pas?", tu cherches comment t'organiser, tu vas prendre un médicament pour au moins tenir une heure et faire ce qu'il y a à faire et après éventuellement si ça va pas mieux aller voir le médecin. » (Huguette)

Les narrations ne sont pas toutes identiques parmi les personnes interviewées, mais on retrouve en général les mêmes étapes : on se sent mal, voire très mal, mais la premier réflexe est d'essayer d'éviter l'arrêt. On réfléchit, on évalue le travail à faire, les conséquences probables de l'absence, on cherche comment s'organiser pour aller quand même travailler. Bref, on repousse autant que possible le moment de l'arrêt. En outre, le cheminement ne s'opère pas de façon abstraite : on procède par tâtonnement, on voit si l'organisme tient face à l'épreuve du travail avant de décider plus définitivement. Puis s'opère le choix - qui n'est pas forcément ressenti comme un choix.

Repousser le plus possible

« Le cheminement qui conduit de la tension à l'absence au travail [...] est soumis constamment à l'alternative tenir / craquer. » (Dodier, 1982). Dans les entretiens, « tenir » semble être le souci premier. Beaucoup de témoignages corroborent cette volonté qui peut se résumer ainsi : *« si vraiment je peux plus faire face évidemment je vais voir un médecin, mais si tant bien que mal je peux tenir je tiens. »*

Nettleton (2013) nous enseigne que, même en présence de symptômes sérieux, le premier réflexe n'est pas de consulter un médecin. On commence par temporiser, espérer que le mal passera. Les éléments qui incitent à agir plutôt qu'à attendre seront soit une autorité extérieure nous enjoignant de nous soigner, soit l'empêchement d'une activité importante à nos yeux - qu'il s'agisse d'un loisir ou d'obligations professionnelles. C'est ce qu'on constate sur les terrains étudiés : être malade ne suffit pas à s'arrêter. L'idée est de tenir encore un peu plus. Mais pour savoir si l'on va tenir, il faut bien tenter le coup.

L'épreuve de réalité : par tâtonnement, on essaie, et on voit

Les exemples suivants sont représentatifs de la stratégie communément adoptée : essayer puis aviser. *« Moi je vais au travail avec de la fièvre, et après on voit. Le doliprane dure 4 heures donc on voit jusqu'à midi » ; « Marcelle, elle a vu que j'avais les poignets comme ça, elle a pris les lourds, j'ai pris les légers, on s'est échangé les patients. Et clopin clopant ça a été mieux. »* Un seul des interviewés présente une méthode de tâtonnement à rebours : *« je me sens pas bien un matin, je reste chez moi et je vois comment ça évolue, et si ça va je viens plus tard dans la journée ».*

Des cheminements intérieurs moins apparents chez les aides à domicile ?

Dans les entretiens menés, les salariés des musiques actuelles font état d'un processus de négociation intérieure, et des éléments pris en compte. *« Y a une balance dans laquelle tu mets les choses, tu dis tu y vas ou pas. Par exemple les individus avec qui tu travailles que t'as pas envie de laisser dans la merde » ; « ton choix... c'est très lié aux symptômes et à un état physique en fait, et puis à la période dans laquelle on est dans la saison ».* La formulation de cette transaction apparaît peu chez les aides, comme si elles passaient directement à l'épreuve du terrain, ou que la situation leur apparaissait davantage binaire. On peut y voir plusieurs explications. Le métier et de ses conditions d'exercice conduisent à des pathologies plus nombreuses et plus tangibles que dans les musiques actuelles. Par ailleurs les discours sont toujours sélectifs, et mettent en exergue ce qui fait sens pour les personnes interrogées ou ce qu'elles pensent faire sens pour la personne qui les interroge. Les employés des musiques actuelles ont souvent suivi des études les familiarisant avec une démarche réflexive-analytique, et sont en outre habitués à être interrogés sur leurs pratiques et leurs jugements : dans ce secteur encore jeune, la nécessité d'être connu et reconnu (par le public et les décideurs culturels) passe notamment par la production et la diffusion d'enquêtes, souvent en association avec des psychologues ou sociologues.

Une autre explication plus étayée par les recherches tient à l'appartenance sociale des personnes interrogées. Nettleton (2013) cite plusieurs auteurs à ce sujet : Herzlich et Pierret (1984) rappellent que les classes populaires seraient moins attentives aux symptômes, et très réticentes à se voir malades. Blaxter (1983) que les femmes qui ont certaines contraintes (gagner leur vie et s'occuper des enfants), telles les femmes ouvrières, n'ont pas le temps ou le droit de penser à ce qui ne va pas et adoptent une vision fonctionnelle de la santé. Le rôle de care prime alors sur celui de malade et les mères refusent de se voir malades. Enfin Shilling (1993) dans le même sens constate que les classes populaires perçoivent leur corps avant tout comme un instrument au service de leur travail, phénomène encore plus net chez les femmes (qui poursuivent leur journée de travail à leur domicile). Or à l'inverse des employés des musiques actuelles, les aides à domicile sont essentiellement des femmes, de couleur, souvent d'origine étrangère, dans des familles à faibles revenus, avec des enfants à charge, et globalement moins d'années d'étude que dans les musiques actuelles. De tels contextes sociaux tendent à limiter les marges de manœuvre et la capacité à s'en penser pourvu, rendant moins pertinente l'idée d'un processus d'arbitrage qui supposerait, même à la marge, l'existence d'un choix.

Retour sur la question du choix

Les personnes interviewées font spontanément la distinction entre les états qui laissent une place au choix, où l'on peut négocier avec la fatigue ou la maladie, et ceux où cela n'est plus possible. Elles évoquent les situations où elles n'ont *« rien pu faire pendant trois jours»*, ne pouvaient *«pas faire autrement »*. Comme le résume une aide à domicile, *« quand je peux pas je peux pas »*. Dans ces situations, *« arrive un moment où on se demande plus »*. *« Y a eu une période comme ça ou tout le monde y est passé, je crois que c'était une épidémie de bronchite, là t'as même pas besoin de... t'as même pas le temps d'avoir mauvaise conscience le matin parce que le matin tu te réveilles pas ! T'as pas le choix. »*

Affirmer que dans certaines situations un choix est (encore) possible ne sous-entend pas que les salariés cherchent à profiter de la situation. A ce titre, Rousseau (2012) distingue trois modèles généraux ayant servi de cadre aux travaux sur l'absentéisme, chacun apportant ses déclinaisons.

Le premier part d'un homo œconomicus cherchant à maximiser son intérêt, arbitrant entre présence et absence. Le choix opéré par le travailleur qui s'absente n'est pas nécessairement hédoniste, par exemple si son état de santé est menacé, que l'absence se présente comme le seul moyen à disposition contre les pathologies d'épuisement, etc.[22] À l'intérieur de ce modèle, deux courants se détachent. Le premier courant se rattache au modèle de l'arbitrage travail/loisir d'Allen (1981) qui postule que les salariés « maximisent leur utilité sous contrainte budgétaire » ; le terme de « loisir » est alors entendu comme le « temps libre » (définition du Larousse) sans préjuger de l'activité réalisée pendant ce temps, sans connotation de divertissement. Un autre courant s'appuie sur le modèle Shapiro-Stiglitz (1984) qui explique le choix de travailler ou non comme un arbitrage entre l'utilité de travailler vs l'utilité d'être absent. Le salarié choisit le niveau d'effort qui assure le salaire qui maximise l'utilité. L'absentéisme est alors la différence entre l'effort fourni et le temps de travail prévu. (Debrand, Ben Halima, 2011)

Un deuxième modèle répertorié par Rousseau est celui d'une réponse involontaire. L'absence pour maladie ne devient plus un choix des individus (arbitrage travail-loisir ; fonction d'effort) mais peut être la conséquence d'un état de santé dégradé, soit par la maladie, soit par des conditions de travail néfastes. (Debrand, Ben Halima, ibid) Mais même en dehors des situations où le corps ne répond plus et rend impossible l'activité professionnelle, l'absentéisme ne serait pas le résultat d'un choix. Pour l'école des relations humaines par exemple, même lorsqu'il n'est pas lié à une maladie identifiée, il relève d'un défaut d'intégration au groupe, qui finit par exclure l'individu de son lieu de travail. Dans le cas de l'arrêt maladie, le corps peut être le lieu où s'exprime ce déficit d'intégration, et contraindre celui qui le subit à l'inactivité professionnelle.

Le dernier modèle mis en avant par Rousseau s'appuie sur l'idée de construction sociale. La maladie et l'arrêt maladie ne relèvent pas du

[22] Wolfelsperger (1995) rappelle à ce sujet que le rationalisme économique est un modèle instrumental, qui « ne cherche pas à comprendre l'origine des préférences des acteurs », il est un « agnosticisme méthodologique » quant à leurs raisons d'agir, il ne préjuge pas par exemple de leur moralité, il se concentre sur les données observables, sur les variables susceptibles d'être modifiées.

seul bio-médical, et ni la pure contrainte, ni le simple calcul, ne suffisent à expliquer le passage à l'arrêt. On ne se perçoit pas malade de façon définitive et universelle (le ressenti face à des symptômes identiques varie d'un sujet à l'autre, en fonction d'un ensemble de critères historiques, sociaux, etc.), on ne perçoit pas non plus la contrainte de la même façon en tout lieu et en tout temps - des normes intériorisées pouvant d'ailleurs cesser d'apparaître comme une contrainte à celui qui s'y soumet. Les rôles sociaux qui nous incombent (Parsons, 1955) interviennent là encore dans nos actes et nos façons de penser.

Dans ce modèle, un « choix » s'exprime, bien qu'il soit conditionnel, limité. « Le nombre des options est plus ou moins grand », et « la raison d'un certain choix » peut bien être « qu'il n'y en a pas d'autres » (Boudon et al, 2001). Les contraintes externes (ou perçues comme telles) permettent alors de justifier une action plutôt qu'une autre. Les interviewés qui recourent à l'arrêt maladie en donnent souvent comme raison qu'ils ne pouvaient pas faire autrement, et c'est d'ailleurs souvent la seule raison qui justifie selon eux qu'ils s'arrêtent. En réalité, des déterminismes sociaux, structurels, des normes intériorisées, des rôles à endosser, des jeux d'interaction, nous dictent notamment dans quel cas nous sommes « incapables » ou « encore capables » d'aller travailler, et légitiment ou non notre absence. Pour Hume (cité par Boudon et al, 2001), il existe une pression normative, et celle-ci revêt un caractère causal « en ceci qu'elle exerce une force sur l'esprit humain, qui ne peut plus faire autrement que de penser d'une certaine manière, sous certaines conditions. »

La question du choix reste ambivalente. Olivier, jeune ingénieur du son à l'Univers, rend compte de la difficulté à définir un choix lorsqu'il décrit la façon dont s'est passé son dernier arrêt maladie : *« Ben à quatre heures du mat, un soir, je me suis mis à vomir, jusqu'au matin. Le matin à 11h... par là... j'ai pris moi-même la décision de pas pouvoir aller au travail. Parce que c'était pas possible. »*

2 UN PROCESSUS RATIONNEL: LES POUR ET LES CONTRE

Confrontés à l'éventualité d'un arrêt maladie, les interviewés se projettent dans la situation (*« je me demande ce qui se passerait si je venais pas* »). Ils font état d'un arbitrage, où interviennent des pour et des contre. Ces éléments se rapportent à l'anticipation des conséquences de leur arrêt, lorsqu'ils reprendront le travail ou plus tard encore, ainsi qu'à leurs conséquences « au présent », pendant l'arrêt maladie.

2.1 Les conséquences négatives anticipées

2.1.1 Les répercussions financières

Contrairement aux salariés des SMAC (où le maintien de salaire est la règle), les aides à domicile mentionnent presque systématiquement la question financière. Celles qui sont entrées dans ce métier sur le tard se félicitent de n'avoir plus d'enfant en bas âge à élever, car les salaires sont bas. En outre, une bonne partie des activités correspondent à certains moments de la journée : le matin tôt pour aider les clients à se lever, s'habiller, se laver, l'heure du déjeuner pour faire à manger, ou le soir pour préparer leur dîner, les aider à se déshabiller, se mettre au lit. Certaines ne sont donc employées qu'à ces horaires. Peinant à joindre les deux bouts, les aides voient l'arrêt maladie comme un problème : « *si on va pas travailler on n'est pas payé. C'est surtout ça qui motive, la paie va être toute petite* », « *à la fin du mois on n'a pas de paie* ». Et la maladie un risque permanent : « *Je dois pas tomber malade, je peux pas tomber malade je vous dis. Même chez moi je mets un pull* ». Dans le meilleur des cas, on y réfléchit à deux fois : « *Moi j'en prends des arrêts, mais franchement il faut réfléchir.* » À l'inverse, « *quand on est leur deuxième employeur si elles viennent pas elles sont pas payées mais elles s'en foutent un peu, c'est un appoint.* »
Chez les mandataires, la convention collective rend l'arrêt encore plus redoutable : « *Il y a aussi moins d'arrêt parce qu'elles ont une fragilité par rapport à l'emploi. Quand on commence un contrat on sait pas si ça va durer dix ans un mois un jour. La personne âgée peut décéder, être hospitalisée, aller en maison de retraite. [...] Pour certaines c'est "je ne peux même pas imaginer avoir trois jours de carence sur mon salaire" donc elles sont malades mais "j'y vais"* ».
Dans tous les cas, l'incertitude quant au montant de la paie freine le recours aux arrêts. Ainsi chez Dolmen, qui assure le complément de

prévoyance mais avec un délai de carence, les aides ne savent pas combien elles toucheront après une absence. Faute d'explications, elles restent dans l'incertitude et l'inquiétude : *« Là je me suis arrêtée deux jours je sais pas combien on va me prendre sur ma paie à la fin du mois »*. En théorie économique keynésienne, l'incertitude pousse les agents économiques à faire preuve de prudence. Dans le doute on ne prend pas de risque. On embauche moins que l'on ne devrait, on investit moins qu'on ne le souhaiterait, on constitue des économies de précaution… On évite les arrêts dont on aurait besoin, ne sachant pas quel salaire sera alors perçu.
Dans les SMAC, la question n'est pas posée en ces termes. Les absences sont gérées de façon souples, les salariés peuvent s'organiser, s'ils sont malades une journée ils rattraperont. En outre, l'employeur compense le délai de carence, les absences n'obèrent donc pas le salaire. Pour certains toutefois, la question financière se pose, en particulier pour les intermittents du spectacle, qui risquent de perdre leurs allocations : *« ça peut interrompre tes droits, et ça c'est pas possible »* ; *« si je me mets en arrêt maladie une semaine je suis rayée de la liste des demandeurs d'emploi »*. D'autres ont connu des contextes moins favorables et gardé des réflexes de prudence : *« J'ai été longtemps en free lance... Donc c'est une espèce de... pas de tradition mais... d'habitude. De pas être malade sinon je suis pas payé, tu vois? »* Missègue (2007) évoque à ce titre « le poids du passé » pour expliquer la « moindre propension » des travailleurs indépendants à recourir aux arrêts maladie : malgré les évolutions du « système de protection sociale en matière d'indemnisation des arrêts maladie », autrefois beaucoup moins favorable que pour les salariés, ils auraient gardé l'habitude de ne pas y avoir recours.

2.1.2 L'accumulation du travail au retour

On a vu que l'organisation du travail influe sur les arrêts maladie. Le travail doit être fait, incitant au présentéisme quand le travail de l'absent ne pourra pas être effectué par d'autres. Aussi, l'anticipation du travail qui s'accumule et qu'on trouvera au retour fait réfléchir avant de s'arrêter. A l'Octave, où le sentiment général est celui d'une surcharge permanente, presque tous les salariés en font part et aboutissent à la même conclusion : *« tu te dis qu'il vaut mieux même malade que j'en fasse un peu quand même plutôt que de revenir et d'avoir tout sur mon bureau ».* À l'Univers, les salariés sont moins inquiets mais anticipent également un surcroît de travail à leur retour : *« mieux vaut que l'absence soit pas trop longue, sinon c'est certain que je vais avoir des tonnes de travail quand je reviens ».*

2.1.3 Le regard critique de l'entourage, des normes de performance intériorisées

Le retour n'est pas seulement envisagé sous ses aspects matériels. L'arrêt maladie marque une rupture dans le déroulé « normal » de la vie professionnelle. Nettleton (2013) rappelle que les représentations de la maladie et de la santé varient selon les époques et les cultures. Elles révèlent les idéologies dominantes, qui influencent les jugements et les comportements. Ainsi, longtemps conçue comme la manifestation d'une faute morale, la maladie serait aujourd'hui relativement libérée de ce poids (quoique l'épidémie de SIDA ait ravivé de telles conceptions). Mais elle est désormais perçue comme l'expression d'une faille dans un monde où sont valorisés le self-contrôle, la discipline personnelle. En outre (Herzlich, Pierret, 1984), « dans nos sociétés productives », « maladie et inactivité tendent à se confondre », et l'on peut difficilement échapper à l'approche fonctionnelle de la maladie qui fait de nous des personnes qui coûtons cher à la société alors que nous ne pouvons plus participer à son bon fonctionnement. On comprend que les travailleurs redoutent le regard de leurs collègues, alors même qu'il est le plus souvent bienveillant. On peut citer à ce sujet Fabian, qui anticipe et craint d'apparaître à la fois improductif et fragile : *« j'aime pas trop être considéré en arrêt-maladie... l'idée d'être arrêté et de plus pouvoir travailler c'est quelque chose qui m'embête, j'aime bien me sentir toujours... pas productif mais... être capable de produire quelque chose même intellectuellement parlant, tu vois? le fait d'officialiser ma mise hors circuit, ça ça me dérange vachement. »*

S'arrêter donne une mauvaise image de soi, et *« le regard des responsables », « ce que le directeur peut penser »*, sont déterminants. Même quand le directeur est perçu comme humain, soucieux de la bonne santé des salariés, on cherche à faire bonne impression, et un arrêt maladie pourrait y faire obstacle. Virginie, psychologue à la

Concorde, est consciente de cette bizarrerie et lorsqu'elle doit s'arrêter, elle s'inquiète : *« Je me dis "comment je vais le dire à mon directeur?" alors que lui va me dire "prenez soin de vous" ».* La bizarrerie est encore plus manifeste à l'Octave. Selon les salariés, Le directeur semble plutôt s'attacher aux moins performants, qu'il cherche à protéger, à aider dans leur progression. On évoque son passé de boyscout, son paternalisme, on lui en veut même un peu d'être aussi compréhensif avec ceux dont on estime qu'ils pénalisent les autres, parce qu'ils augmentent leur charge de travail ou ralentissent le déroulement des opérations. Pourtant, chacun s'efforce de prouver sa valeur, en allant souvent au-delà de ses forces. Linhart (2012) parle de manque de confiance en soi mais aussi en l'autre, qu'on imagine à l'affût de ses moindres défaillances, dans des systèmes organisationnels où chacun est constamment sous pression, évalué, mis en concurrence avec ses collègues et menacé par un chômage proliférant. La « lutte des places » déjà évoquée (de Gaulejac, 2005), peut aussi expliquer la peur de décevoir les attentes présumées d'un directeur perçu comme un *« mentor »*, à qui *« on veut plaire »*, qui suscite *« une très grande admiration »*.

2.1.4 Perdre sa place au sens propre et au figuré

Cette « lutte des places » se perçoit dans les propos, même lorsque la solidarité entre collègues est manifeste. Les absents risquent d'en subir les conséquences concrètes : *« on est un peu obligé de sauver sa place au sein du travail ».* Dans l'aide à domicile, les salariées réfléchissent car elles *« savent assez vite que quelqu'un qui est en arrêt tous les 4 matins, genre j'ai un petit rhume, j'ai mal au ventre, nous on lui proposera pas de travail. »* Selon Martial, il en va de même dans le milieu du spectacle : *« si t'es en arrêt maladie t'es remplacé et si t'es remplacé tu perds ton poste. Parce que si on te remplace, on t'oublie. Si t'es en CDI c'est pas pareil ».*

Le CDI protège probablement d'un licenciement direct, mais « perdre sa place » peut se traduire autrement, par exemple en voyant votre poste modifié en votre absence, ou étant mis à l'écart des décisions importantes. Les salariés qui ont vécu cette expérience évitent ensuite les absences, de peur que cela ne se reproduise. C'est ce qui s'est passé pour Fairouz, comme décrit dans la partie sur le présentéisme.

Catherine tire la même conclusion. Elle a vu son poste complètement modifié au retour d'un de ses congés de maternité : *« Il y a des choses qui avaient été réorganisées pendant mon congé mater qui touchaient réellement mes activités... je l'ai vécu comme une mise au placard, en gros on me retirait toute l'activité musique... qui est un gros truc hein ? »* Depuis, elle est sur ses gardes, et lorsqu'elle doit s'absenter, elle se demande : *« est-ce que je vais retrouver les choses à l'identique ou... ».*

Perdre sa place peut être plus symbolique. Diane, de retour d'un arrêt maladie long, est devenue invisible aux yeux de son directeur : *« Il y a un côté un peu "secte", tu vois. Alban quand j'ai repris il me regardait pas, c'était comme si j'existais plus... J'étais plus membre, j'avais quitté la secte. Une fois ça m'a fait drôle il parlait devant moi à Andreia d'un truc qu'on devait faire elle et moi, il disait "Diane et toi vous allez" mais comme si j'étais pas là ».* Les salariés le sentent, telle Sabine, arrêtée pour un accident du travail, qui passe presque chaque jour sur son lieu de travail, comme pour s'assurer qu'on ne l'oublie pas : *« même sans travailler j'ai gardé toute ma place auprès de mes collègues ».*

Les exemples cités témoignent que perdre sa place quand on s'absente est une menace qui plane au-dessus du travailleur et dissuade souvent de recourir à l'arrêt maladie. Herzlich et Pierret (1984) rappellent à ce sujet que les « malades d'hier », dont l'archétype serait la victime d'une épidémie, étaient exclus de la société, dans le souci d'éviter la contagion. L'isolement, la mise en quarantaine des malades, ont ressurgi à l'occasion de la pandémie de Covid-19, mais ne sont plus la règle. Pour autant la maladie (et son arrêt) peut continuer de stigmatiser et d'exclure dans le monde professionnel.

2.1.5 Perdre le rythme

Le discours du Ministre des finances mentionné en introduction dénonçait les « mauvaises habitudes » de certains Français, qui recourraient de façon injustifiée aux arrêts maladie et creuseraient ainsi le déficit des caisses d'assurance sociale. Cette expression, incongrue, est pourtant utilisée aussi par les travailleurs : confrontés à la maladie, ils sont réticents à s'arrêter de crainte d'en prendre l'habitude ! Saliha, aide chez Dolmen, travaille avec une entorse à la cheville pour cette raison : *« Le médecin du travail voulait me prolonger mais si je fais une autre prolongation je prends l'habitude, "oh c'est bon je suis pas bien allez je fais un arrêt d'un mois je reste chez moi" ».* Outre l'influence du modèle social dominant, déjà mentionnée, la crainte de « prendre l'habitude » de s'écouter, de se laisser aller, trouve un facteur explicatif dans la peur, si on s'arrête, ou si on s'arrête trop, ou trop souvent, de ne pas réussir à se remettre à la tâche. Parfois appelée « mécanisme du vélo » (Coignard, 2007), cette attitude est patente chez les infirmières qui, « souvent surchargées de travail », savent qu'elles risquent de « perdre le rythme ». Dessors constate un phénomène similaire, qu'elle décrit aussi bien chez les opérateurs de la salle de contrôle d'une usine de pétrochimie qui font du scrabble pendant les temps de pause pour « soutenir leur attention » et « conjurer l'angoisse » (2009), que parmi les ouvrières de chez Thomson chargées des contrôles sur les binoculaires : « lors des pauses, elles se précipitaient sur leur cas pour faire de la tapisserie au petit point, et ce n'était qu'une manière, construite de façon collective de maintenir l'attention dont elles avaient besoin pour pouvoir reprendre après la pause » (2004). Plus généralement, « quand on tient au boulot, on tient avec une discipline de fer », à laquelle on s'astreint aussi en dehors du travail, car reprendre le rythme, chaque matin, exigerait une énergie considérable.

Ainsi, avant de recourir à l'arrêt maladie, les salariés réfléchissent à ses conséquences probables lorsqu'ils devront reprendre le travail. Souvent, ces conséquences les amènent à renoncer à l'arrêt. Desprès et al (2011) parlent de renoncement-barrière : l'individu doit faire face à un environnement de contraintes (souvent budgétaires) ne lui permettant pas d'accéder au soin désiré. L'individu procède dans ce cas à des arbitrages entre la santé et d'autres dimensions de son existence.

Comme nous allons le voir, les salariés anticipent aussi des effets positifs. En particulier, une santé retrouvée, une meilleure efficacité professionnelle, ou encore une amélioration du contexte professionnel lié à une évolution des pratiques managériales.

2.2 Les conséquences positives anticipées

Les bénéfices attendus d'un arrêt maladie sont moins spontanément évoqués que les craintes et apparaissent plutôt en creux, par opposition implicite à ce qui se passerait si on ne prenait pas l'arrêt nécessaire.

2.2.1 S'arrêter pour (mieux) reprendre le travail

Beaucoup de formulations attestent de cette préoccupation : il faut se soigner pour être à même de faire du bon travail une fois remis. *« Si j'avais 39 de fièvre je serais pas efficace, je travaillerais mal » ; « Si je m'étais pas arrêtée j'aurais risqué de faire une erreur professionnelle. Il était temps de reprendre l'énergie pour recommencer. Le métier exige beaucoup de santé physique et morale. On n'a pas besoin de gens fatigués, quand on est fatigué on reste chez soi ».* L'arrêt maladie doit alors, implicitement, remettre le travailleur en capacité d'exercer son activité.

2.2.2 Récupérer

On pourrait s'attendre à ce que les personnes interrogées escomptent de l'arrêt maladie qu'il conduise à la guérison. Or ce terme n'apparaît presque jamais dans leurs discours. Les croyances et les connaissances ont évolué (Barroux, 2008) et si dans l'Antiquité on comptait sur le médecin pour aider la nature à retrouver l'équilibre originel du corps, on sait aujourd'hui que le corps ne revient jamais à sont état d'origine. Dans l'aide à domicile, l'aspect permanent des pathologies exprimées rend de toute façon illusoire l'idée de guérison. Le dos, les articulations, les pieds, sont abîmés et les arrêts n'interviennent que lors des crises aiguës. Mais les atteintes à la santé demeurent, au-delà de l'arrêt. Parmi les nombreux témoignages dans ce sens, celui de Louise est particulièrement parlant. Elle a *« des gros problèmes de santé. De l'arthrite, jusque dans les fesses, ça passe par toute la partie là et tout le dos »*. Elle *« boîte », « marche comme un canard », « pliée en deux », et quand elle a « mal au point de... »*, qu'elle ne peut *« plus bouger, plus marcher, plus rien faire »*, elle *« craque »* et va voir son médecin. Elle n'espère pas guérir un jour, elle escompte une amélioration, un moindre mal, au sens propre est figuré. *« Le mal est là tout le temps alors vous voulez que je fasse quoi? J'ai mal j'ai mal hein ? »* La fatalité exprimée est caractéristique des maladies d'usure. La lutte pour la reconnaissance de leur origine professionnelle a été longue et pendant longtemps a prédominé, notamment sous l'influence de Villermé, l'idée que « c'est d'une manière indirecte, médiate, ou par les conditions de nourriture, de logement, de fatigue, de durée du travail, de mœurs, etc., dans lesquelles se trouvent les ouvriers, que les professions agissent le plus souvent en bien ou en mal sur la santé ou sur celle de leur famille » (Hatzfeld, 2011). Cette conception a évolué, mais la fatalité est restée. Chez les ouvriers, « les représentations de l'usure peuvent être résumées à travers l'idée d'une force physique qui s'amenuise au cours de la vie de travail et des ses expositions à la répétition des gestes, aux substances nocives, à la dépense musculaire excessive, aux stress divers. C'est la vie de travail qui use [et] en dehors du constat et de la réparation, la médecine ne peut rien faire contre l'usure qui reste une fatalité et doit être assumée jusqu'au bout » (Loriol, 2000). Dans l'aide à domicile, quoique beaucoup se plaignent de ces maladies et leur imputent facilement des causes organisationnelles (trop de marche trop rapide, pas assez de temps pour adopter les gestes et postures recommandées, etc), elles sont là et il faut faire avec.Dans les scènes de musiques actuelles, cette philosophie se retrouve chez ceux qui sont atteints de pathologies ou douleurs chroniques : *«J'ai souvent des problèmes de santé alors [...] je vis avec ».*

Plutôt que de parler de guérison, les salariés utilisent alors des termes comme *« se remettre », « récupérer ».* Et l'arrêt ne doit durer que le temps nécessaire à cet objectif. : *« Mon médecin me dit que je devrais m'arrêter trois quatre jours, le temps de récupérer, mais moi je sais qu'un jour ou deux ça suffit donc je m'arrête un jour ou deux et si ça va je vais travailler » ; « Mon médecin voulait m'arrêter une semaine j'ai dit non, j'ai besoin juste de trois jours le temps de me remettre ».*

Ces exemples traduisent une vision assez pessimiste de la santé. Certes, beaucoup l'envisagent comme un bien à préserver. Tant pis pour la paie, *«la santé c'est important. »* Mais aucun ne se fait d'illusion : pour eux, la santé se construit, dans un processus permanent, et si l'arrêt maladie peut aider, il n'est qu'un moment dans ce processus, qui ne conduira pas à ce « complet bien-être » poursuivi par l'OMS. Il est même parfois perçu comme vecteur potentiel d'aggravation du mal.

2.2.3 Récupérer… en allant travailler

Le travail, en particulier quand il permet de construire son identité à travers les liens sociaux qu'il devrait induire, affecte positivement la santé (Carré, 1997). Les recherches en neuro-sciences convergent vers l'idée que l'activité en soi, la stimulation, retardent les effets du vieillissement et maintiennent en bonne santé. L'activité professionnelle en raison de l'intensité et de la permanence des stimulations, serait, si elle s'exerce dans de bonnes conditions, la plus bénéfique (Guillemard, 2010). Plus loin dans le temps, l'article « travail » de L'Encyclopédie de Diderot et D'Alembert (publiée entre 1751 et 1772) cité par Loriol (2000) défendait déjà ce principe : « Travail : occupation journalière à laquelle l'homme est condamné par son besoin, et il lui doit en même temps sa santé, sa subsistance, sa sécurité, son bon sens et sa vertu peut-être. L'homme regarde le travail comme une peine, et conséquemment comme l'ennemi de son repos : c'est au contraire la source de tous ses plaisirs et le remède le plus sûr contre l'ennui. Nous renfermons en nous un principe actif qui nous porte à l'action. Dès que cette activité n'a point d'objet réel, l'esprit se replie sur lui-même, il se trouble, il s'agite et de là naissent l'ennui, les inquiétudes, les appétits bizarres et désordonnés, l'oubli du devoir et l'habitude du vice. Le travail du corps, dit M. de la Rochefoucauld, délivre des peines de l'esprit et c'est ce qui rend les pauvres heureux. » Cette perception quoique datée et moralisatrice des bienfaits du travail n'est pas si éloignée de ce que rapportent les salariés : ils ont souvent le sentiment que le maintien au travail les aidera à aller mieux. À les entendre, le travail distrait. Il oblige à penser à autre chose qu'à la maladie ou au mal-être, en particulier quand le moral est touché : *« même si le travail à l'Univers c'était pas génial, au moins ça me permettait justement de penser à autre chose, de pas rester à penser à mes problèmes »*. Le choix est vite fait : *« pour aller mieux c'est le travail qui va t'aider, c'est pas en restant chez toi que tu vas t'en sortir, à pleurer sur ton sort… si je reste à la maison je suis encore plus malade, alors que si je vais au travail, au lieu d'être malade une semaine je vais être malade deux trois jours et après ça part […] ça*

m'aide à faire passer. » Les bienfaits attendus du travail, comparé à l'arrêt-maladie, tiennent aussi aux efforts qu'on y fait, pour soi : *« Ça me fait du bien de me maquiller, de mettre ma robe, je me dis "allez il va faire beau" ; pour être bien j'ai besoin de me lever, d'aller travailler, sinon je suis pas bien. »*
Les salariés espèrent que par un effet d'entraînement, en se forçant à agir comme si leur état de santé n'était pas atteint et en allant travailler, ils se sentiront mieux. On peut s'appuyer sur la sociologie du corps pour comprendre ce phénomène. Détrez (2002) rappelle qu'il faut percevoir ou prêter attention à des sensations et les interpréter comme des symptômes pour se sentir malade ; « les maux dépendent des mots » et « la sensation, pour être perçue, doit être verbalisée, au moins à soi-même. » En allant travailler, les travailleurs ne s'arrêtent plus sur leurs sensations. Ils se présentent aux autres et à eux mêmes comme des personnes en bonne santé, et ne se formulent pas ou plus leur mal. À l'inverse, un arrêt maladie oblige à reconnaître qu'on est malade (on ne peut alors *« plus nier »*) et comme si cela allait de pair rend la guérison plus aléatoire (on a *« peur de ne pas guérir »*).

Ainsi, l'arrêt maladie peut tout à la fois aider à aller mieux, ou l'empêcher. On retrouve en filigrane la distinction, établie par exemple par Montaigne dans ses essais (parus dans les années 1580) entre deux états de la maladie : le premier est celui du laboureur, qui ne souffre d'avoir mal aux reins que lorsqu'il a mal aux reins, sans anticipation imaginaire de la maladie (et dont le mal s'atténue lorsqu'il prend du repos). Le second est celui dans lequel nous croyons que nous avons mal alors qu'aucune pathologie ne se manifeste, et qui s'améliore lorsque nous occupons notre esprit, par exemple dans l'action, pour arrêter les vaines cogitations. C'est aussi la distinction traditionnellement établie entre la bonne fatigue et la mauvaise fatigue. Loriol (2000) observe que cette distinction, présente dans les Confessions de Jean-Jacques Rousseau et partagée par une petite élite au XVIII° siècle, est plus générale aujourd'hui. La « bonne fatigue » serait liée à l'activité physique, la mauvaise à la dépense nerveuse. Le repos suffit généralement à remédier à la bonne fatigue, mais il peut arriver, en cas de surmenage (entendu comme l'excès de bonne fatigue), que le repos « normal », la « bonne nuit de sommeil », ne suffise plus. L'arrêt maladie peut alors être bénéfique en procurant le temps nécessaire à se remettre. À l'inverse, la « mauvaise fatigue » trouverait un remède dans l'activité, en particulier dans le travail, qui permet d'échapper à l'oisiveté, à l'ennui, à la dépression, comme il permettait aux Moines de guérir de l'acédie qui les éloignait de Dieu et de la prière. Pour les interviewés, les divers facteurs évoqués aideront à classer le mal dans une ou l'autre des catégories et à prendre la décision de s'arrêter, ou non… selon un précepte assez simple : *« Parfois il faut s'écouter, parfois il faut se botter les fesses »*.

2.2.4 Les choses auront bougé au retour

Ainsi, avant de s'arrêter, les travailleurs anticipent les effets à court terme de l'arrêt ou du maintien au travail. Ces effets peuvent concerner l'ensemble du lieu de travail. On a déjà cité l'exemple de Bien chez soi où la nouvelle direction entend bien rentabiliser son achat et revoit à la baisse les conditions de travail. Après avoir tenté différentes voies pour renverser cette décision (demande de licenciement, grève d'une journée, courrier collectif) les aides se résoudront à s'arrêter : *« On leur laisse encore une chance, on leur a envoyé une lettre, et s'ils répondent pas c'est ce qu'on va faire, on se met en arrêt, on va à la CGT. Voilà. »* Plusieurs salariées avaient alors déjà commencé cette forme d'arrêt de travail, dans l'espoir d'améliorer les conditions de travail collectives.

2.3 Les pour et les contre au présent

Le travailleurs réfléchissent aux conséquences présumées de leur arrêt avant de s'y résoudre - ou pas. Ils se représentent aussi ce qui se passera pendant leur arrêt. Sans nécessairement peser les « pour » et les « contre » de façon méthodique, ils les ont suffisamment à l'esprit pour en parler lorsqu'on les interroge.

2.3.1 S'ennuyer à la maison / aimer son travail

Sur les deux terrains étudiés, beaucoup déclarent qu'ils n'aiment pas les arrêts maladies parce qu'ils s'ennuient à la maison tandis qu'ils aiment leur travail. Dans les représentations, l'arrêt maladie revient à être immobilisé chez soi, et à tourner en rond - confirmant l'assimilation sous-jacente dans nos « sociétés productives » de la maladie et l'inactivité (Herzlich, Pierret, 1984). En comparaison, aller travailler apparaît comme un moindre mal, ou même comme un plaisir lié au bien-être que procurent selon les cas l'activité professionnelle, l'entourage (collègues, destinataires du service), ou l'ambiance de travail. Certains n'évoquent que le désagrément de rester chez soi, qui se retrouve dans cette formule paradoxale *« Je commence à être fatiguée de rester à la maison »*. D'autres comparent, et concluent facilement : *« Je suis encore plus mal à rester chez moi à tourner en rond à me lever à 9h à rien faire que d'être au boulot »*. Rester chez soi, quand on ne peut pas en profiter, serait absurde : *« Quand on est malade on peut rien faire non plus alors... autant gagner sa vie. »* La durée d'arrêt joue aussi : *« Le médecin m'a dit qu'il faudrait 40 jours d'arrêt j'ai dit "pardon? jamais de la vie". Vous vous rendez compte, 40 jours??? Au bout de 15 jours je m'ennuie. Allez comprendre. C'est l'ennui total [...]Franchement je préfère travailler que de rester à la maison, moi allongée, c'est mourir. »* La mise en balance peut être plus positive : il ne s'agit plus de choisir le moindre mal, mais d'opter pour une situation de plaisir : *« J'aime mon métier et j'aime pas rester à rien faire », « Je préfère aller au boulot que de rester chez moi à lire un polar »*.

2.3.2 Les tracasseries administratives

A priori, la procédure quand un médecin prescrit un arrêt n'est pas très compliquée, puisqu'il suffit d'envoyer une lettre à son employeur et une à l'Assurance Maladie. Mais pour les contrats atypiques - quoi qu'ils ne le soient plus vraiment tant ils se sont développés au cours des dernières années en France - les choses se compliquent. Les salariés l'évoquent pour expliquer leur renoncement à l'arrêt. Dans l'aide à domicile, pour ceux qui travaillent chez plusieurs employeurs, *« c'est compliqué les papiers tout ça, avec plusieurs patrons, et c'est trop long, il faut attendre des mois avant d'être payé » ; « Au niveau de la sécu c'est tellement compliqué que certaines elles laissent tomber. »* Cette complexité se retrouve dans le secteur du spectacle, où les artistes ont souvent plusieurs activités : *« On est en multi employeurs, c'est très compliqué, pour des petits arrêts hein »* Enfin, même la procédure « classique » peut apparaître superflue pour certains, qui rechignent à enclencher *« la machine administrative »* et s'arrangent avec leur employeur pour récupérer leurs heures.

2.3.3 L'impact sur les collègues et les clients pendant l'absence

Le chapitre suivant, qui présentera la dimension morale des arrêts maladie, développe longuement les scrupules des travailleurs qui devraient / pourraient recourir à l'arrêt maladie. On se contentera de signaler ici que face à cette perspective, la plupart d'entre eux imaginent le surcroît de travail que leur absence va induire pour leurs collègues, ce qui les incite généralement à renoncer à s'arrêter. Dans l'aide à domicile, ce sont plutôt les clients qu'ils imaginent démunis, inquiets d'être confiés à d'autres, qui les y incitent.

2.3.4 Un moment protégé… des astreintes du travail et de la hiérarchie

Le monde du travail, même lorsqu'on aime son métier, n'est pas de tout repos. En comparaison, l'arrêt-maladie permet de s'extraire momentanément du chaos, du stress, et les salariés le prennent en compte dans leur décision : *« Il était temps de me poser, de réfléchir »*. Fabienne, aide à domicile chez Dolmen, ne s'arrête jamais, pour ne pas embêter ses employeurs. Exceptionnellement, un jour où elle était malade elle a refusé un remplacement : *« Ce jour là je devais commencer à 15h et comme j'étais malade je me suis dit que ça tombait bien, que j'allais me reposer un peu et que ça allait me faire du bien. Et j'ai pris rendez-vous chez le docteur. »* Les aides à domicile ont conscience de la nécessité de préserver leur santé dans ce secteur : *« si je suis vraiment malade je vais pas aller travailler, non non non, je mets pas ma vie en danger »*. La responsable du service mandataire de la Concorde rapporte les propos de ses employées lorsqu'elles ont besoin d'un arrêt maladie : *« Moi je prends soin des autres donc je dois aussi prendre soin de moi. »* L'opposition qui naît dans l'esprit des travailleurs entre un lieu de travail exigeant et un chez-soi protecteur est bien mise en lumière par Elisa, chargée de communication à l'Univers. *« Une fois j'ai eu un accident de voiture, […] juste un traumatisme crânien et quelque bleus quoi. Mais mon médecin il m'a dit que j'avais besoin d'une semaine, j'étais bien secouée. Au début je pensais pas que j'en aurais besoin je comprenais pas comme j'avais rien vraiment. Du coup je suis passée à l'Univers au bout de deux jours mais je suis pas restée, j'étais trop... j'étais secouée quoi, j'étais pas bien. [...] la semaine j'en avais besoin en fait [...] Je me sentais un peu faible, pas en capacité physique. Je manquais de confiance, par rapport au rythme, au fait de prendre le train, de refaire la journée. Et puis j'étais confinée chez moi, comme dans un cocon. Le travail, c'est se bousculer quand même, on a beaucoup de sollicitations. »*

Finalement, la question de l'utilité apparaît dans les discours quand il s'agit d'opter pour ou contre l'arrêt maladie. Si l'arrêt doit durer 48h, *« tu prends des RTT, ça vaut pas le coup ». De l'avis général, « ça sert à rien de s'arrêter pour pas grand chose. Quand on a vraiment quelque chose d'accord, mais je vois pas l'utilité de s'arrêter pour un petit truc ».* Ainsi, quand d'autres options sont possibles, le recours à un arrêt « officiel » est évité, parce que, quelle que soit la réalité que ce terme recouvre pour les interviewés, cela ne présente pas d'intérêt.

3 Carrière de malade, carrière de travailleur, apprentissage : une pratique modelée par l'expérience

Avant de recourir à l'arrêt maladie, les travailleurs réfléchissent. Ils s'imaginent pendant l'arrêt, après l'arrêt, essaient d'évaluer les conséquences probables de leur absence. L'expérience nourrit ces élaborations. Elle peut aussi modifier les représentations et les pratiques. On verra dans les paragraphes qui suivent comment l'arrêt maladie est une pratique qui s'apprend, comment on tire des leçons de l'expérience de la maladie, comment le temps aide à se connaître, comment aussi le rapport au travail évolue au cours de la vie. Comment, enfin, ces expériences s'enrichissent de celles des autres, lesquels transmettent leurs savoirs ou savoirs-faire, ou servent simplement de modèle à ceux qui les observent.

3.1 - Une pratique qui s'apprend : l'aspect technique des arrêts maladie

L'arrêt maladie, pour être officiellement qualifié d'arrêt maladie, s'inscrit dans un cadre administratif, réglementaire. Les démarches à effectuer, les conséquences concrètes (en particulier sur le salaire) ne sont pas les mêmes pour tous et requièrent un apprentissage. Dans un premier temps, les différentes dimensions de cet apprentissage seront passées en revue. Deux angles de lecture seront ensuite présentés. Le premier s'inspire des travaux de Becker sur l'apprentissage social de la déviance. Le second propose une lecture du présentéisme comme un renoncement, généralement lié à un apprentissage décevant, et se situe dans le champ du non-recours aux droits sociaux.

3.1.1 Une connaissance vague des démarches administratives

Sur les terrains étudiés, ceux qui n'ont jamais été confrontés à la nécessité de s'arrêter pour raison de santé ne connaissent généralement pas les démarches à effectuer, ni le montant des indemnisations accordées, ni les délais de paiement. Ils sont rarement familiers avec le délai de carence. C'est particulièrement net dans les scènes de musiques actuelles observées. Pour les arrêts d'une durée inférieure ou égale à ce délai, on s'arrange, on rattrape... les employeurs n'envoient pas la prescription médicale à l'Assurance maladie et les salariés continuent d'être payés. Ce système arrangeant brouille la compréhension des salariés : *« Je sais même pas les démarches, est-ce qu'on peut te l'imposer ? » ; « [j'ai été arrêtée] deux jours pour une gastro, mais j'ai pas donné ma feuille. Ils m'ont dit ici qu'il y avait pas besoin. C'est au bout de trois jours qu'il faut donner sa feuille c'est ça ? »*

Chez les aides à domicile, les règles en vigueur sont plus rigides. Les devoirs des salariés vis-à-vis de l'entreprise en cas d'absence sont explicites, et explicités. Ainsi à la Concorde le règlement est affiché sur le mur à l'entrée et les règles sont énoncées dès le recrutement : les absences doivent être prévues quinze jours à l'avance et les maladies attestées par un document du médecin. Par contre, on laisse à chacun le soin de s'informer s'il veut avoir une vision un peu précise de ce qu'il va toucher, et quand, en cas d'arrêt : *« je savais pas comment ça fonctionnait, l'histoire de la carence, tout ça. Je m'en suis rendu compte après mon premier arrêt. [...] J'en avais jamais pris, et mes parents savaient pas non plus . »*

3.1.2 Un savoir qui se transmet

Face à ce manque d'information, ce sont souvent les collègues qui informent, quand le cas se présente : *« Pour mon premier arrêt, c'est mes collègues qui m'ont dit ».* Le conjoint, parfois : *« Je sais que les trois premiers jours sont pas payés, c'est mon mari qui m'a expliqué. »* La transmission dépasse l'aspect technique des arrêts. Pour Latifa, c'est aux anciennes d'expliquer aux plus jeunes l'importance de la conscience professionnelle, qui consiste en partie à ne pas recourir trop souvent aux arrêts maladie : *« Faut y aller avec diplomatie, leur expliquer. Certaines jeunes viennent puiser en nous, elles sont intelligentes, c'est à ça qu'on doit servir maintenant. Surtout que c'est ces jeunes qui nous soigneront après. »*

3.1.3 La rude expérience de l'aspect financier

La plupart du temps, c'est après une première expérience désagréable que les salariés réalisent l'impact financier de l'arrêt maladie. Lorsqu'ils évoquent cette douloureuse expérience, c'est l'incompréhension ou l'indignation qui refait surface : *« Sur la paie j'ai perdu 600 euros et personne ne me les paie ! » ; « quand j'ai eu un arrêt la première fois j'ai pas été bien payée par la sécu [...] Donc c'est pas la peine de se mettre en arrêt maladie. Pas la peine. Ça vaut pas la peine. Sincèrement j'ai été très déçue. »*

3.1.4 Savoir prendre des arrêts maladie

Une fois les principes de fonctionnement acquis, on préfère s'abstenir de s'arrêter quand c'est possible, le coût de l'arrêt maladie pour le travailleur s'avérant trop élevé, en particulier dans l'aide à domicile. On peut aussi arbitrer en faveur de l'arrêt, mais alors il faut le faire avec intelligence.

Définir la durée adéquate

Le délai de carence de trois jours influe sur la prise de décision.

Il peut bien sûr dissuader de recourir à un arrêt maladie, conduisant selon les cas à utiliser les RTT ou à prendre un congé sans solde : *« Les arrêts maladie tu es pas payé alors moi, non. Je prends pas d'arrêt. [...] Tu prends une journée, tu prends pas un arrêt. »* Ou à ne pas s'arrêter du tout : *« Si je prends trois jours je suis pas payée, à quoi ça sert? [...] Donc je travaille quand même. »*
Mais il peut à l'inverse favoriser un arrêt plus long, chacun définissant la bonne durée : *« Il y en a qui sont malins, ils prennent une semaine ou 10 jours, parce que trois jours ils sont pas payés» ; « Il suffit de savoir aussi comment tu t'arrêtes hein? Faut pas t'arrêter trois jours, tu perds. Faut bien calculer. Autant que ton médecin t'arrête une semaine » ; « Pour pas perdre quand vous êtes en arrêt faut s'arrêter au moins 15 jours, parce que comme ils nous comptent les week-ends et tout, donc automatiquement vous perdez moins. En s'arrêtant 15 jours, vous gagnez. »* D'une certaine manière, quand le délai de carence n'est pas compensé par l'employeur, on est incité à s'absenter plus longtemps, ce qui peut en partie expliquer pourquoi la prise en charge du délai de carence contribue à réduire la durée des arrêts (Pollak, 2014).

Jongler avec les règlementations

Une autre solution consiste à s'adapter aux règles en vigueur en fonction des législations. Les salariés qui ont plusieurs employeurs ont plutôt tendance à éviter l'arrêt maladie, en raison des complications administratives, ou parce qu'ils sont en situation irrégulière et ne veulent pas attirer sur eux l'attention: *« Comme je travaille des deux côtés, j'ai pas le droit de m'arrêter, ni d'un côté ni de l'autre. J'ai un autre travail, je suis aide soignante mais pas ici. Je veux pas que ça se sache, c'est interdit. L'autre patron il me vire s'il l'apprend. »* Seule Johanna, qui travaille dans deux structures différentes, a reconnu qu'elle trichait :
- quand j'ai besoin je vais voir mon médecin il me dit "tu veux te reposer Johanna? Je te mets dix jours, tu as besoin". Mais c'est pour mon travail de taxi. Chez Dolmen je travaille quand même.
- Mais c'est illégal non?
- Après il faut juste que la sécu fasse pas de contrôle, c'est tout. Il faut connaître et ton corps, et ce que tu veux.

S'adresser à la bonne personne

Oriane se considère comme malade permanente, en raison de sa sensibilité originelle aux angines et de son dos très abîmé. Conformément aux résultats des recherches sur les malades chroniques (rapportés par exemple par Nettleton, 2013), elle a développé des compétences administratives qui facilitent depuis longtemps sa vie de malade. Selon qu'elle cherche à obtenir un arrêt (comme lorsqu'elle était plus jeune) ou qu'elle escompte un diagnostic sérieux, elle ne va pas s'adresser aux mêmes médecins : *« Je sais qu'il y a des médecins qui donnent très facilement des arrêts. Quand j'habitais Paris je savais très précisément qui il fallait appeler et ça m'arrivait d'appeler et de dire "vous pouvez me faire un arrêt ?" et ils disaient oui tout de suite. Quand j'étais lycéenne je faisais ça aussi. Mais maintenant, quand un médecin me propose un arrêt par ordinateur, sans qu'il m'ait vue en consultation, alors là je dis non. »*

3.1.5 Conclusion : deux angles d'approche de l'apprentissage de l'arrêt maladie

L'apprentissage social de la déviance selon Becker

L'arrêt maladie, en tant que procédure administrative, s'apprend. On ne s'intéresse à cette procédure qu'une fois confronté à la question, et on est le plus souvent initié par l'entourage. Une fois familiarisé avec les règles, on agit en conséquence. Considéré sous son angle technique, l'arrêt est alors pensé comme un outil, qu'il faut savoir utiliser, et dont on peut acquérir une meilleure maîtrise avec l'expérience. Le travailleur passe par plusieurs étapes avant de parvenir à cette maîtrise, laquelle lui permettra de tirer de l'arrêt maladie les bienfaits escomptés. Ce processus peut rappeler la description faite par Becker (1985) de l'apprentissage social de la déviance - à partir de l'expérience de la consommation de drogue. On pourra juger hasardeuse la comparaison, en ce qu'elle place l'arrêt maladie dans la catégorie des actes déviants, et ses bénéficiaires dans celui de contrevenants. Mais le soupçon qui pèse sur les arrêts, les discours véhiculés par le corps politique et les médias sur les abus conduisant au "trou de la sécu », peuvent justifier le parallèle. Dans son approche de la déviance, Becker soutient en effet que l'acte n'est déviant que parce qu'il est défini comme tel par la société, sous l'influence « d'entrepreneurs de morale » - des acteurs qui se mobilisent pour qu'une activité donnée soit catégorisée socialement comme déviante (ainsi la marijuana ne serait devenue illégale aux États-Unis qu'à la suite d'une campagne menée par des entrepreneurs de morale). On discerne d'ailleurs dans les propos des interviewés une volonté de ne pas donner d'eux l'image de profiteurs sans vergogne, de se présenter à eux-mêmes et aux autres comme des personnes qui, même lorsqu'ils s'arrêtent plus que la norme, ne font que se conformer à un système ni très juste ni très logique. Cet effort rappelle là encore les travaux de Becker, qui montrent que les fumeurs de marijuana se livrent à un travail de redéfinition de leur identité sociale, en reconsidérant par exemple l'image du drogué (un être ne sachant pas se contrôler) pour préserver leur amour-propre.

L'arrêt maladie comme droit social et la question du renoncement

Au cours de leur apprentissage, les salariés font souvent la brutale découverte des limites de la protection sociale, en particulier celles du délai de carence et du faible taux de remboursement. Cette découverte, on l'a vu, peut conduire à adapter les arrêts aux réglementations, afin d'en tirer le plus juste bénéfice. Elle peut, c'est souvent le cas, conduire à renoncer à ses droits. Les entretiens révèlent en effet la présence forte de plusieurs facteurs, que les recherches jugent décisifs dans le non-recours aux soins : l'absence d'information, le manque de lisibilité et la complexité des conditions d'attribution. Si l'absence d'information est patent, clairement exprimé, la complexité et le manque de lisibilité du remboursement apparaissent de façon plus subtile. Ils dépendent de facteurs multiples, tels que les conventions collectives en vigueur, les arrangements internes propre à chaque structure, ou encore l'ancienneté des travailleurs sur leur lieu de travail. Faute de règles claires, on s'interroge (*« je vais être payé combien? », « combien ils vont me prendre ? »*) et pour éviter une mauvaise surprise on préfère renoncer.

Un autre aspect, considéré comme plus psychologique, est mis en avant, par exemple par Gilles-Simon et Legros (1996) pour expliquer le non-recours. Il a trait au sentiment d'injustice perçu par les ayant-droit. Les auteurs rapportent, dans une enquête empirique auprès des

« plus pauvres », « qu'un tiers seulement des personnes interrogées estime avoir les mêmes droits que les autres et que ces droits sont respectés. Dans la plupart des autres cas, si les personnes indiquent que leurs droits sont identiques aux autres, elles affirment que ces droits ne sont pas respectés. Une petite minorité, de l'ordre de 12 % des personnes interrogées, pense qu'elle n'a plus ou n'a jamais eu droit à rien ». Ainsi pour la grande majorité des personnes interrogées, le non-recours s'expliquerait par un vécu de « non respect des droits » (et non d'absence de droits). Ces mauvaises expériences favorisent l'installation du découragement ou de la défiance, conduisant à se retirer du jeu. Desprès et al (2011) parlent de « renoncement situé dans le registre d'une défiance », en particulier dans « les rapports aux institutions sanitaires et sociales » qui « sont le lieu fréquent de violences symboliques à l'égard des plus pauvres » et « renforcent une faible estime de soi » : « afin de préserver leur image les individus se mettent à distance de ces espaces où se jouent des rapports de domination (cabinet du médecin compris) ». La « violence symbolique » peut donc être ressentie au contact d'institutions sanitaires et sociales (de Gaulejac, 2005) mais aussi de supérieurs hiérarchiques de mauvaise foi, comme lorsque Fabienne n'a pas pu faire valider son accident du travail - au point qu'elle ne s'autorise plus elle-même à le qualifier de tel : *« De toute façon ils me croient pas quand je dis que je suis malade. Même une fois, en 2009, j'ai eu une sorte d'accident du travail, et Dolmen m'a pas défendue. C'était l'après-midi, je suis tombée en sortant de chez un client. J'avais le pied gonflé, je leur ai montré, ils l'ont bien vu, et j'ai fait une radio, mais quand ils ont dû remplir les papiers pour demander si vraiment c'était un accident du travail ils ont dit "ah ben on n'était pas là, on n'a pas vu". J'ai pas eu mon accident du travail, juste trois jours d'arrêt. Alors qu'ils l'avaient vu mon pied, je leur avais montré. »*[23]

[23] La comparaison avec les vingt-cinq jours d'arrêt de Gauthier à l'Octave est parlante : *« officiellement c'était un accident du travail, je montais avec un carton, j'ai raté une marche, je suis tombé et je me suis retourné les doigts. Et en vrai... dans la salle de concert les gosses avaient tendu un élastique entre deux chaises et s'amusaient à sauter dessus à pieds joints. J'ai voulu leur montrer ce que je savais faire, j'ai fait un saut périlleux. Et je suis retombé la jambe de travers, alors je me suis appuyé sur ma main et là... je me suis retrouvé avec deux doigts à angle droit ».*

3.2 - Une pratique modifiée par l'expérience de la maladie - une carrière de malade?

L'arrêt maladie s'apprend, en particulier par l'expérience du dispositif administratif. D'autres formes d'expérience influent sur cette pratique. Les épisodes d'arrêt au cours de la vie professionnelle influencent le comportement d'absence pour maladie (Ben Halima et al, 2011). Ainsi le salarié qui a eu des épisodes d'arrêts maladie l'année précédente a tendance à avoir plus d'arrêts maladie et des arrêts plus longs. Selon les auteurs, ce constat met en évidence un phénomène de cumul et de gravité. Un élément d'explication supplémentaire peut toutefois être proposé, qui tient aux modifications que l'expérience de la maladie engendre chez celui qui l'a éprouvée. C'est aussi ce que proposent Després et al. (2011) : « Les attitudes peuvent évoluer en fonction de l'histoire individuelle ou familiale. Ainsi l'expérience de la maladie, notamment grave ou chronique, modifie le rapport au corps, les représentations de la maladie, les rapports aux professionnels ». Le concept interactionniste de « carrière », définie par Hughes (1958) comme « parcours ou progression d'une personne au cours de sa vie ou une partie donnée de celle-ci », par Becker (1985) comme « enchaînement de séquences, de passages d'une position à une autre » (Becker entend par là des positions sociales), est une entrée possible en sociologie de la santé pour étudier ces modifications. Il permet de faire un pont entre un enchaînement des temporalités, un rôle social et un rapport subjectif. Il suppose que la rencontre avec la maladie induit des changements aussi bien dans l'image de soi, de sa propre identité, que dans la situation sociale du malade (ses relations de droit, son mode de vie, ses relations humaines, ...) Goffman (cité par Carricaburu, Ménoret, 2004) parle de « cycle des modifications » qui « interviennent dans la personnalité » au long de la carrière de malade, et affectent également « le système de représentations par lesquelles l'individu prend conscience de lui-même et appréhende les autres ». Nous nous concentrerons ici sur ces changements en ce qu'ils affectent la pratique des arrêts maladie et leur représentation.

3.2.1 La carrière de malade : la maladie chronique apprend à composer avec la maladie et avec les arrêts

Parler de carrière de malade évoque « une succession de phases, de changements du comportement et des perspectives de l'individu », ce qui supposerait des données empiriques de plus long cours pour être plus fiables. Mais les personnes interviewées sujettes à des douleurs ou des maladies chroniques peuvent servir de point de comparaison avec les autres interviewés, pas encore entrés dans la maladie, ou dont l'expérience de la maladie s'est faite plus récemment ou plus brutalement. Les premières semblent relativiser davantage les avis médicaux : *« C'est celui qui souffre qui sait, pas le médecin ».* Oriane enseigne la batterie à l'Octave, alors qu'elle a depuis très longtemps *« les vertèbres qui sont abîmées »* et pour qui *« de toute façon la batterie c'est interdit ». « Des tas d'angines »* dans son enfance l'ont aussi rendue *« résistante aux médicaments ».* Sans rejeter totalement l'avis des médecins (*« chaque fois que ça vient d'un médecin je me dis qu'il faudrait peut-être que je reste à la maison »*) elle ne leur accorde pas non plus une confiance aveugle : *« Ils sont pas forcément au courant de mon passé alors ils font par rapport à ce qu'ils voient à un moment, moi je les écoute pas trop. Je me connais aussi. Je sens les choses. »* Nettleton (2013) voit dans la maladie chronique un des éléments qui ont contribué à modifier la relation entre le patient et le médecin. L'asymétrie qui la caractérisait s'est estompée à mesure que les savoirs se diffusaient, que les limites de l'efficacité médicale étaient attestées, en particulier dans le cas de ces maladies. Les patients participent désormais activement au processus de soin, ils peuvent refuser, ouvertement ou non, ce que le docteur dit, prescrit, souvent ils influencent avec diplomatie. Ce phénomène est plus marqué pour les malades chroniques entrés dans l'étape d'expertise de leur carrière de malade. Ils ont alors modifié leur positionnement face à la médecine et à leurs représentants, les perçoivent différemment et agissent en conséquence. Ils ont aussi développé un certain nombre de compétences dans la gestion de leur pathologie, compétences qui figurent d'ailleurs dans les programmes d'éducation thérapeutique du patient (ETP). Plutôt que de recourir à des arrêts, ils adaptent leurs façons de faire. La maladie est alors pour eux, selon la définition qu'en donne Canguilhem (1943), « une autre allure de la vie ». Ainsi Patrick porte en permanence une ceinture lombaire pendant son travail et la quitte en sortant, et son collègue Cédric, qui fait *« des angines à répétition »* s'auto-administre *« à chaque changement de saison »* une *« cure de vitamines ».*

Le concept sociologique de carrière suppose des phases de transition, lesquelles peuvent être plus ou moins prévisibles, plus ou moins brèves, plus ou moins ritualisées, institutionnalisées. Elles peuvent parfois prendre l'allure d'un cheminement plus que d'une rupture brusque. Mais pour entraîner un changement dans la pratique de l'arrêt maladie et dans la perception qu'en ont les travailleurs, il semble que la transition doive s'opérer dans la douleur.

3.2.2 Avoir connu une maladie sérieuse : un « point de rupture » qui rend plus attentif à sa santé

Roche (2014) propose une approche de la maladie à partir des écrits de Nietzche sur la « grande santé ». Dans cette perspective, la maladie est une épreuve constitutive de l'existence : une fois cette épreuve surmontée, nous ne retrouvons pas notre situation antérieure, comme si elle n'avait été qu'une parenthèse dans notre existence, mais nous avons construit un autre rapport à la vie, au monde, au temps, aux autres, à nous-mêmes. La maladie peut même agir comme stimulant à l'intensification de l'existence. La santé ne s'oppose pas à la maladie, mais l'inclut de façon positive en la transformant en une opportunité d'expérimenter de nouvelles valeurs et normes d'action. Elle requiert même la survenue de la maladie pour devenir « grande » parce que seule cette dernière pousse, voire oblige celui qu'elle affecte à inventer de nouvelles normes pour continuer à vivre. Et bien souvent notre système de valeurs s'en trouve profondément subverti, et nous relativisons ce que nous avions tendance à ériger en absolu. « La grande douleur seule est la dernière libératrice de l'esprit, c'est elle qui enseigne le grand soupçon ».
Parmi les personnes interrogées, plusieurs ont traversé au cours de leur carrière un épisode d'arrêt maladie de longue durée, lié à des pathologies lourdes. Ils en gardent un souvenir intense. Leur regard sur leur santé et la place qu'ils lui accordent dans le rapport santé /

travail ont changé depuis lors. Concernant l'arrêt maladie, ils disent s'écouter plus, s'arrêter plus vite : *« La santé c'est important. Quand j'ai eu vraiment mon... j'ai dû m'arrêter cinq mois. À pas pouvoir poser la jambe par terre, cinq mois. C'était galère hein? C'est pour ça maintenant dès que j'ai un peu mal je préfère m'arrêter une semaine que d'attendre attendre attendre et devoir m'arrêter un mois parce que je peux plus. J'essaie de m'arranger maintenant, de m'arrêter plus vite. »*

Le burn-out apparaît quant à lui comme un cas particulier, un point de rupture saillant dans la carrière de malade. Chabot (2013) reprend une analyse intéressante de Graham Greene concernant le burn-out. Il désignerait la « phase de guérison », le « début du renouveau », qui adviendra « quand le malade aura été au bout de son processus de désillusionnement et de combustion de ce qui en lui est faux et infecté, qu'il aura brûlé complètement ce qui est faux envers lui-même, qu'il sera burn out ». Cette conception provient d'une analogie avec la lèpre, dont les patients guérissaient parfois après avoir perdu des membres, les foyers d'infection pouvant alors cesser, ils étaient consommés. À ce moment, les malades gardaient des séquelles de la maladie, mais ils étaient guéris car, la maladie stoppée, ils n'étaient plus contagieux. Et en effet, après un burn-out on repart différent. On en tire des conséquences : *« j'ai réfléchi à tous les trucs que j'avais pris et que je voulais plus prendre, à ce truc débile de te sentir indispensable alors que tu l'es pas » ; « Aujourd'hui j'écoute mon médecin. Je suis plus à l'écoute de moi »*. Pour résumer, *« Après le burn-out on pense d'abord à soi. C'est comme un électrochoc. Après, c'est plus pareil. »*

Dans les exemples ci-dessus, l'expérience de la maladie provoque un déclic qui bouleverse les représentations. S'opère alors une forme de retrait de l'activité professionnelle, qui conduira à l'avenir à mettre des limites à cette activité ou à recourir plus spontanément aux arrêts, ou encore à quitter son poste. Le concept de « carrière », suppose pour Hughes (1958) l'existence de « turning point » entre les séquences. Sur les terrains étudiés, on voit que la maladie doit provoquer un choc pour donner lieu à une évolution, conformément à la loi de l'inertie énoncée par Newton. On rejoint les analyses de Cavalin et Célérier (2012) : « Travailler, c'est donc composer avec des problèmes de santé et nos analyses montrent que, pour la moitié des personnes, ces problèmes sont loin d'être anecdotiques. Témoignant de son caractère social, la santé déborde, pourrait-on dire, la morbidité et accepte des écarts substantiels à la norme, autrement dit des anomalies. Cette tolérance n'est évidemment pas totale et touche à ses limites quand les difficultés se font trop lourdes et se cumulent tant sur le plan mental que physique, ce que nous avons appelé le point de rupture de normalité. »

3.2.3 Avoir vu des gens malades au travail fait réfléchir

L'expérience de la maladie, lorsqu'elle est suffisamment impressionnante, qu'elle sort de l'ordinaire, fait réfléchir, même lorsqu'il s'agit de celle des collègues. Les arrêts survenus successivement, dans un temps très court, à l'Octave, alors que les arrêts maladie y étaient quasi inexistants, illustrent bien ce phénomène. Ils vont provoquer des remises en question au sein des salariés :

- Ludivine : Et puis y a eu l'arrêt de Diane, là tout le monde a commencé un peu à freiner

- Loïc : Et puis y a pas eu que l'arrêt de Diane, d'autres gens auraient pu très bien être arrêtés et ils l'ont pas fait mais... Il fallait mettre un peu d'écart avec la structure. Ce qu'il faudrait qu'on apprenne et ça on est peut-être pas formés c'est apprendre à dire non, apprendre à hiérarchiser

- Ludivine : Oui ou à ne pas faire certaines choses

- Loïc : Apprendre à dire stop. [...] c'est ridicule, au lieu de rester deux heures de plus à ton bureau, t'es fatigué, tu y arrives pas, des fois il vaudrait mieux couper, rentrer chez toi, revenir le lendemain la tête reposée, et puis voilà

D'autres commenteront l'arrêt du directeur, perçu comme *« quelqu'un qui est toujours au taquet, toujours disponible, jamais malade ou quand il l'est il se plaint pas » : « il a craqué cette année et là on se dit "faut pas être comme lui, faut pas faire comme ça" ».*

Ainsi sont remis en question à la fois la place du travail, le degré d'investissement, mais aussi le consentement à cet état de fait, dans une prise de conscience de l'incapacité à poser des limites. Askenazy et al (2013) relèvent d'ailleurs que dans les entreprises étudiées, l'absentéisme augmente s'il y a eu de nombreux accidents l'année précédente, comme si ceux-ci incitaient l'ensemble à faire plus attention, ou au moins les autorisaient à s'arrêter lorsqu'ils en ressentent le besoin.

L'expérience de la maladie, vécue ou observée, peut modifier le regard sur les arrêts maladie et les pratiques associées. Mais il n'est pas nécessaire de faire cette expérience pour que le regard et les pratiques changent. Les temps fait son œuvre, on apprend à se connaître. On adapte ses actes aux besoins et aux limites qu'on a progressivement décelés, à mesure qu'ils évoluent.

3.3 Une pratique qui évolue avec la conscience et la connaissance de soi

Le travail nous force à constater qu'avec l'âge, on perd en vigueur, on se remet plus lentement des atteintes à la santé. Il nous force même à « une transformation de soi, en profondeur » nécessaire pour «trouver les solutions, inventer des voies nouvelles », dans « un effort opiniâtre qui engage toute notre subjectivité et même la déborde » (Dejours, 2013). Les interviewés mentionnent facilement les changements liés à l'avancée en âge. Alexis à l'Univers : *« Avec l'âge on peut avoir des périodes où on a moins envie que d'autres, et pour peu qu'il y ait un petit rhume là-dessus, bon ben voilà. Tu prends un après-midi, la journée du lendemain [...] le volume d'heures aussi, quand on est jeune on a plus de facilités à cumuler... à un moment donné tu y arrives plus...parce que... la niaque de la jeunesse... et tu récupères moins vite aussi. »* Fabian à l'Octave : *« En vieillissant j'ai appris à être un peu plus à l'écoute de mon corps, de mon physique, et aussi à l'écoute de mon entourage qu'arrête pas de me dire... Je suis quelqu'un qui a pas fait tellement attention. Pendant longtemps. »*
Dans l'aide à domicile, plus que l'expérience et la sagesse, c'est la réalité de la maladie, du handicap et des accidents, qui fasse passer la santé au premier plan. Certes *« la vie »* fait *« prendre conscience de notre corps et qu'il faut le respecter »*. Mais il faut souvent que le corps *« craque » : « Les hormones, la thyroïde. Je tenais plus. »*

L'expérience pousse les salariés à se préoccuper davantage de leur santé, mais en sens inverse, les plus jeunes semblent moins se contraindre que leurs aînés, ce dont se plaint une cliente de Dolmen, irritée : *« Je veux juste des aides aimables et qui travaillent mais des comme ça Dolmen me les enlève et ils me mettent des jeunes qui veulent pas travailler. »* Que les jeunes soient plus paresseux est une antienne, et chaque époque tend à considérer ses jeunes comme réfractaires au travail et à l'effort, sous-entendant que ce n'était pas le cas des jeunes d'antan. Dans son discours devant le tribunal qui le jugeait, Socrate (transcrit par Platon) se serait exclamé : « Les jeunes d'aujourd'hui aiment le luxe, ils sont mal élevés, méprisent l'autorité, n'ont aucun respect pour leurs aînés, et bavardent au lieu de travailler ». Ce discours éternel servira ici de transition : la question du rapport au travail offre en effet un éclairage supplémentaire quant à l'influence de l'expérience sur les arrêts maladie.

3.4 - L'expérience modifie le rapport au travail

Dans l'aide à domicile, les clients ne sont pas les seuls à mentionner le moindre zèle des jeunes par rapport à leurs aînés : *« Aujourd'hui les jeunes ne viennent pas du tout, le travail, les collègues, on s'en fout. Nous on s'en foutait pas. À tort ou à raison parce que... Faut pas être excessif, dans les deux sens. »* L'aide à domicile, autrefois choisie par vocation, serait aujourd'hui exercée par une population de plus en plus nombreuse qui va là où l'offre d'emploi existe, souvent sous la pression économique : *« Le problème de ces métiers-là... les jeunes ils apprécient pas »*. D'autres explications relatives à la moindre implication des jeunes ont cours. Pour Loriol (2000), les entretiens menés auprès d'ouvriers dans une usine de fabrication de meubles révèlent l'existence d'un « contrat moral qui veut que la personne jeune se fatigue dans son travail, comme pour rembourser la dette contractée auprès des générations précédentes qui se sont usées pour les élever. » Ce contrat ne serait plus respecté, il y aurait une rupture de ce contrat, notamment du fait de « l'entrée tardive dans la vie active des jeunes », et parce qu'on « ne leur apprend plus le sens du travail ». L'idée que « la jeune génération soit peut-être en train de dessiner les traits d'une nouvelle conception du travail » est défendue par exemple par Méda et Vendramin (2010) : celui-ci n'occuperait plus « une place hégémonique » et laisserait la place à une « conception "polycentrique" de l'existence, c'est-à-dire une conception de la vie et un système de valeurs organisés autour de plusieurs centres (le travail, la famille, les relations amoureuses, les loisirs, l'engagement...) ». Mais ce constat est aussitôt relativisé : « D'un point de vue global, les jeunes ne se distinguent pas des autres générations en ce qui concerne l'importance accordée au travail. Ils accordent au moins autant d'importance au travail que leurs aînés. » Au-delà des changements dans les modèles normatifs, le contexte socio-économique et plus spécifiquement l'évolution de la nature et des formes du travail et de l'emploi, est un autre facteur explicatif des changements constatés dans le rapport au travail des jeunes générations, comme le fait remarquer par exemple Delay (2008).

Enfin, les éléments recueillis sur le terrain suggèrent que le travail occupe des places différentes dans la vie à mesure que l'on vieillit. Lorsqu'on demande à ceux qui déplorent que les jeunes ne veuillent plus rien faire s'ils étaient différents lorsqu'ils avaient leur âge, c'est bien souvent par la négative qu'ils répondent, avec un sourire amusé par cette découverte. Ainsi les différences constatées entre « les jeunes d'aujourd'hui » et leurs aînés pourraient s'analyser là aussi en référence au concept de carrière, comme si les travailleurs traversaient des étapes dans leur vie au cours desquelles évolue leur rapport au travail. Vendramin (2001) remarque qu'au « fil de l'âge, les changements espérés dans le travail prennent des orientations différentes. Dans la classe d'âge des plus jeunes, le premier changement souhaité concerne le salaire. Dans la tranche d'âge des 45 ans et plus, les changements espérés prennent des orientations plus diversifiées » (en particulier la diminution du temps et de la charge de travail) Pour Super (1980) la carrière peut se concevoir à partir de l'image de l'arc-en-ciel (Life Career Rainbow). Elle comporte trois dimensions fondamentales : le temps (une carrière commence à la naissance et se poursuit jusqu'à la mort), l'espace (l'individu adopte différents rôles au cours de son existence en fonction de l'environnement qu'il rencontre) et la personne elle-même (on ne peut parler de carrière que si l'individu se la représente et la poursuit). Chacun incarne différents rôles (parent, travailleur, conjoint, etc) au cours de sa vie. Ces rôles sont exercés à l'intérieur d'un « maxicycle » de développement de carrière, composé de cinq phases : la phase de croissance (située entre 4 et 14 ans, et qui est généralement exclue des enquêtes concernant la vie professionnelle), la phase d'exploration, la phase d'établissement, la phase d'entretien et la phase de retrait. Ainsi, avec l'avancée en âge et sous l'injonction de normes sociales (qui dictent les attitudes et comportements qu'il convient d'adopter à chaque âge et pour chaque rôle de la vie), l'individu modifie ses attentes et ses comportements au travail. Quoique les phases du maxicycle soient associées à des tranches d'âge, Super précise que des déterminants d'ordre « personnel » (par exemple les centres d'intérêts, les valeurs,…) et d'ordre « situationnel » (comme la famille, l'école, la société) sont susceptibles d'influencer le développement de carrière et limitent la linéarité des phases et leur relation stricte à un âge spécifique. Surtout, Super introduit des minicycles : au sein de chaque phase du maxicycle, et souvent sous l'effet d'événements déstabilisants (par exemple une perte d'emploi ou une maladie), les individus effectuent un nouveau cycle, repassant par des phases antérieures. Pour Le Corff et Gingras (2014), c'est à ces minicycles qu'il convient surtout de se référer, l'instabilité des parcours professionnels étant devenue la norme plutôt que l'exception.

3.4.1 Le temps passant, on devient plus responsable

Concernant les arrêts maladie, les interviewés mentionnent d'emblée des changements liés à la maturité. Jérémy, à l'Octave : *« Avant j'ai pris quelques arrêts maladie parce que j'avais pas envie d'aller bosser. Disons que j'étais un peu malade mais j'aurais pu aller travailler, honnêtement. Si le médecin me demandait si je voulais un arrêt je disais oui. Maintenant... j'irais chez le médecin que si... que si ça devient difficilement gérable, que j'ai de la fièvre, ou... »*. Huguette fournit une explication : *« Avant si j'étais malade j'allais pas travailler et tant mieux. [...] Mais tu mûris... le travail, tout ça, ça prend de la place dans ta vie... »*. En avançant en âge, le rapport au travail se modifie. Pour beaucoup, il est moins pris à la légère, on se sent plus responsable. Les arrêts maladie ne sont plus un recours que l'on utilise avec insouciance. Durant la carrière au travail semble s'opérer une modification du rôle social, comme si l'on passait d'un stade de « jeune », pour lequel il est toléré de s'absenter même sans raison sérieuse, et dont on profite sans trop de scrupule, à celui d'adulte véritable, devenu fiable, conscient des répercussions de ses actes ; il n'est plus alors question de se montrer désinvolte vis-à-vis du travail. Bellaby (1990) montre à ce sujet que le regard porté sur l'absentéisme dépend de l'âge de l'absent. On attend des hommes et femmes mariés et avec enfants qu'ils supportent stoïquement le travail et ses peines, signe que l'on peut compter sur eux et qu'ils se conduisent comme des adultes dignes de ce nom. On tolère par contre que des jeunes, avant le mariage, surtout des hommes, puissent prendre des jours de congé juste pour le plaisir. Les jeunes hommes devaient le sentir, reconnaissant beaucoup plus que leurs aînés avoir pris des journées sans être malades. Souvent, à cette modification de rôle, en interaction avec le regard des collègues, s'ajoute la prise de conscience de la difficulté à trouver un emploi, surtout si l'on cherche dans un secteur spécifique et convoité, comme pour Jérémy : *« Six mois après la crise j'ai décidé de quitter mon travail en me disant "c'est bon, je vais trouver du travail"... et j'ai pas trouvé de travail. »* Le marché du travail, la situation économique, sont des facteurs déterminants dans la construction d'une « carrière de travailleur ». Quand l'emploi se fait plus rare, ou qu'il est plus précaire, le travail prend ou reprend de l'importance, préserver le maintien dans son emploi primant alors sur l'intérêt pour son travail. Les conditions pour le garder peuvent être endurées plus longtemps (Delay, 2008). Or c'est souvent au contact de la réalité empirique que les plus jeunes prennent pleinement conscience de ces aspects. Renaud, stagiaire à l'Univers, se remémore la quantité de demandes de stages qu'il a dû effectuer avant d'obtenir le sien (*« tous les labels, toutes les salles de concert, où j'ai envoyé des mails et tout ça, des candidatures »*) et la pugnacité dont il a dû témoigner (*« j'ai pas lâché »*). Astrid à la Concorde est venue en France après sa désillusion italienne : *« En Italie pour avoir du travail c'est dur, et c'est très dur de travailler là-bas »*.

Un mouvement concomitant de prise de conscience et de prise en responsabilités s'opère, qui rend moins anodin le recours à l'arrêt maladie, comme le relatent les interviewés. Mais un autre mouvement, que les salariés vont qualifier de « prise de recul » agit en sens inverse.

3.4.2 L'expérience fait prendre du recul par rapport au travail

Cédric à l'Univers analyse le processus en ces termes : *« Prendre du recul par rapport à son boulot alors qu'on a des responsabilités ça se fait avec le temps, c'est le temps qui façonne tout ça. N'importe qui les premières années il est complètement à fond dans son boulot, même si ça empiète sur la vie privée, et après on fait son trou, on prend ses marques, on s'aperçoit que si on arrive une heure, deux heures en retard un matin c'est pas grave. »* Fanny chez Bien chez soi : *« on peut vite nous mettre au placard pour nous remplacer. Avec l'expérience j'ai appris ça, le recul je l'ai pris et la concession de penser à la personne âgée avant de penser à moi c'est terminé hein »*. La prise de recul s'apparente en partie à une moindre naïveté par rapport aux attentes humaines. Cela fait partie de l'expérience que d'abandonner ses illusions de jeunesse à ce sujet.

Si, comme nous l'avons mentionné, le rapport au travail évolue avec l'âge, c'est aussi que les possibilités d'évoluer dans son métier ne sont pas forcément présentes. Divay (2012), reprenant les termes proposés par Arborio, donne l'exemple d'infirmières qui, faute de pouvoir progresser rapidement de façon « verticale » en passant à des postes à plus haute responsabilité, mieux rémunérés, font plutôt le choix d'une « carrière horizontale » (où l'objectif n'est pas d'aller vers des postes de plus en plus prestigieux, mais de rechercher l'affectation qui conviendra le mieux : ambiance de travail, conciliation avec les impératifs familiaux, faibles niveaux de pénibilité, risques moindres, etc.). Dans le secteur associatif, c'est plutôt la forme prise par la professionnalisation qui érode la motivation des travailleurs au fil du temps. Dans le secteur social et culturel beaucoup d'associations se sont bâties grâce à l'engagement et la volonté de quelques personnes, pour fonctionner progressivement sur un mode plus traditionnel, moins libre, plus routinier. Dans ce type de configuration, une certaine lassitude apparaît, renforcée par les faibles perspectives d'évolution de carrière et de rémunération (Gateau, 2010). Dans les entretiens, c'est le motif exposé par Cédric concernant sa « prise de recul » et celle concomitante de ses collègues : *« Moi, Elisa et Lionel on s'est tous donnés corps et âme pour ce boulot ici, au début. Mais ça fait longtemps qu'on est là, et on vit à peu près la même chose, tous les trois. Une forme de... petite boîte, secteur associatif, pas bien payé... et on peut pas évoluer dans nos postes... donc à un moment on se fait une raison par rapport à l'évolution et on commence à prendre du recul, et s'il nous arrive une situation où on a moins d'énergie un matin... »*

3.4.3 De nouvelles priorités apparaissent

Si les travailleurs acquièrent plus d'expérience avec le temps, ils rencontrent également plus d'expériences, en particulier celle de la parentalité et celle de la prise en charge de parents vieillissants. La vie hors travail prend une autre dimension, avec de nouvelles responsabilités, de nouveaux rôles - celui d'adulte, celui de care - qui exigent de rester en forme pour les assumer convenablement. Dit encore autrement, la « carrière familiale » influe sur la place accordée au travail. Comme en témoigne par exemple l'enquête « Histoire de vie » (menée par l'INSEE en 2003), « vivre en couple va systématiquement de pair avec une moindre importance accordée au travail » et « la présence d'enfants diminue la place donnée au travail ». Lionel, qui est devenu moins naïf et plus attentif à sa santé, est également devenu papa. C'est une des raisons qui l'incitent à trancher plus facilement en faveur de l'arrêt quand sa santé le réclame : *« Quand j'étais plus jeune c'est sûr que ma vie tournait autour de mon travail, aujourd'hui j'ai une famille, un enfant, plein de choses qui me détachent un peu de mon travail et qui font que c'est important de... rester en forme, pour ma femme, pour mon petit. »* La primauté du rôle de mère sur celui de salariée est encore plus perceptible. Si le rôle de care prime souvent sur celui de malade, dissuadant les mères de s'arrêter parce qu'elles doivent subvenir aux besoins de leurs enfants (Détrez, 2002), il peut primer sur celui de salariée en incitant à s'arrêter quand c'est pour l'enfant à naître. Catherine parle de son troisième enfant : *« Là, j'ai pas hésité, le médecin m'a donné mes 15 jours pathologiques, j'allaitais donc j'ai été arrêtée un mois de plus, là pour le coup j'avais aucun scrupule, [...] je me dis j'ai le droit en tant que maman de prendre un congé mater [...]. T'es mère avant tout et c'est ce qui prime. Ma petite famille ».*

Avoir des enfants peut influer sur la prise d'arrêts maladie. S'occuper de parents - ou d'autres membres de la famille - qui avancent en âge aussi. Parmi les classes moins aisées de la population, en particulier chez les femmes d'origine africaine, ce n'est pas une tâche que l'on délègue. Comme l'explique l'une d'entre elles : *« Nous les parents on les garde chez nous. Je suis Algérienne. J'ai perdu mon père il y a 20 ans, et ma mère on l'a fait venir, maintenant elle est chez ma sœur. »* S'occuper de ses parents vieillissant peut rapidement devenir accaparant et entraîner des pathologies de surmenage, surtout lorsque cette activité vient s'ajouter à un travail déjà exigeant. Latifa a connu un burn-out, elle a dû s'arrêter, sur ordre, du médecin : *« En plus de mes enfants j'avais mes parents qui devenaient dépendants... Ça faisait beaucoup de choses à gérer en même temps. »* Le soin envers la famille d'origine ne concerne pas seulement le père et la mère. Ghalia a connu plusieurs arrêts maladie sur un temps assez court, liés en partie à des problèmes de tension, mais aussi *« à cause de la dépression »* liée au cancer de sa sœur, dont elle a dû s'occuper.
Les travailleurs mûrissent, leur famille vieillit. Les parents demandent du temps, de l'énergie, et les enfants en bas âge ont besoin de parents en bonne santé. Les arrêts maladie apparaissent plus souvent nécessaires, voire indispensables alors : d'une part le travail passe au second plan, après les obligations familiales, et ne constitue plus une raison suffisante pour s'en passer ; d'autre part, le cumul des responsabilités professionnelles et familiales conduisent à des états où l'arrêt est perçu comme la seule voie de sortie. Mais une étape postérieure dans la maturité modifie ce mouvement. Les parents, ont fait leur temps, et les enfants grandissent, demandant moins de soins : *« Maintenant mes parents sont décédés, mes enfants sont grands, j'ai aucune raison de faire un burn-out. »*

Ainsi l'expérience et les expériences influent sur les arrêts-maladie. Dans tous les remodelages qui s'opèrent, le recours à l'arrêt maladie apparaîtra comme une option plus ou moins appropriée, attestant du caractère « intelligent » de cette pratique.

4. L'ARRÊT MALADIE DÉPEND DU CONTEXTE PRÉSENT

Même lorsque les travailleurs perçoivent le bien fondé d'un arrêt, ils commencent par examiner s'il est possible et acceptable de s'absenter, en fonction du contexte professionnel, mais aussi social, et des valeurs qui les fondent.

4.1 La compréhension et la prise en compte du contexte professionnel

4.1.1 Les pratiques sur le lieu de travail : on analyse, on se compare

Les milieux professionnels ne fonctionnent pas tous sur les mêmes modèles. Les salariés vont chercher à s'adapter aux normes de comportement faute de quoi ils risquent d'être rejetés par les collègues (Sainsaulieu, 2014). Les arrêts maladie n'échappent pas à la règle. Dans les scènes de musique actuelles, on connaît les codes du milieu, on peut les comparer à ce qu'on voit ailleurs : *« Mon meilleur ami il travaille chez Bouygues dès qu'il pouvait leur en coller un, voilà. C'est une pratique... tout le monde le fait [...] C'est pas pareil dans notre secteur d'activité. »* Les équipes permanentes sont généralement constituées de petits effectifs qui doivent souvent travailler ensemble. Il est alors facile de percevoir et de comprendre les pratiques en vigueur sur le lieu de travail, et celles-ci s'imposent spontanément : *« dans l'équipe, autant qu'on est, tu essaies de faire... sans aller chez le médecin. »* Parfois l'influence de ces normes locales est exprimée. On leur attribue une source, qui peut être le modèle insufflé par un « agent significatif », par exemple le Directeur à l'Octave : *« on a un directeur, responsable RH, qui lui ne tombait quasiment jamais malade, faisait des heures de ouf, et avec cette image là.... ».* Les agents significatifs sont souvent les collègues, qui énoncent les normes locales à demi-mot : *« Elisa m'avait dit que ça faisait six ans qu'elle était là et qu'elle avait jamais eu d'arrêt ou très peu, et du coup je me suis dit que ça fait qu'un an que je suis là et que je devrais pas m'arrêter, déjà quoi. »*

Chez les infirmiers et aides soignants, qui se côtoient au quotidien, on a aussi une idée de ce qui se fait, sur place : *« Oh y en a beaucoup qui viennent travailler même malade dans le milieu des soignants ; on se les passe les angines. »*

L'observation et l'intégration des normes du lieu de travail est moins flagrante parmi les aides à domicile qui se croisent rarement. On sait que *« c'est toujours les mêmes »* qui s'arrêtent, pourtant on *« ne les voit pas ». « Ce qui se fait »*, dans ces conditions, se transmet de façon allusive : *« C'est le bouche à oreille, c'est les patrons qui nous disent. C'est les réactions des trois qui sont dans leur bureau. »* Ce qui n'empêche pas les salariées de se comparer, de se positionner en fonction de ces bribes ou du règlement. On comprend qu'on sera soi-même mal vu si on adopte certains comportements.

4.1.2 Choisir le bon moment

Quand on interroge sur le processus qui conduit, ou non, à s'arrêter, d'autres éléments de réflexion relatifs à l'observation du contexte professionnel apparaissent. Il s'agit tout d'abord de savoir si c'est le bon moment pour s'arrêter, au vu des besoins de l'activité.

On hésite lourdement quand les collègues sont en vacances. Aussi bien chez les soignants : *« Par exemple si je me refais mal la veille d'un week-end de Noël j'aurai vachement du mal à m'arrêter. Vachement du mal. Parce que les patients faut aller les voir. »* Que chez les encadrants : *« Et puis au mois de mai juin c'était pas le moment d'être en arrêt maladie. Y en a beaucoup qui partent en vacances en mai juin. Donc y a des moments pour être malade et pas d'autres ».* Ils pensent aussi à leur propre travail : *« Après je réfléchis au travail que j'ai, est-ce que j'ai des tâches urgentes à finaliser le jour-même, que je suis seul à pouvoir faire ».* Ironiquement, on ne se verrait pas absent dans les périodes où il y a déjà beaucoup d'absents (par exemple les périodes de vacances), mais ce sont aussi les périodes où, du fait de ces absences, il y a plus de travail pour ceux qui restent, où travailler malade est donc plus ardu.

Quand l'activité est organisée en « saisons » comme dans le secteur culturel, avec des temps fort, les salariés ont conscience que tous les moments ne se valent pas pour s'absenter. Ainsi *« y a des moments où on se verrait pas absent »*, dira Ludivine à l'Octave, *« quand c'est en pleine plaquette par exemple », « c'est pas possible ».* Pour Catherine, *« c'est très lié à la période dans laquelle on est dans la saison. Si c'est pas une période où on est plus que surchargé et que je vais pas bien j'irai plus facilement voir un médecin. Si on est vraiment hyper-*

bookés là je viens quand même et j'irai voir un médecin plus tard ». Quand ils ressentent le besoin de s'arrêter, les salariés qui le peuvent cherchent le moment adéquat. Encore faut-il que l'organisation du travail prenne en compte l'éventualité de la maladie et des arrêts qui peuvent en découler. Ce qui n'est pas toujours le cas : pour Dessors (2004), « La présence sur le lieu de travail est devenue la norme : l'organisation du travail prévoit une marge de manœuvre très faible, elle compte sur la présence de tout le monde. Il suffit de rendre de plus en plus ardu le travail et ses conditions pour qu'une endurance exceptionnelle devienne la norme. » Dujarier (2006) parle quant à elle de milieux où « la prescription du travail et son contrôle sont [...] construits sur l'hypothèse que les salariés sont en constante bonne santé, qu'ils sont prévisibles, réguliers, performants, compétents, fiables et obéissants. En un mot: parfaitement surhumains. » Dans ces contextes où « l'organisation du travail [est] bâtie et déployée largement sur une quantité d'hypothèses douteuses, voire fausses », il n'y a jamais de « bon moment » pour s'arrêter. Les équipes sont peu nombreuses, tous les salariés ont des postes à responsabilité, dont ils peuvent difficilement s'absenter sans compromettre l'équilibre de l'activité, et tous savent que leurs collègues déjà *« plus que surchargés »* ne pourraient pas supporter la charge supplémentaire que leur absence occasionnerait. Comme le conclut Catherine dans l'extrait d'entretien précédent : *« Si on est vraiment hyper-bookés là je viens quand même et j'irai voir un médecin plus tard, quand on aura un peu géré tous les dossiers, que ce sera un peu plus tranquille... si ça existe, les moments où on est un peu plus tranquilles. Ce serait à vérifier. »*

4.1.3 Adapter les préconisations du médecin en fonction des besoins de l'activité

On l'a vu, la relation entre le médecin et le patient a évolué. Le patient n'est plus un ignorant supposé obéir à l'expert. Il négocie. Il fait des compromis (« healthy compromises ») en fonction du contexte social et des ses contraintes (Graham 1984, cité par Nettleton, 2013). Dans le cas du recours aux arrêts maladie, la négociation qui s'opère prend effectivement en compte ces contraintes, notamment la contrainte financière, comme nous l'avons vu plus haut. Elle est aussi liée aux exigences de l'activité, considérée comme une donnée fixe, et à laquelle les autres données, par exemple la durée des arrêts, doivent s'ajuster : *« j'ai un arrêt d'une semaine mais je le donne pas, je me dis que deux jours ça devrait suffire. »*

4.2 Des pratiques influencées par les représentations sociales

Ainsi, les salariés observent et intègrent les modes de fonctionnement locaux concernant les arrêts-maladie et s'adaptent à ces usages. En s'attardant aux motifs énoncés, on s'aperçoit rapidement que ce ne sont pas seulement les normes en vigueur dans le milieu de travail qui conditionnent le recours à l'arrêt, mais les représentations sociales qui lui sont liées. Les pratiques locales, incarnées dans l'organisation du travail et actualisées in situ par les collectifs et la hiérarchie, peuvent éventuellement être considérées comme des déclinaisons du modèle dominant et des représentations qu'il véhicule. Les éléments tangibles décrits plus haut et sur lesquels s'appuient les salariés pour justifier leur pratique relèveraient alors en grande partie de la rationalisation a posteriori.

4.2.1 L'arrêt maladie comme problème pour l'entreprise dans un monde gestionnaire

Le modèle gestionnaire qui a pendant longtemps caractérisé le secteur privé lucratif a progressivement envahi tous les secteurs et concerne désormais aussi bien les activités de « care » que le monde socio-culturel (Laville, 2010 ; de Gaulejac, 2005). Dans les musiques actuelles, il prend la forme d'objectifs à remplir (formalisés dans les projets associatifs des scènes de musiques ou les conventions d'objectifs signées avec l'Etat), assortis d'évaluations, de contraintes budgétaires strictes : *« Il y a peut-être plus de moyens, mais beaucoup de choses se font avec des bouts de ficelle, on tire sur tout, on cherche des partenaires pour éditer nos tracts, la plaquette y a des encarts de pub, ... on se fait prêter du matos... toutes les dépenses on cherche une recette en face ».* Le modèle de l'entreprise prend encore d'autres formes : pour continuer à fonctionner, il faut garder sa place de leader dans un monde concurrentiel : *« Maintenant il y a une notoriété qu'il faut préserver, un historique qu'il faut pérenniser. Y a un peu de*

montée en puissance des ambitions, de vouloir être présent sur plein de domaines, développer des choses nouvelles, de faire mieux, de proposer du qualitatif en permanence aux adhérents. »
Dans l'aide à domicile aussi, il faut faire le maximum en très peu de temps, chaque minute compte (coûte), dans un souci de rationalisation de plus en plus net. Les aides ont également intégré la conception d'un lieu de travail soumis à un système plus global, concurrentiel, qui les contraint. Certaines incriminent le *« système »* exténuant, d'autres voudraient que les supérieurs *« fassent des contrôles et qu'ils mettent une prime à celles qui travaillent »* car *« ça motiverait toutes celles qui ne foutent rien et Dolmen aura une meilleure presse. Parce que ses clients il y en a beaucoup qui partent ».*
Dans ce modèle, l'arrêt maladie est immédiatement vécu comme problématique par les salariés eux-mêmes : *« L'équipe, qui fonctionne à flux tendu, qui arrive à maintenir un équilibre tant bien que mal, ben dès qu'il y a un arrêt maladie ça vient un petit peu déséquilibrer l'ensemble. »* On peut y voir une « reconfiguration des dispositifs de normes depuis la raison économique », le primat « d'un impératif de rentabilité posé comme norme des normes », celle qui « sous-tend tous les lieux du social aujourd'hui » (Leblanc, 2014). La « monétarisation des choix » qui a envahi notre système de pensée rend chacun responsable du coût qu'il représente, allant jusqu'à faire supporter à chacun une partie de ce coût, dans « une logique générale des rapports humains soumis à la règle du profit maximal » (Dardot, Laval, 2009). C'est dans ce contexte que les comptes de la santé peuvent être considérés comme un « motif cognitif », un ensemble structuré de bonnes raisons qui produisent des effets de convictions plus ou moins puissants (Benamouzig, 2005), conduisant à assimiler arrêt et abus.

4.2.2 L'arrêt maladie comme abus

Très rapidement (cette dimension sera développée dans la partie sur l'aspect moral des arrêts) les salariés parlent du « trou de la sécu ». Objectivé par des statistiques régulièrement produites dont les résultats sont scandés dans les médias, il a envahi les façons de voir et d'agir. On se défend d'en être à l'origine : *« Elle peut pas se plaindre de moi la sécurité sociale » ; « c'est pas moi qui ait fait le trou hein. C'est pas nous les aides à domicile qui avons fait le trou. »* Il n'est plus possible de dissocier l'arrêt de l'abus, on fait le compte des arrêts passés, on essaie qu'ils ne franchissent pas un nombre raisonnable : *« Moi j'ai été [...] une fois plus d'un mois et demi, la deuxième fois pareil, et là un mois... c'est trop ! »* L'emprise est telle que ceux qui en parlent admettent qu'ils n'en ont jamais constaté dans leur entourage - parfois même ils s'en défendent avec véhémence - mais ils en entendent parler autour d'eux, surtout dans les médias : il y en a, on le sait. Olivier, à l'Univers, explique comment :

- Et vous en connaissez, des gens qui en abusent ?

- Personnellement vous voulez dire ? Non.

- Mais comment vous savez que ça existe ?

- Ben c'est des... c'est par rapport à soit de statistiques, soit des on-dit... c'est forcément. Forcément si un système est mis en place y a forcément des abus, y a toujours des gens qui essaient... c'est la logique je pense, y a toujours des gens qui essaient de profiter d'un truc mis en place. Et ça peut pas être quelque chose d'infaillible.

4.2.3 Une faille dans une société de la performance

Ehrenberg (2011) observe la montée puis l'enracinement, depuis les années 1980, du « culte de la performance », et de la « soumission aux normes de performance ». Dans ce contexte la maladie ne serait plus seulement une atteinte à la force de travail mais une atteinte aux capacités d'épanouissement, de réalisation de soi (Herzlich et Pierret, 1984). Rousseau (2012) note qu'« être présent jour après jour serait une espèce de test qui confère à celui qui réussit l'épreuve une aura d'héroïsme ». Les interviewés sont fiers de n'avoir *« jamais pris un arrêt maladie »*, et même mieux : ils ne sont *« jamais malades »*. Ils ajoutent souvent un commentaire humoristique et vaguement superstitieux : *« pourvu que ça dure », « je touche du bois »*. Et dans un souci d'exactitude, ils modèrent parfois leurs dires : *« Moi je m'arrête jamais. Vous pouvez leur poser la question, je m'arrête jamais. C'est rare c'est rare c'est rare » ; « Mais moi je suis jamais malade... jamais... très rarement »*. Rappelons que ce comportement - alors que la valorisation de la performance touche l'ensemble de la société - est souvent attribué par les personnes interviewées à une disposition personnelle (*« mon caractère », « dans ma nature », « je suis pas du genre à »)* issue du modèle familial : *« mon père par exemple il a jamais pris un arrêt-maladie, mes grands-parents non plus »*. Encore plus probant :

- Nous sommes une famille de centenaires... on est vraiment increvables dans ma famille, tu vois y a pas de maladie, machin, de cancer, d'Alzheimer, ma grand-mère elle avait 107 ans, à 101 ans elle allait encore dans les champs donner à bouffer aux vaches, traire les vaches, elle lisait son journal sans lunettes. Et j'ai 12 à chaque œil. Ça n'a rien à voir (il rit)

- Donc jamais d'arrêt parce que jamais malade?

- Voilà. Je ne prends jamais de médicaments

Si l'on ne fait pas partie de cette catégorie, il faut réagir avant de tomber malade ou de devoir s'arrêter, et pour cela s'astreindre à une discipline personnelle : *« Tu surveilles ton hygiène de vie, quand tu vois que... ben tu te couches plus tôt, tu manges... j'en sais rien mais... »* L'arrêt témoigne d'un manquement à la vigilance exigible pour toute personne responsable de sa santé (Détrez, 2002), comme le suggère Hasna, aide soignante : *« Un arrêt c'est le signe, ça voudrait dire que j'ai abusé. Que j'aurais dû m'arrêter avant »*.

Lorsqu'on tombe (quand même) malade, pas question de foncer chez le médecin, de jouer les assistés : *« Si j'ai mal à la gorge ben voilà j'ai mal à la gorge, je prends un thé, je bois un coup de rhum, et on n'en parle plus » ; « Tu vois je m'étais mis un bout de verre dans la main, dès que je portais un truc ça me faisait mal. Ben j'ai pris un couteau, je me suis ouvert la main, j'ai sorti le bout de verre, j'ai pas été chez le toubib, j'ai mis un bout de scotch, un pansement là, et on n'en parle plus »*. La psychologue de la Concorde constate que l'arrêt signale *« une faiblesse de la personne »*, ou pire : *« Ça ressort des entretiens que j'ai eus avec les auxiliaires de vie, "quand je suis en arrêt maladie j'ai l'impression que je suis bonne à rien" »*.

4.2.4 Une parade acceptable à l'abus de présence et à l'exigence d'hyper-investissement

On a longuement développé la pression exercée pour que les salariés s'engagent pleinement dans leur travail et s'y rendent en toute circonstance, jusqu'à les mettre en danger. Diane emploie à ce sujet le vocabulaire de l'addiction : *« Pour ma santé il fallait que je décroche de l'Octave [...] il fallait que je décroche quoi. »* Dans certaines conditions, par exemple quand « le sens d'un sacrifice devient trop ambigu » et que « le bien et le mal ne sont plus évidents pour tous », « la mise en avant de la souffrance » peut être une façon de « réclamer sa part de reconnaissance d'innocence ». « La santé peut même apparaître comme séparée de la personne, elle représente un état qui s'impose à elle et l'usure est alors une preuve physique qui se situe au delà du jugement moral. » (Loriol, 2000) La maladie (comme le suggère Loriol, 2002, au sujet la fibromyalgie) autorise à se soustraire de ses obligations, à « ne pas respecter la norme pour soi sans la remettre en cause pour autant », dans une « déviance tolérée et contenue ». Elle justifiera par exemple un arrêt prolongé, comme ce sera le cas pour Fabian, dont le sur-investissement n'est pas reconnu ni récompensé, et qui se *« pose beaucoup de questions »* : *« Le médecin m'a dit que c'était pas forcément lié à l'asthme ce que j'ai... ça pourrait être la pollution, ça a vachement empiré depuis la canicule... Et puis les pollens, cette année... Et puis tous les trucs liés au stress quand même, ça joue, quand t'as des pics de stress ».* Ou encore (Rousseau, 2012) la maladie donnera de « bonnes raisons à cette forme de retrait » et permettra de ne pas subir les conséquences d'une absence « injustifiée ». A la Concorde l'assistante du directeur, chargée de noter ces absences sur l'ordinateur, fait bien la différence : *« Quand on regarde celles à temps plein elles vont voir un médecin qui leur donne un vrai arrêt. Les autres elles viennent le lendemain comme si de rien n'était.»* L'arrêt maladie, quoiqu'il soit souvent l'objet de suspicion de la part du personnel administratif, reste le seul moyen autorisé lorsque le travail se fait trop lourd. Chez Bien chez soi, les encadrants ne peuvent rien dire face à un arrêt médicalement prescrit (*« ils le diront jamais en face »*) tandis que d'autres motifs d'absence, même très sérieux, donnent lieu à des commentaires : *« Y a pas longtemps j'ai dû annuler une astreinte le week-end parce que ma mère était très malade et je lui ai dit "Sylviane il va falloir que tu me remplaces" et je lui ai expliqué, elle m'a dit "comment je vais faire", leur seul souci c'est ça, vous voyez ? Y a trois ans quand mon père il était décédé, je devais emmener une mémère en vacances et c'était tout bénef parce que pour moi aussi c'était des vacances, et j'ai appris la veille que mon père était décédé donc je pouvais pas partir. Là j'ai appelé la personne pour lui dire et elle aussi tout ce qu'elle a dit c'est “vous me mettez dans l’embarras“, moi je viens de perdre mon père, elle je la mets dans l’embarras. »*

5. Eléments de conclusion

« Le processus qui conduit à l’absence dépend de tout une chaîne de micro-décisions, lesquelles sont conditionnées par la trajectoire professionnelle, les dispositifs médicaux existants, l’état de santé des personnes, la capacité de chacun à faire face ou non à une situation» (Dodier, 1982). La décision finale émane d’un « soliloque [dans lequel] l’état de santé est pris en compte mais pas suffisant. » L’absence a des conséquences, notamment sur les autres, cette décision n’est pas gratuite. C’est « une réponse pragmatique à des situations mouvantes » (Rousseau, 2012). L’arrêt maladie, présenté souvent comme une pratique individuelle voire individualiste, révèle en réalité une forte dimension collective : la décision d’y recourir ou non est influencée par les normes en vigueur au niveau sociétal, professionnel, familial, et, surtout, elle prend en compte ceux sur qui l’arrêt pourrait avoir un effet. Dans la partie suivante, la façon dont ces conséquences sur autrui sont prises en compte sera davantage développée, dans une approche de l’arrêt maladie comme pratique morale, inscrite dans une relation aux normes de justice en vigueur.

CHAPITRE 3
UNE PRATIQUE MORALE EN CE QU'ELLE PREND EN COMPTE LES CONSÉQUENCES DE MES ACTES SUR AUTRUI

On peut facilement imaginer en quoi la pratique des arrêts maladie peut être qualifiée de morale : on réfléchit aux conséquences présumées de l'arrêt maladie, dans un mélange de conscience professionnelle, d'éthique du travail, et de souci de l'autre. Hansen et Andersen (2008), par exemple, donnent des arguments dans ce sens. La « morale du devoir », qui consiste dans la philosophie morale de Kant à faire passer le devoir avant le plaisir ou l'intérêt, caractérise assez bien cette forme de « pratique morale ». Souvent, cette morale conduira à renoncer à s'arrêter, parfois elle incitera à l'arrêt - par exemple pour éviter la contagion, ou exprimer un refus de conditions de travail moralement inacceptables. Sur le terrain, d'autres considérations d'ordre moral se dessinaient, donnant aux arrêts un caractère plus ou moins acceptable, légitime, abusif. Plus ou moins « juste ». Le chapitre 3 s'attachera à montrer comment les travailleurs se soucient des conséquences de l'arrêt maladie - sur les collègues, les clients, le bon fonctionnement de l'activité sur leur lieu de travail, etc - avant de « choisir » ou non d'y recourir. Dans le chapitre 4, l'idée que les travailleurs mobilisent une conception du « juste » pour prendre et juger cette décision sera détaillée.

1. UNE ATTITUDE MORALE : LA LOYAUTÉ ENVERS LES COLLÈGUES

« Mettre l'homme au travail chronométré fut la grande affaire du capitalisme, un capitalisme un peu primitif, dépassé aujourd'hui, puisque le salarié a tellement intégré la nécessité du travail qu'il tient son propre chronomètre et se fouette lui-même» (Maris, 2010). Les méthodes managériales héritées des années 1970 et 1980 auraient conduit à invisibiliser la contrainte managériale, en la reportant sur les usagers ou clients, l'auto-contrôle, ou encore les collègues. Concernant ces derniers, les études de Baker-McClearn, et al (2010) ou de Ashby et Mahdon, (2010), parmi d'autres, en font une source de pression qui expliquerait en partie la présence au travail des salariés malades. On apportera un point de vue complémentaire en s'attachant aux motifs énoncés par les personnes interrogées ici : si pression il y a, elle résulte aussi, ou surtout, du poids de la morale qui nous enjoint de ne pas faire porter aux collègues les conséquences de nos actes.

1.1 Quand l'absence est vécue comme une atteinte portée aux collègues : le cas de l'Octave

A l'Octave, on ne s'arrête qu'en dernier ressort, la loyauté prévaut. Le souci des collègues est exprimé par tous, on ne veut pas s'arrêter pour ne pas les laisser face à une masse de travail supplémentaire : *« On se dit qu'on laisse les autres collègues tout seuls, donc là y a la culpabilité*[24] *(...) et de fait quand t'as des personnes qui sont déjà en surcharge de travail et que t'es plus là ça fait que les autres sont encore en sur-surcharge de travail. »* Et quand malgré tout on est absent : *« je pense à mes collègues, j'espère qu'ils s'en sortent, qu'il y a pas trop de galères. »* Les valeurs de coopération, de solidarité, de participation, sont perçues comme partagées par tous. Le projet même de l'association mentionne par exemple que l'Octave « défend des principes de citoyenneté par la vie de groupe, la confrontation et le partage ». Le travail y est pensé comme un bien collectif et organisé dans une interdépendance forte. A l'Univers, la situation n'est pas vécue de la même façon.

1.2 Quand l'absence ne pénalise pas les collègues : l'Univers

L'Univers est de taille plus modeste, une dizaine de salariés, quelques bénévoles parfois. Quoique les absences des uns puissent avoir des répercussions sur la charge de travail des autres, cet aspect apparaît beaucoup moins préoccupant pour les salariés, qui expriment plutôt une sorte de fierté à ne pas se laisser envahir par le travail, à prendre du recul, signifiant ainsi qu'ils ont mûri et abandonné leur naïveté. Selon le responsable administratif, une absence ne pose pas de

---

[24] les regards diffèrent sur le sentiment de culpabilité, qu'on peut juger utile ou pathogène, mais on s'accorde généralement à considérer qu'il est lié à la morale, soit qu'il la fonde en partie, soit qu'il en découle.

problème : *« permettre aux salariés quelques jours dans l'année de se former c'est pas gênant »*. Dans l'équipe, un surplus de travail n'est pas redouté comme à l'Octave. Il peut même être source de plaisir : *« C'est chiant de donner du boulot aux autres. Mais si on est malade ou si on est indisponible, ben voilà on le fait quoi même si c'est pas une maladie. Ça fait partie de l'aventure aussi. Et moi ça me fait plaisir de rendre service. Du coup j'ai pas trop mauvaise conscience de laisser du boulot aux autres. Et des fois c'est sympa de faire des trucs différents. »* L'impression que l'absence ne va pas peser sur les collègues incite à une relation plus tranquille aux arrêts maladie. Il n'y en a quasiment pas, ils sont de courte durée, mais cela peut arriver sans susciter un grand émoi, sans culpabilité.

L'impact présumé de l'absence sur la charge de travail des collègues semble influer sur le recours aux arrêts maladie. On peut se demander comment il agit lorsque cette répercussion n'est pas perceptible. Le secteur de l'aide à domicile permet une comparaison intéressante, car les aides à domicile, dans les deux structures étudiées, ne se voient presque jamais, tandis que le personnel administratif, les aides soignantes et infirmières de la Concorde se côtoient à des degrés variables.

1.3 Quand le souci de ne pas pénaliser les collègues prédomine : le cas du personnel de bureau de la Concorde

A la Concorde, qu'il s'agisse du service prestataire, mandataire, ou du service de soins, on trouve un responsable et ses équipes de coordonnateurs. Ils se déplacent tous au domicile des clients à plusieurs reprises, mais l'essentiel de leur activité se déroule dans les locaux de l'association. La responsable du service mandataire décrit ainsi l'état d'esprit dans les bureaux : *« Il y a un respect des collègues qui fait qu'on ne les laisse pas, et je parle pour l'ensemble des personnes qui travaillent ici »*. Les coordinatrices le confirment : Noémie est *« très contrariée par rapport aux collègues »* lorsqu'elle tombe malade, alors même que *« les unes les autres on dit aux collègues malades "reste à la maison ça sert à rien" » ;* Perrine, apprécie que le directeur remarque le peu d'absences, car *« ça veut*

dire que vis-à-vis des autres entre collègues on a un super respect ». On a pu observer que les salariés essaient de choisir le *« bon moment »* pour s'arrêter, au vu des besoins de l'activité. Ils le choisissent aussi en fonction des collègues : *« On va m'opérer, donc je vais essayer de prévoir à quelle période ce serait mieux, faut penser aux autres quoi. »*
Pour les aides, la norme n'est pas la même.

1.4 Quand les collègues sont mystérieusement absents… des discours. Des collègues invisibles ou invisibilisés chez les aides à domicile

Chez Dolmen, dans l'agence étudiée, les aides à domicile ne se connaissent pas. Il en est de même à la Concorde pour les auxiliaires de vie, dernier échelon dans le degré de qualification des salariées, après les infirmières et les aides soignants. Elles se croisent parfois, par hasard, mais pour l'essentiel elles n'ont *« pas de contacts avec les collègues »*. Elles ne savent pas qui elles remplacent, ni pourquoi : quand il y a une absence *« ils essaient tout le monde, sûrement, dans l'urgence. »* Les collègues n'apparaissent pas dans le choix de recourir ou non à l'arrêt maladie.
Les aides soignantes de la Concorde, par contre, peuvent se retrouver dans les murs de l'association lors des réunions hebdomadaires ou de la coupure quotidienne. Il y a aussi un *« roulement »* (plusieurs soignantes interviennent chez les mêmes personnes), ce qui nécessite un échange d'information, des contacts. Elles s'arrangent entre elles lorsque l'une est en avance sur son planning et une autre en retard. Elles ne sont pas pour autant dans une relation permanente avec les collègues et leur prise en compte n'est pas prédominante dans le recours à l'arrêt : *« On discute pas trop de ça. On se rend compte qu'un collègue est malade quand on doit le remplacer. Quand on demande ce qu'ils ont, on nous répond qu'ils sont en arrêt maladie. »*
Les infirmières sont souvent au bureau, s'y rencontrent presque tous les jours. Dans ce contexte, elles rechignent à s'absenter, car *«les collègues ont déjà leur travail »* : *« je pense tout de suite que j'ai pas envie de foutre dans la merde mes collègues. Je vais essayer de faire la matinée pour pas les déranger. »*

L'échantillon de personnes interviewées relativise les résultats. Il s'agit plutôt d'éléments de comparaison, de petit supplément de compréhension, tendant à confirmer que la fréquentation quotidienne des collègues de travail influe sur le recours aux arrêts.

1.5 Quand l'absence des uns fait le mieux-être des autres, s'arrêter peut être aussi une attitude morale

Lorsque les collègues sont mentionnés, c'est plutôt pour expliquer qu'on hésite à recourir à l'arrêt maladie pour ne pas les mettre dans l'embarras. Pourtant, penser aux collègues peut avoir l'effet inverse. L'absence peut avoir des effets positifs sur eux, ils rendent alors l'arrêt maladie plus facile à accepter ou simplement évident. Ils peuvent aussi être constatés a posteriori et remodeler alors la perception des travailleurs quant à leur place sur leur lieu de travail.

1.5.1 - La contagion

Un des motifs le plus spontanément évoqués lorsqu'on demande de penser à des cas où il faut s'arrêter est celui de la maladie contagieuse. Il intervient particulièrement dans l'aide à domicile où les employés craignent de contaminer des clients généralement âgés ou malades. Par comparaison, contaminer les collègues, moins vulnérables, ne semble pas déterminant : *« Ici on se contamine un petit peu entre nous mais bon, voilà. Quand l'une est malade de toute façon les autres le sont aussi. »* Ce qui exaspère cette salariée de L'Octave, pour qui la contagion ne se négocie pas : *« Alors moi quand je vois quelqu'un qui est malade dans mon boulot et qui vient quand même je lui en veux parce que je me dis qu'il va me donner sa maladie. Je lui dis reste chez toi, je veux pas de tes microbes. »*
La question de la contagion n'est pas fortuite. Delalande (2008) nous rappelle à ce sujet le lien qu'elle entretient, selon Léon Bourgeois, avec la morale : c'est dans le contexte de la propagation de la tuberculose qu'il théorise dans les années 1890 une nouvelle doctrine sociale, dont le principe de solidarité constitue la clef de voûte. Bourgeois reconnaît volontiers que les recherches scientifiques de Pasteur sur la contagion microbienne sont à l'origine de ses réflexions sur l'interdépendance entre les hommes et les générations. Riches et

pauvres sont selon lui exposés de manière identique aux maux biologiques et sociaux, les souffrances endurées par les uns se répercutant inévitablement sur la vie des autres. La contagion fait apparaître que le bien de chacun ne dépend plus seulement sa propre conduite mais aussi de celle de son voisin. Dans des contextes d'interdépendance, se tenir à l'écart des collègues ou des clients que l'on risquerait de contaminer est une façon de se montrer vertueux envers eux. C'est aussi au nom de la solidarité et de la santé collective que le gouvernement français exigeait le télé-travail chaque fois que cela était possible lors de la pandémie de Covid-19.

1.5.2 Quand l'absence profite aux présents

À la Concorde, les aides à domicile du service mandataire ne travaillent généralement pas à plein temps et sont à la recherche d'heures de travail supplémentaires. Pour elles, remplacer une collègue malade est une aubaine : le salarié *« sera payé pour ces heures qu'il fait en plus, et en plus il aura la prime de précarité, parce que l'employeur va l'embaucher en CDD »*, explique la responsable du service. C'est de cette façon que raisonnent aussi les salariées : *« Mes collègues, ça leur fera de l'argent en plus, ça les arrange. Quand vous êtes arrêté ou en vacances ils prennent vos heures et ça leur fait des heures en plus. Y a toujours du monde pour travailler. »*

1.6 En première conclusion : la prise en compte des collègues, une morale égalitaire à l'œuvre

Sur les terrains étudiés, le système fonctionne en s'appuyant sur chacun, et l'interruption du travail des uns impacte celui des autres. Dans ce contexte, le principe qui se dégage des entretiens est que chacun devrait faire sa part avec le souci de l'égalité et du respect mutuel. « Je ne fais pas ce que je ne voudrais pas qu'on me fasse » pourrait s'appliquer assez littéralement, en particulier dans le travail à domicile, où les collègues ne sont pas identifiées. Les extraits d'entretien qui suivent illustrent les deux faces de ce commandement.
Côté pile :

> –*Et quand vous êtes absente, vous pensez à vos collègues qui vont vous remplacer?*

- *Non pas du tout, c'est tout une équipe, ils sont organisés. Moi quand je remplace quelqu'un on me donne pas la raison pourquoi ils sont pas là.*

Côté face :

- *Et ça vous est arrivé souvent par contre de remplacer des collègues en arrêt maladie?*
- *Oui, ça me dérange pas du tout, ça peut m'arriver aussi donc ça me dérange pas.*

Lorsque cette convention tacite n'est pas respectée et qu'on connaît le contrevenant, les sanctions tombent, comme lorsque Martial à l'Univers *« punit »* son collègue, trop souvent absent à son goût, en lui laissant toutes les tâches ennuyeuses pour compenser le surcroît de travail occasionné par ses arrêts.

2. Une attitude morale : loyauté envers les destinataires de l'activité

La prise en compte de l'autre ne s'arrête pas aux collègues. Les destinataires de l'activité, qui risquent d'être pénalisés par un travail pas ou mal fait en l'absence du prestataire, sont aussi mentionnés dans l'exposé des motifs qui font hésiter à recourir à l'arrêt maladie. Pour les aides à domicile, il s'agit de clients ; dans les SMAC, ce sont les artistes accueillis et le public des concerts, mais également, dans le cas de l'Octave, des élèves des différents ateliers.

2.1 Un rapport au client ambivalent : le cas de l'aide à domicile

Dans l'aide à domicile, le rapport au client est pour le moins ambivalent (Benelli, 2011). Les personnes âgées, qui constituent l'essentiel de la clientèle, sont intéressantes : *« Je trouve ça plus intéressant de discuter avec elles. Elles vous apprennent beaucoup, elles ont déjà vécu. »* Elles sont aussi attachantes parce qu'elles attendent beaucoup des aides qui sont parfois leur seul lien avec l'extérieur : *« Ils ont besoin toujours de quelqu'un... Y en a qui sont tout seuls. Alors ils nous attendent. J'aime bien ça. »* De ce fait elles témoignent de la reconnaissance à leurs aides : *« Elle a appelé pour dire qu'elle était très contente de mon travail, je suis souriante, je suis*

douce, elle est contente de moi. » Souvent, ces personnes engendrent un sentiment filial chez les aides à domicile. *« La personne on est là pour lui, il faut prendre la personne comme si c'était votre personne à vous, l'aimer et le traiter comme votre père ».*
Attachants, intéressants, mais pas faciles pour autant. Les clients sont ingrats : *« on se donne plein plein plein mais eux ils hésitent pas hein, une elle a téléphoné au bureau pour dire qu'elle voulait ma collègue à ma place, simplement parce qu'elle savait faire des sushis... elles sont très ingrates ».* Ils rabaissent leurs aides par des attitudes supérieures, en les traitant comme des *« femmes de ménage »,* ce que celles-ci jugent dégradant, ou par des exigences qui évoquent *la couleur des sentiments* de Kathryn Stocket (2009) : comme dans ce roman, chez certains clients, les employées doivent utiliser des toilettes séparées, en mauvais état, à l'écart du lieu de vie. Ils sont aussi racistes : *« Ils peuvent rien dire mais vous voyez bien que ça les embête que vous soyez noir ».* Ils sont capricieux : *« Pour qu'ils prennent les médicaments il faut jouer au gendarme ; des fois quand ils voient que tu es trop exigeante que tu veux vraiment bien faire ils appellent "oh je veux plus d'elle envoyez-m'en une autre" ».* Certains dissimulent leurs médicaments dans les tiroirs et quand on les questionne affirment sans ciller qu'ils suivent scrupuleusement leur traitement. Ils sont hypocrites et peuvent être médisants : *« À vous elles vous disent rien mais après vous apprenez qu'elles ont dit du mal de vous à l'association. Y a une personne, elle peut accuser les filles de voleuses et tout.* Et si en plus ils sont malades, c'est le summum *: « Les malades ça peut vous mettre à bout. »*
Et pourtant…

2.2 Dans les actes, une attitude consciencieuse, responsable, différenciée, où l'affectif est déterminant

2.2.1 Des aides consciencieuses et responsables

En dépit des remarques parfois amères envers leurs clients, les aides à domicile ne se permettraient pas de *« de se mettre en arrêt comme les autres le font*[25] *»*, à la moindre occasion. Les aides ont conscience de

---

[25] Dans d'autres secteurs professionnels

la peur du changement pour beaucoup des personnes âgées : *« Á un certain âge ils ne supportent plus le changement », […] ils se disent "elle est pas là je vais avoir quelqu'un d'autre mais est-ce qu'elle saura me prendre, est-ce qu'elle saura faire ceci cela" ».* Elles savent que leur absence peut avoir des conséquences importantes pour les personnes dont elles s'occupent : *« elle est habituée à moi, quand je suis pas là elle mange pas, y a que moi qui sais vraiment comment la faire manger, et comment faire sa toilette sans qu'elle tourne mal ».* Leurs clients le leur disent : *« comment je vais faire quand vous serez en vacances ? ».* Aussi, bien que la gestion des absences soit, de l'avis de tous, très bien rodée, elles hésitent à prendre un arrêt maladie : *« on peut pas les laisser tout seuls »*, car *« avec ces personnes là, on est responsable. Voilà. »*

2.2.2 Des considérations pragmatiques

Certaines sont toutefois plus pragmatiques, elles savent que si elles sont malades *« on va bien trouver les moyens de les remplacer »*, que *« l'association va tout faire pour dépêcher quelqu'un, ils sont très efficaces pour ça ».* D'une certaine manière, on pourrait avoir la conscience tranquille en cas d'absence, puisque *« l'association est là pour parer ».* C'est entre ces deux attitudes, la certitude que les clients ne seront pas laissés à l'abandon, et la conscience de n'être pas totalement interchangeable, que se situent les aides à domicile : *« On dit souvent "personne n'est irremplaçable", mais en même temps on ne peut pas faire exactement comme celle qui était là. »*

2.2.3 Une attitude différenciée selon les besoins du client

Si on en croit leurs propos, les aides vont adopter une attitude différenciée, essentiellement en fonction du besoin qu'elles prêtent à leurs clients : *« Si ma tournée est facile à dispatcher, ce sera plus facile pour moi de m'arrêter [que] si c'est un pansement que je dois suivre par exemple » ; « Il faut être de mauvaise foi pour ne pas y aller quand c'est quelqu'un qu'on doit changer, laver, ou dans les cas urgent. »* En pratique, il n'est pas toujours facile de s'absenter « à la carte ». Les aides ont généralement plusieurs clients dans la même journée et les règlementations interdisent d'aller travailler lorsqu'on est en arrêt-maladie. En revanche, de tels arrangements sont possibles chez les travailleuses indépendantes, a fortiori lorsque leurs emplois ne sont pas tous déclarés. Ainsi Mariana a travaillé un temps dans des bureaux et parallèlement chez des particuliers. Elle a eu à cette époque un arrêt maladie mais elle a continué chez certains clients : *« ils étaient pas bien, ils connaissaient personne pour me remplacer, je pouvais pas tout faire mais quand même je faisais un peu la cuisine, je repassais, je le faisais pas bien mais ils étaient contents que je fasse un peu tout ça, donc je travaillais quand même un petit peu ; c'est des personnes qui peuvent pas... Alors le docteur, tout ça, moi je dis bon... Et ma fille quand elle avait pas d'école elle venait avec moi et elle m'aidait aussi. »*

2.2.4 Une attitude qui varie selon la relation établie avec les clients

Conformément à une stratégie détaillée par Loriol et al (2006), les aides opèrent une classification entre les bons et les mauvais clients. En particulier, les bons clients sont ceux qui leur permettent de faire du bon travail, et surtout le travail qu'elles considèrent comme étant le leur, reconnaissant ainsi la spécificité de leur métier : *« Elle c'est une de mes préférées. Elle juge bien mon travail, elle regarde pas par derrière. Elle a essayé 4 ou 5 filles avant moi mais ça allait pas. Elle m'a dit "si ça avait pas marché avec toi on partait, on restait pas avec Dolmen". Elle me prend pas pour une femme de ménage. Parce que je suis pas femme de ménage hein »*. À l'inverse, on trouvera dans les mauvais clients ceux qui justement les prennent pour des femmes de ménage, ou qui ne font *« rien du tout »*, se laissant par exemple soulever par les aides sans faire aucun mouvement pour simplifier leur tâche.

Lorsque les aides développent une relation d'affection avec leurs clients, et c'est souvent le cas, elles sont plus réticentes à s'arrêter :
« On est attachées à certaines personnes, c'est des gens qu'on a des fois depuis six ans, sept ans... et elles sont attachées à nous... Finalement on partage leur souffrance et quand nous ne sommes pas là... » Si malgré tout, il faut prendre un arrêt, et que l'organisation le permet, on se concerte : *« pas pour tous mais pour les personnes auxquelles on est très attachées et qui sont attachées à nous on fait l'effort de savoir qui va y aller comme ça on leur donne des trucs, des*

infos sur les gens, comment il faut faire avec eux, les habitudes [...] pour que ça se passe le mieux possible. »
Lorsque les clients sont eux-mêmes peu soucieux de la morale, on se ménage davantage : *« Avec l'expérience, je peux vous dire qu'on peut vite nous mettre au placard pour nous remplacer par quelqu'un d'autre, même si ça fait dix ans ; ceux-là, d'abord je pense à moi et après à la personne. »*

2.3 Clients, public, artistes : des destinataires du service anonymes

Les aides identifient leurs clients et en tiennent compte dans leur recours aux arrêts maladie. Il semble en aller autrement chez les administratifs de ce secteur comme chez les salariés des scènes de musiques actuelles.

2.3.1 Les services administratifs de l'aide à domicile

Dans les structures étudiées, les coordonnateurs et leurs chefs se déplacent aussi au domicile des clients, mais peu fréquemment. S'ils connaissent leurs clients, la relation qu'ils tissent avec eux n'est pas personnelle, ils peuvent donc facilement se remplacer : *« On travaille ensemble, donc si j'ai une visite demain ma collègue peut très bien y aller à ma place ».*

2.3.2 Un public absent des discours

De même, le public des concerts est très rarement mentionné comme élément influant sur la décision de recourir ou non à un arrêt maladie. La place pour le moins ambivalente qu'il occupe dans le travail des employés explique peut-être cet oubli. On voudrait un public nombreux, heureux, curieux, fidèle, capable de prendre des risques, preuves que le concert était réussi, que le travail des employés a porté ses fruits. Mais rares sont les concerts qui réunissent *« plein d'anciens, de nouveaux », « un public vraiment hyper-large »* et *« à la fois un public plus pointu ».* Parce qu'il ne combine pas ces qualités, le public devient une contrainte pour les travailleurs et un frein à leur épanouissement. Au point que, par un processus de défense observé par Bense Ferreira-Alves (2006), il pourra être tenu pour responsable des relatifs échecs dans l'organisation des concerts. Ainsi, lors d'une réunion à l'Octave, la lettre d'un spectateur mécontent est apportée par le directeur afin d'en discuter avec l'équipe. La réaction, presque unanime, était de faire porter la faute sur ce spectateur qui, manifestement, ne connaissait rien aux concerts, n'était jamais sorti de chez lui, sans doute ne fréquentait-il que des théâtres bourgeois ! Le constat de la responsable des relations sociales semble presque naïf à cet égard : *« Les spectacles qu'on monte... les gens qui travaillent dessus sont toujours dans la frustration ; le public est jamais à la hauteur, pas à la hauteur en nombre surtout, mais aussi en diversité, en âge, en périmètre géographique. »* Ce public idéal n'est pas seulement celui de l'imaginaire, mythique, des premiers temps des musiques actuelles. Il est aussi celui qu'exigent les financeurs publics dans les conventions d'objectif : les SMAC labellisées doivent ouvrir la culture à tous… tout en remplissant les salles, à la fois pour justifier l'apport en fonds publics et pour prouver leur capacité à générer des fonds propres. Cet idéal est hors d'atteinte et mieux vaut sans doute ne pas trop s'en préoccuper pour ne pas se laisser abattre. En outre, le caractère anonyme de cet ensemble indifférencié ne facilite pas sa prise en compte. Quelles qu'en soient les raisons, ce n'est manifestement pas pour lui qu'on travaille. C'est presque officiel : interrogé sur son pire souvenir, le Directeur de l'Octave mentionne un concert pour lequel *« le public est parti heureux voire extatique »*. Mais *« les raisons pour lesquelles on a organisé des concerts »*, ajoute-t-il, *« c'est pas pour [...] que le public soit heureux. C'est pour qu'il y ait une vraie adéquation entre les artistes qui sont sur scène, la structure qui les accueille, la façon dont ça se passe entre les deux »*.

2.3.3 Des artistes accueillis peu évoqués

Pour autant, ces artistes accueillis à l'Octave ne sont guère plus présents que le public dans les raisons qui feraient hésiter à prendre un arrêt maladie. Il faut dire que, comme le public, les artistes sont à la fois la raison d'être des SMAC (*« ils sont dans le lieu, ils répètent dans le lieu, c'est eux qui font vivre le lieu aussi » ; « dans les statuts, il y a un gros truc sur la découverte et le soutien local des groupes »*), des sources de plaisir et de fierté (*« mes meilleurs souvenirs sont liés aux groupes qu'on a reçus, avec lesquels ça s'est bien passé et surtout*

avec lesquels j'avais une affinité particulière ») et des causes de déception et de ressentiment (*« des concerts qui se passent mal, de par l'attitude d'artistes qui peuvent te plomber complètement une ambiance, c'est déjà arrivé et quand tu mets tout en oeuvre, quand t'as bossé longtemps en amont sur un projet, et que tu vois que le truc... soit pour une connerie, soit parce que l'artiste avec lequel tu travailles c'est une grosse tête de con, là c'est vraiment décevant »*). Ils engendrent aussi une pression supplémentaire, en particulier lorsqu'ils sont prestigieux et qu'ils participent au renom du lieu, et plus encore lorsque des liens, des habitudes communes, se sont créés au fil du temps. Ainsi à l'issue du concert d'un groupe très en vogue, le Directeur témoigne : *« En surface tout s'est bien passé, le public est parti heureux et on a rempli les objectifs financiers. Mais le montage du concert a été foireux, les artistes et leur équipe sont partis mi-figue, mi-raisin en disant "ouais ben si c'est ça l'Octave merci", alors que c'est des gens qu'on connaît depuis qu'ils sont tout petits, qui ont grandi un peu en même temps que nous... et au sein de l'équipe ça a créé un clash le plus violent que j'aie connu jusque là, et surtout y a plusieurs personnes dans l'équipe qui ont dit "ouais j'ai eu honte de travailler à l'Octave", j'avais jamais entendu ça. »*
Lorsqu'une relation ne s'est pas établie spécifiquement entre les employés des SMAC et les différents destinataires de leur activité, leur prise en compte revêt un caractère presque utilitaire, comme le disent les salariés de l'Octave et de l'Univers : *« on veut que tout se passe bien, du côté des artistes, des producteurs »*, parce qu'on est *« dans la machinerie du show »*, *« c'est toujours une belle aventure »*, c'est *« enrichissant »*. Seul le responsable des studios porte une attention systématique aux artistes accueillis lorsqu'il évoque son éventuelle absence ; s'il s'arrête, dit-il, *« des répétitions y en a plus »* car personne ne le remplacera.

2.4 La prise en considération des élèves à l'Octave

Pour les enseignants, c'est différent. Interrogés sur les raisons qui les poussent à venir travailler même malade, ils évoquent la spécificité du lieu (l'Octave est *« le dernier vestige de l'esprit associatif, on est engagé vis-à-vis des autres, et de soi-même »)* et du métier : *« Y a des gens en face, des gens avec un vrai visage », « on travaille avec de l'humain, on accompagne les élèves dans un processus et on se sent pas de les laisser tomber.* » Dans ce cadre, ceux qui s'absentent ont mauvaise conscience : *« Quand je reviens d'arrêt maladie je me sens quand même vaguement coupable vis à vis des étudiants ».* La culpabilité est encore plus marquée dans le cas des cours de FLE, les élèves accueillis étant *« des étrangers, donc des gens fragilisés, des gens qui comprennent rien. Rien comprendre ça rend parano. On est fragile. »*

2.5 - Une vigilance particulière envers les plus faibles

Dans cette attention différenciée portée aux « clients » au sens large, la vulnérabilité apparaît comme un facteur clé, aussi bien pour dissuader de s'arrêter (*« ce sont souvent des personnes qui comptent sur nous, vulnérables. C'est ce qui passe en premier »*) que pour y inciter : *« je pouvais pas aller travailler, c'est contagieux, c'est pas un cadeau pour les personnes qui sont déjà malades ou affaiblies ! »* Jugés peu vulnérables, les supérieurs hiérarchiques sont rarement pris en compte. Seules une infirmière (*« si on prévient à 8h qu'on vient pas les coordinateurs vont passer une heure à téléphoner et... On dérange vraiment »)* et une aide soignante, brièvement *(« Ma chef... Je culpabilise tout le temps»*), les mentionnent. Chacun son métier ! Celui des responsables n'incite pas à les plaindre : *« Elles sont dans leurs bureaux... c'est comme les mecs qui vont à la guerre tiens, il y a ceux qui vont à la guerre et puis il y a les généraux qui restent derrière, pareil. »*

2.6 Les conséquences invisibles

Le manque d'attention envers les supérieurs peut aussi s'expliquer par l'invisibilité des conséquences occasionnées. Quand les conséquences sont invisibles, on hésite moins à s'arrêter. On le remarque chez les professeurs de l'Octave, qui ne font pas le lien entre leurs absences et le travail supplémentaire qu'elles occasionnent pour le personnel d'accueil. Comme l'indique une des enseignantes : *« les élèves sont appelés, on leur dit qu'il y a pas cours et c'est tout ».* Pourtant, à en juger par la description qu'en fait celui qui, justement, doit les prévenir, c'est une autre paire de manche : *« Quand c'est des cours de quelques personnes ça va mais quand y a 20 personnes par cours... il faut les prévenir tous. Alors moi je les appelle, je laisse un message, et j'envoie en plus un mail. À chacun. Et comme on a de plus en plus d'élèves... »*

3. Une attitude morale : ne pas faire porter à son travail le poids de son absence

La présence au travail de personnes malades est en partie corrélée dans les enquêtes à la conscience professionnelle (eg. Hansen et Andersen, 2008). Il y a sans doute une part d'intérêt dans cette attitude morale, assimilable à une « éthique du devoir » qui « permet la construction d'une image de soi positive malgré les contraintes, le faible salaire et la pratique d'une activité peu valorisante » (Loriol, 2000). D'autres aspects se dessinent pourtant au fil des discours et observations ; le travail semble souvent appréhendé au travers d'un prisme anthropomorphique, la conscience professionnelle consistant alors à lui appliquer une attitude de respect qui évoque celle que l'on doit à ses semblables et à soi-même : *« moi je respecte le travail »*. On hésite à s'arrêter à cause des *« relations humaines que t'as avec ton travail et avec les individus avec qui tu travailles »*.

3.1 Se faire sain pour son travail

Le travail doit être traité avec respect, au point qu'on pourrait avoir l'impression que certains interviewés se font sains pour leur travail, comme on se fait beau pour aller en soirée. En cas de mal de dos, même causé par l'activité professionnelle : *« je me dis qu'il faut que je maigrisse, et je maigris. »* En cas de santé fragile : *« l'idée c'est de se renforcer un petit peu, de pas être tout le temps patraque, et c'est ce que mon médecin m'a recommandé aussi, une cure de vitamines [...] vis-à-vis du boulot, il faut que je sois en forme. »* Se faire sain pour son travail prend la forme d'une discipline quotidienne : *« Je fais des exercices avant de me lever tous les matins pour pouvoir travailler. »*

3.2 Traiter le travail avec la conscience qu'il requiert.

Le travail, on le fait bien, et on ne rate pas les rendez-vous qu'on a fixés avec lui. Dans les SMAC, *« volonté de bien faire son travail »*, *« conscience professionnelle »,* sont régulièrement invoquées lorsqu'on interroge sur l'assiduité et la réticence à s'arrêter : *« y a du travail à faire et faut le faire ».* Les aides à domicile sont elles aussi sensibles au travail bien fait : *« Moi j'appelle pas ça du travail. Le lit y avait plein de poussière, c'est pas normal pour une personne qui intervient tous les jours, moi ça me choque. Même niveau cuisine tout ça, les carreaux ils étaient sales, le porte-savon il était noir ».* Mais le respect envers le travail n'est pas un motif dans le recours, ou non, à l'arrêt. Cela peut s'expliquer par le fait que dans le travail du care (Molinier, 2013), le travail bien fait, celui qui fonde la reconnaissance des collègues, est celui fait « avec son cœur »[26]. Un autre facteur explicatif tient à la nature de l'activité : contrairement à d'autres, le travail des aides est digne du mythe de Sisyphe (Benelli, 2011). Quelques activités seulement, comme la rééducation ou les soins pour des problèmes temporaires, s'inscrivent dans un processus continu, dont on voit le début, l'amélioration, et, on l'espère, la fin. Pour le reste, c'est le même labeur, répété chaque jour, en particulier dans le nettoyage des lieux et des personnes : à peine lavés, déjà re-salis. Aussi le respect du travail bien fait ne dépend pas de la présence ou non des aides à domicile. Leurs remplaçantes ne feront pas forcément aussi bien, mais à leur retour, tout rentrera dans l'ordre et rapidement les traces de leur absence seront effacées.

3.3 Prendre soin du lieu de travail : un lieu de vie, voire une maison familiale

3.3.1 Lieu de travail et lieu de vie : les scènes de musiques actuelles

Etre là, au travail, témoigne ainsi du respect qu'on porte à son travail. Au-delà de l'activité à proprement parler, il y a le lieu où elle s'exerce. Ainsi les scènes de musiques actuelles analysées sont largement

---

[26] On peut s'amuser du fossé qui sépare ce constat de ce qui est enseigné en formation : *« en formation, ils nous disent "votre cœur doit rester dehors", mais comment vous voulez faire ça ? Les clients ils ont besoin de notre cœur. Les formateurs ils ont jamais dû faire ce travail. »*

pensées comme des lieux de vie et on se doit d'y tenir sa place : *« C'est quand même un lieu de vie [...] on reçoit du monde toutes les semaines, y a 500 personnes ici qui sont contentes qu'on les accueille. »* A l'Octave un grand jardin entoure les murs, dans lequel les salariés peuvent déjeuner, cultiver des plantes. En entrant, on passe devant un vaste salon, où des livres sont en libre accès. Les nombreuses activités proposées par la MJC sont ouvertes aux salariés, même pendant leurs heures de travail. Le mercredi, ils emmènent leurs enfants qui passent la journée sur place. *« Mon temps de loisir je le passe ici, ici c'est ta vie quoi en fait ».* Les propos des interviewés revêtent une dimension familiale lorsqu'ils mentionnent ce lieu. C'est leur bébé, leur maison, une grande matrice. Le directeur est perçu comme un père, les plus jeunes salariés comme des adolescents qui s'opposent parfois de manière juvénile à son autorité, la directrice adjointe ou même la chargée d'accueil sont des mamans. Dans ce contexte, *« faut que la cabane tourne », « Une maman malade va quand même faire cuire un steak pour ses enfants [...] et le truc à l'Octave c'est un peu ça aussi, même quand t'es pas très bien faut quand même faire tourner la boutique ».* Ceux qui sont là depuis longtemps se sentent intimement liée à cette structure : *« je fais partie des murs » ; « alors je suis pas un meuble de l'Octave, je fais partie de l'immeuble ! »* Difficile de s'autoriser à s'absenter lorsqu'on fait partie des fondations.

3.3.2 Lieu de travail, lieu de vie : l'aide à domicile

Dans l'aide à domicile, le caractère domestique et familial du lieu de travail - et l'obligation morale qui en résulte - est construit par plusieurs éléments : la nature du lieu de travail et de l'activité exercée, l'âge des clients et la culture d'origine d'une grande partie des salariées

La nature du lieu

Les aides interviennent dans les domiciles, chez les clients. Comme beaucoup d'entre eux ne peuvent pas se déplacer pour leur ouvrir, il arrive souvent que les structures d'aide possèdent un double des clefs, les salariées entrent donc « comme chez elles ». Elles aspirent à tenir ces maisons comme si elles-mêmes y vivaient et s'insurgent lorsque les collègues ne font pas de même : *« Son frigidaire, je suis désolée, moi je mettrais pas mes aliments dedans. »* Selon la responsable RH de Dolmen, elles ont souvent du mal à percevoir ces lieux d'habitation comme de véritables lieux de travail. L'une d'elles par exemple avait emmené son fils avec elle chez ses clients, sans les prévenir, sans y voir d'anomalie.

La nature de l'activité

L'essentiel de l'activité des aides à domicile est une activité de ménage, la même que celle qu'elles exercent chez elles : *« Pour vous dire la vérité moi je suis maman de sept enfants alors le ménage je sais ce que c'est. Je fais déjà tous les jours chez moi ».* Cette comparaison est fréquente dans les discours, par exemple pour souligner qu'en rentrant chez elles, elles n'ont surtout pas envie de se remettre à faire le ménage ; ou encore que tant qu'à faire le ménage, autant que cela rapporte : *« Mais moi je préfère me déplacer et être payée plutôt que de rester à la maison pour faire le ménage ! »*
Une autre partie de l'activité est une activité de « care », de celles qu'on exerce assez spontanément avec des membres de sa famille, enfants ou personnes âgées essentiellement, qui ne sont pas encore ou plus en capacité de le faire : laver les personnes, les habiller, les nourrir, ou encore leur faire réciter l'alphabet ou lire des textes lorsqu'ils ont des problèmes neurologiques.

Les clients

Cette activité de « care » envers des clients pour la plupart âgés s'exerce avec une tendresse visible, les aides leur donnent des petits noms comme à des grands-parents (*« mamy », « pépère », « ma mamounette »*) ou des enfants (*« ma belle »*). Ce qui ne convient pas à tous : *« elle me parle comme à un enfant »,* remarque une cliente réprimandée par son aide parce qu'elle s'était préparé elle-même son repas. Benelli (2011) détaille ce phénomène de comparaison des clients avec des personnes de la famille et le déplacement des liens affectifs vécus dans le privé vers la sphère professionnelle.

La culture d'origine des aides à domicile

La morale renvoie à une culture, une histoire et à des traditions sociales. Or beaucoup d'aides à domicile viennent de pays d'Afrique, où les personnes âgées ont une place différente, en particulier au sein de la famille. Par exemple, être élevé par ses grands-parents n'y a rien d'exceptionnel. Certaines y voient l'origine de leur désir de s'occuper des personnes âgées : *« Je préfère quand même les personnes âgées, même si c'est plus fatigant, peut-être parce que j'ai été élevée par ma grand-mère ? »*, ou leur attachement : *« Ceux qui ont le moins de parents ou ceux dont les parents s'occupent pas, c'est ceux auxquels on s'attache le plus »*. La façon dont les personnes âgées sont traitées en France étonne et attriste. La difficulté que certaines aides éprouvent à s'absenter de leur travail, même quand elles sont malades, pourrait s'expliquer en partie par le respect d'un devoir filial, et même citoyen, envers des personnes qu'il conviendrait de mieux prendre en compte : *« Ce que j'entends souvent, parce qu'elles viennent souvent de pays d'Afrique, c'est qu'elles comprennent pas pourquoi les enfants ne s'occupent pas plus de leurs parents âgés. Parce que dans leur pays d'origine en général les parents habitent dans la même maison, et même au-delà de la famille y a la notion de village [...] Et ce qui arrive aussi c'est qu'elles aient un sentiment de culpabilité vis-à-vis de leurs parents qui sont encore là-bas, et de s'occuper de personnes âgées ici c'est peut-être un moyen de se faire pardonner. »* (La responsable du service « prestataire » de la Concorde)

4. Conclusion sur la prise en compte de l'autre

Les arrêts maladie intègrent la prise en compte des conséquences que l'absence ou la présence a ou aura sur autrui, incitant à un comportement de « loyauté », envers les personnes morales et physiques qui constituent l'entourage professionnel. Nous avons précédemment détaillé les facteurs organisationnels et socio-politiques qui influent sur cette loyauté. D'autres éléments peuvent encore servir de clé d'interprétation.

4.1 Loyauté et identité collective

La loyauté envers son travail peut s'interpréter comme une forme de loyauté envers une identité collective qu'il faut contribuer à défendre. En étant fort, en étant là, en pointant la dimension difficile du travail, on transforme le « sale boulot » ou encore le boulot dangereux ou aliénant en facteur valorisant et constitutif d'une identité professionnelle. Roche (1987) analyse une aciérie et déduit que dans des situations de risques importants, « c'est précisément le fait de pouvoir répondre aux exigences de telle situation de travail, [...] de pouvoir "tenir le coup" qui procure aux travailleurs une sensation de puissance, de plus-être ». Il ajoute que de telles configurations « offrent des possibilités de prises identitaires », qui finissent par rejaillir sur l'ensemble des salariés du secteur, même les plus éloignés des risques et les moins susceptibles d'obtenir une promotion : tous ont intérêt à intérioriser la représentation valorisée du secteur dans lequel ils travaillent, et à adopter « les systèmes d'attitudes et les comportements induits au départ par un nombre relativement restreint de situations de travail » car cela peut leur fournir bénéfices symboliques. Dans le cas de l'aide et du soin à domicile, les frontières entre les différents métiers et leurs tâches respectives sont poreuses et le prestige des uns peut d'autant mieux rejaillir sur les autres. Arborio (1995) suggère qu'à l'hôpital, le stigmate du « sale boulot » est détourné par les aides soignantes, car si elles récupèrent les tâches ingrates autrefois assurées par les infirmières, elles récupèrent également une partie du prestige associé à celles-ci. Les malades ne font d'ailleurs guère la différence entre les unes et les autres. On peut supposer qu'il en va de même dans l'aide à domicile, d'autant que le « sale boulot » est aussi un « dur boulot », qu'il faut être capable d'exécuter. On voit dans ce secteur poindre la fierté lorsque les rudes conditions sont évoquées, dans une assimilation au groupe de celles qui tiennent, les plus anciennes, par opposition aux nouvelles générations : *« Et c'est nous qui sommes âgés, et on reste pour faire mieux que les jeunes. Pourtant ils peuvent marcher plusieurs kilomètres, mais ils arrivent pas, pourquoi? »*. Loriol (2000) remarque à ce sujet que les ouvriers opèrent une distinction entre « la fatigue de celui qui n'arrive pas à suivre les cadences, à supporter l'effort quotidien et la fatigue de celui qui vieillit, qui est usé par une vie de travail. La première est celle des jeunes qui "n'ont pas l'habitude" ou qui "ne sont pas courageux" ou encore celle "des malades professionnels". Il s'agit d'une fatigue honteuse qu'un véritable ouvrier ne doit pas avouer. » Le dénigrement de la fatigue des plus jeunes relève « de mécanismes de défense identitaire liés aux transformations des caractéristiques du travail ». La modernisation de l'usine Peugeot-Sochaux illustre ce phénomène : « La force physique, principal axe d'identification des “vieux“ OS, est en train de se trouver dévalorisée à la fois parce qu'ils vieillissent physiquement et socialement, parce que leur groupe n'est pas renouvelé, mais aussi parce que, dans l'atelier même, la domination technicienne se renforce, parce que le poids du capital intellectuel va croissant de jour en jour. » Cette situation est source de « replis sur les anciennes valeurs de courage et de force physique dont on prive symboliquement les “jeunes“ afin de conjurer son propre déclin. »

Toutefois, la fierté des aides à domicile peut être analysée comme l'expression de deux prises identitaires distinctes. Avril (2014) distingue deux groupes. D'un côté, des aides issues de classes populaires ou défavorisées, souvent immigrées, se reconnaîtraient dans la figure de l'Homme honnête, qui cherche à tenir son rang, sa place, au moins au sein de ses proches ou de ses semblables, à élever ses enfants dans la dignité, et à ne pas faire peser ses problèmes sur le collectif. De l'autre, des femmes issues de milieux plus aisés, dont le salaire ne constitue qu'un revenu d'appoint dans une famille sans problème d'argent, se reconnaîtraient davantage dans les valeurs des cadres, auxquelles elles s'assimileraient volontiers, notamment dans un cadrage où leur mérite personnel et leur valeur justifient leurs privilèges dans le métier, et où les absentes sont souvent associées à des simulatrices (*« j'avoue, c'est un peu une habitude chez elles de s'arrêter ».*) Bourdieu (1994) voit dans ce comportement une « lutte symbolique », dans laquelle les individus des groupes sociaux dominés s'efforcent d'imiter les pratiques culturelles des groupes sociaux dominants pour se valoriser socialement. Quelle que soit l'identité choisie, les aides revendiquent le refus de s'arrêter à la légère, conscientes de faire un travail difficile qui ne conviendrait pas à n'importe qui.

Ne pas recourir à l'arrêt même lorsqu'on sent que quelque chose ne va pas est une forme de loyauté à l'identité de métier pour une autre raison encore. Un des moyens disponibles pour forger une telle identité, dans les activités de service, consiste à se distinguer du client, de l'usager. Véga (1997) le souligne dans le cas des infirmières hospitalières où « pour exercer la profession infirmière il s'avère nécessaire de préserver son identité professionnelle en se différenciant sans cesse du malade (tout en étant proche de lui) au moyen d'un travail de mise à distance inconscient. » Le malade fait l'objet d'étiquetage, et il est particulièrement important de se distinguer du groupe des « mauvais malades », qui inclut en particulier tous les « faux malades », ceux qui se plaignent trop, sont trop douillets. Les infirmières pratiquent alors un « désinvestissement personnel auprès des mauvais malades car elles risquent d'être atteintes moralement et physiquement par les pathologies qu'elles soignent ». Cette mise à distance viserait donc « à préserver l'identité des soignants ». Sur les terrains étudiés ici, l'omniprésence de la maladie est patente : *« On a ça en tête la maladie, on y pense beaucoup. On se dit qu'on va vieillir et devenir comme eux. » ; « J'ai peur des arrêts maladie. On voit tellement de choses. On travaille là-dedans. Dans la maladie ».* Paradoxalement, la stratégie sera d'éviter de consulter et de s'arrêter… de peur que cela ne confirme les craintes : *« J'ai peur que si on cherche plus loin on va trouver autre choses. Ma mère a beaucoup de trucs donc j'ai peur que ce soit héréditaire » ; « Tant que j'y vais pas je me dis que ça va pas empirer. Sinon il risque de trouver quelque chose, une opération des tarses, ouch ! »* La mise à distance de la maladie par une pratique du présentéisme, du refus de soins ou du déni, permet de se montrer loyal au groupe d'appartenance dont l'identité est en partie fondée sur la non-appartenance à la catégorie de « malade ».

Le lieu de travail construit lui aussi une identité commune : une histoire, une maison, des liens familiaux. Dans les SMAC présentées ici la fierté est notable : il y a *« une aura », « une histoire qui a fait de ce lieu un des lieux principaux parmi ceux où on joue de la musique qui fait du bruit »*, c'est *« la 1° salle labellisée SMAC en Ile de France ».* Les salariés veulent de ce fait être à la hauteur de la réputation du lieu, de son identité, dans laquelle ils se reconnaissent et les critiques, les pressions ou les sanctions exercées par les collègues peuvent s'interpréter comme des modes de protection de cette identité.

La loyauté des aides envers leurs clients, enfin, a aussi un rapport avec l'identité collective. Arborio (2001) y voit encore une forme de détournement : contraintes au « sale boulot », les aides « mettent en avant leurs relations affectives privilégiées avec le malade », liées à leur proximité, à leur présence continue qui permet un échange moins superficiel que celui par exemple d'un infirmier qui se contenterait de poser un pansement ou de remplir le pilulier. « La faible technicité des tâches de l'aide-soignante fait du "relationnel" non seulement une façon commode de résumer le contenu de ses tâches devant autrui mais aussi un des rares moyens de valorisation ». Aussi, quand les aides à domicile insistent sur le lien unique qui relie chacune à ses clients, sur le désarroi de ceux-ci lorsqu'une autre leur est adressée, elles donnent du métier dans son ensemble une image positive pour laquelle on est prêt à braver la douleur.

4.2 Identité, solidarité

Que les salariés privilégient la loyauté, la présence sur le lieu de travail en toute circonstance, aurait donc quelque chose à voir avec l'identité collective. Être là, en développant « une logique d'endurance » (Herzlich, Pierret, 1984) permet finalement de se sentir membre d'un ensemble, alors que la maladie isole et continue d'une certaine façon à exclure, elle empêche de jouer son rôle et peut conduire à une perte d'identité. C'est peut-être aussi du côté de l'identité qu'on peut trouver des pistes pour comprendre pourquoi la loyauté envers autrui s'exprime dans la majorité des cas envers des personnes bien spécifiques, identifiées. Notre morale ne s'exercerait-elle qu'envers une partie des humain ? Dans la tradition sociologique, la morale suppose une forme de solidarité. Durkheim distinguait deux temps dans la solidarité : celle des sociétés traditionnelles, une solidarité mécanique qui unit ceux qui se ressemblent et agissent dans le même sens, chacun étant égal du point de vue de dieu. Puis celle des sociétés industrielles où les individus sont différenciés et associés par la division du travail comme les cellules d'un être vivant : cette solidarité dite organique s'exerce alors du fait de l'interdépendance des uns avec les autres. Dans des contextes pathologiques, par exemple en période de crise, le corps social devient malade et produit une solidarité négative : les liens se resserrent entre certains membres contre d'autres, et s'incarnent dans la guerre… ou la guerre économique. Pour Dubet (2014), sans même évoquer des périodes de crise, cette solidarité fondée sur l'interdépendance suppose un imaginaire commun, où chacun se reconnaît en l'autre. « Il importe que les membres d'une société se sentent suffisamment semblables, proches et dépendants les uns des autres pour renoncer aux bénéfices des inégalités, pour limiter les inégalités petites ou grandes dont ils peuvent jouir », pour accepter des sacrifices au nom du bien commun. Or (Sandel, 2021) la « tyrannie du mérite » empêcherait le sentiment d'appartenance commune. En propageant l'idée (infondée) que les inégalités sont justifiées par le moindre mérite de ceux qui sont en bas de l'échelle sociale, la méritocratie rendrait impossible les liens de loyauté et de dévouement de chacun au bien public. Dans le cadre professionnel, le sentiment d'appartenance à une même société n'est pas nécessairement perceptible, et peut inciter à se soucier surtout ou exclusivement de ceux à qui on s'identifie. Renaud, jeune stagiaire à l'Univers, souhaiterait que son patron ait une bonne opinion de lui. Ses nombreuses candidatures sont restées sans réponse, mais pas l'Univers *« j'ai pas lâché [...] et j'ai exprimé une grande motivation, donc c'est histoire de pas décevoir et de pas passer pour un charlatan quoi. Qu'il se dise pas "ouais tout ça c'est que du bla bla". Et si moi je le déçois forcément il va devenir réticent à l'avenir, ce sera pas un service à rendre aux autres. Donc si là je vais pas au travail et qu'il a plus du tout l'image motivée qu'il avait au début, s'il tombe sur une autre personne comme moi en entretien, enfin comme moi ça veut rien dire, mais il aura peut-être des doutes parce qu'il aura eu une mauvaise expérience. »* En revanche, il ne se soucie pas de l'opinion de ses collègues avec qui il a peu de contacts, n'étant en stage que pour une courte durée : *« quand on communique avec les gens, qu'on a des liens avec eux, ben voilà, on se soucie de... quand c'est moins le cas ben pfft... c'est moins important. »* Pour Alter (2009) le don repose sur la réciprocité, mais une réciprocité différée, et un sentiment d'appartenance, ce qui implique une inscription dans le temps long, devenue quasi-impossible dans des sociétés régies par le mouvement permanent. Le turn-over élevé dans l'aide à domicile pourrait ainsi agir à la baisse sur le lien qui unit les aides entre elles et expliquer pourquoi elles ne semblent pas se soucier de l'impact de leur absence sur les coordonnatrices - voire sur leurs collègues.

Une autre hypothèse enfin prendrait appui sur le constat de d'Iribarne (1989) : « quand les conséquences de ses actes sont bien visibles, "l'abus" commence très tôt. » Dans le cas contraire on pourra « poursuivre jusqu'au bout ses intérêts particuliers sans avoir l'impression d'abuser ». Ainsi lorsque les collègues, les supérieurs, sont anonymes, ou qu'on n'a pas une vision tangible de leur activité, on se sent davantage autorisé à s'arrêter.

4.3 Solidarité, vulnérabilité

Quelle que soit l'hypothèse choisie, le constat reste le même : quelqu'un, quelques uns, beaucoup, sont pris en compte lorsque les travailleurs réfléchissent à l'éventualité de s'arrêter. Cette prise en compte s'exprime de multiples façons, mais relève d'un souci moral, qui souligne la conscience des personnes interrogées de participer d'un ensemble envers lequel elles ont des devoirs. On retrouve l'idée d'une solidarité organisée, issue du droit, qui servait à désigner chez les jurisconsultes romains l'obligation qui pesait sur les débiteurs lorsque chacun d'eux était tenu pour le tout (in solidum). Dans la solidarité, tous les membres sont autant méritants, et tenus par un réseau d'obligations réciproques. En ce sens, la solidarité organisée supposait une homogénéité sociale et juridique des membres du tout qui la distinguait de la charité, opposant une catégorie toujours contribuant à une autre toujours bénéficiaire. On ne parle guère de charité, dans les entretiens menés. Pourtant on hésite lourdement à s'absenter quand des personnes jugées vulnérables peuvent en pâtir : personnes âgées, seules, dépendantes, inexpérimentées, fragilisées par une faible maîtrise de la langue, etc. Pharo (2006) donne un sens différent à ce souci moral orienté vers les plus faibles. Cherchant « un critère capable de justifier le sens moral ordinaire qu'on peut donner à certaines pratiques ou domaines de pratiques », il propose celui de « souffrance indue », au sens d'une souffrance « qui ne devrait pas avoir lieu parce qu'elle est causée par une action injuste ou qui devrait être évitée ou réduite, même si elle n'est pas causée par une action injuste ». Cette conscience morale contemporaine s'éloigne des vertus morales prioritaires énoncées par Durkheim, telles que le désintéressement et le dévouement à la cause collective. Nous serions plutôt aujourd'hui « dans une logique d'action réparatrice inspirée par la sensibilité et la solidarité à l'égard des personnes les plus faibles ou les plus vulnérables : personnes âgées ou malades, travailleurs exploités, étrangers stigmatisés, femmes battues, enfants maltraités, collaborateurs harcelés, [etc.] » D'une certaine façon, la justice impersonnelle n'est pas garante d'un ordre juste, et l'éthique du care et de la responsabilité à l'égard des besoins d'autrui viendrait corriger son injustice potentielle. La souffrance indue viendrait alors titiller le « sens normatif intrinsèque » de celui qui la constate, lequel « dit simplement : ça ne devrait pas avoir lieu ! »

CHAPITRE 4
UNE PRATIQUE MORALE PARCE QU'ELLE MOBILISE UNE IDÉE DU JUSTE

Recourir à l'arrêt-maladie ne va pas de soi et dans bien des circonstances la morale intervient pour décider si l'on peut, si l'on doit, s'arrêter. Dans le chapitre précédent, on a pu voir que la morale s'exprimait par la prise en compte des conséquences présumées de l'arrêt sur autrui, sous certaines conditions. Plus généralement, nous allons voir que la pratique de l'arrêt-maladie est morale en ce qu'elle mobilise une idée du juste.[27]

Pour commencer, l'arrêt-maladie n'est pas binaire. Certes, beaucoup d'interviewés font spontanément la différence entre des arrêts qui seraient justifiés et d'autres qui ne le seraient pas, en fonction des types de pathologies et de leur gravité. Ils citent assez facilement des cas dans lesquels ils ont pris ou prendraient un arrêt et d'autres où ils sont allés ou iraient au travail. Toutefois, les mêmes nuancent le plus souvent leurs propos au fil des entretiens, ce qui donne alors lieu à d'amusantes ou étonnantes palinodies. La frontière n'est pas si claire entre la vraie maladie et la petite maladie, mais surtout, elle ne suffit pas à rendre légitime ou non l'arrêt maladie dans l'esprit des interviewés. Le jugement est généralement situé, et les critères qui interviennent pour juger les arrêts et y recourir incluent leur fréquence, la bonne foi du malade, les normes sur le lieu de travail... mais encore, il s'effectue en référence à tout un système de fonctionnement social. Il se rattache à une idée de ce qu'il est «juste» de faire pour les personnes interrogées. Lorsque les principes de la solidarité mais surtout de l'égalité (Honneth, 2006) ne sont pas respectés, les salariés luttent avec les faibles armes dont ils disposent, l'arrêt maladie pouvant être une de celles-ci. Cette arme doit respecter la morale, au sens donné par Rawls (1971) : un ensemble de règles destinées à assurer une vie en société harmonieuse et qui s'incarne collectivement pour les pays démocratiques dans « des institutions justes et des comportements raisonnables ». Les arrêts maladie

[27] Le juste, ici, s'entend à la fois comme « ce qui est conforme à l'équité » et comme « ce qui apparaît fondé, légitime ». Définitions tirées du dictionnaire Larousse

peuvent à ce titre donner lieu à une lecture « politique » utile pour établir un cadre théorique. Ferreras (2007), Dubet (2013, 2014), Parsons (1955), Greenberg (1987), Rousseau (2012) serviront à sa construction.

Pour Ferreras (2007), le travail « est de nature politique » et « les situations de travail sont analysées par les personnes au travail au travers des registres du juste. C'est la grammaire du juste qui constitue le contenu normatif du travail. » Son constat repose sur sur un travail d'enquête du métier de caissière dans la grande distribution en Belgique, en particulier sur deux supermarchés et un hypermarché. Selon elle, dans les sociétés démocratiques occidentales, le monde du travail serait en proie à un conflit dans la gestion des travailleurs : d'un côté la direction, le management, chercherait « à imposer un régime d'interaction de type domestique » ; de l'autre les employés aspireraient à « un régime d'interaction civique démocratique ». Le régime d'interaction domestique est un régime où « les égards dus à une personne sont clairement subordonnés à une position statutaire », bien que les plus faibles puissent aussi parfois obtenir la protection de la hiérarchie. Dans le régime d'interaction démocratique, au contraire, prévaut « l'exigence égalitariste » qui suppose « d'être traité, et de traiter autrui, en égal. » Pour finir, le travailleur est « sans cesse confronté à autrui », et, dans les contextes de flexibilité prévalant depuis les années 1980, soumis à des ajustements permanents. Les comportements et jugements qu'il adopte ne se font pas en référence à « de simples opinions personnelles » ; « au contraire, il construit des registres du juste en référence à une inscription dans des collectifs, à l'intérieur d'une méta-conception de la justice démocratique [susceptible] de se décliner dans chaque situation. » Lorsque ces critères semblent bafoués, en particulier quand les décisions hiérarchiques semblent arbitraires, que des comportements sont tolérés chez les uns et pas chez d'autres, que tous ne semblent pas participer également à l'effort collectif, un fort sentiment d'injustice se développera et influencera les comportements.

Pour les caissières de la grande distribution interrogées par Ferreras, le respect ou non de ces critères modifiera jusqu'au recours aux arrêts maladie. Ainsi suite à la mise en place d'un dispositif de décision conjointe concernant la gestion des horaires, les caissières se plaignent beaucoup moins, et manifestent leur satisfaction de se voir traitées de façon juste parce que démocratique ; les relations entre collègues sont plus respectueuses ; et les absences pour maladie baissent drastiquement - cette tendance se maintenant par la suite. Des résultats similaires s'observent lorsque la répartition des tâches est elle aussi soumise à un mode de gestion participatif. Ainsi, sur ces terrains, les absences pour maladie sont corrélées au respect de règles « justes » au sein de l'entreprise. Dubet (2013), Greenberg (1987), tissent aussi des liens entre justice et absences. Ces constats se retrouvent sur les terrains étudiés ici : la pratique des arrêts maladie et les jugements portés sur ces arrêts s'expliquent en grande partie par des considérations morales auxquelles le « juste » sert de référence. Et pour commencer, ce juste est mobilisé dans l'idée que se font les travailleurs de ce que serait un arrêt légitime.

1 La question de la légitimité : l'arrêt légitime, représentations

La question de la légitimité apparaît très vite dans les propos des interviewés, comme s'il existait en toile de fond une représentation de ce que serait un arrêt légitime. Cette représentation s'exprime plutôt en creux, par l'affirmation que dans un ensemble de situations, l'arrêt maladie serait déplacé : *« on ne va pas se mettre en arrêt pour ça »*. L'idée qu'un arrêt soit légitime, ou plus légitime qu'un autre, s'inscrit dans une conception globale des rôles sociaux, reliés dans nos sociétés au système social en vigueur. Le malade, a des droits, mais aussi des devoirs. On verra que cette conception, influe sur les manières de penser l'arrêt maladie, notamment en référence à l'abus, dans une société où le déficit de l'assurance maladie est en permanence montré du doigt, et avec lui les attitudes inconséquentes des patients et médecins. Enfin les droits et privilèges concédés au malade dépendent de la gravité et de la légitimité de la maladie (Freidson, 1970, cité par Nettleton, 2003). Comme le dit une des interviewés, *« c'est pas parce qu'on est malade qu'on peut pas travailler »*.

Et de fait, pour commencer, les personnes interviewées considèrent que l'arrêt est légitime lorsqu'il est lié à une « vraie » maladie.

1.1 La vraie maladie

La « vraie maladie », ce n'est pas la même chose qu'être « à moitié malade » (Dodier, 1982). On le voit lorsque les interviewés décrivent des situations dans lesquelles ils ont été arrêtés : comme pour se justifier, ils insistent sur l'aspect lourd de leur pathologie et sur le caractère impératif de l'arrêt. On le voit encore aux expressions utilisées, sur lesquelles on peut les interroger : *« vous auriez des exemples de vraie maladie et de maladie bidon, comme vous dites ? » « ce serait quoi par exemple s'arrêter "pour un oui ou pour un non" ? »* Remarquons au passage que si la vraie maladie rend l'arrêt nécessaire, ce n'est pas pour autant qu'elle donnera lieu à un arrêt prescrit par le médecin : selon les cas, ils « prendront sur » leurs congés, leurs RTT, ou se contenteront de prévenir qu'ils ne pourront pas aller travailler.

1.1.1 Pathologies mentionnées

Certaines maladies citées quand on les interroge sur les arrêts se retrouvent fréquemment, dans les deux secteurs étudiés. Il s'agit le plus souvent de pathologies courantes, *« les trucs classiques quoi »*, que les études sur le sujet qualifient de « maladie ordinaire ». Les arrêts pour lesquels on ne s'arrête pas sont typiquement le rhume, la crève, la petite forme, les maux de tête. À l'inverse, la bronchite, la fièvre, la gastro, la grippe, l'angine, les maladies virales, bactériennes, microbiennes, les otites, les abcès dentaires, sont souvent évoqués pour illustrer les problèmes de santé avec lesquelles on ne doit pas transiger. Les maladies graves : cancer, SIDA, sont plus rarement évoquées.

On va trouver aussi *« tout ce qui est physique »*, souvent des troubles musculo-squelettiques : problème de chevilles, de jambes, de bras, de dos, les lombalgie, lumbago, sciatique, tendinite, qui sont généralement vus comme légitimes. Les accidents et fractures également : *« opération du pied », « pouce cassé », « main en écharpe », « la belle chute ».*

La douleur comme on s'y attend est difficile à appréhender. La douleur physique est souvent citée dans l'aide à domicile : *« mal au poignet », « mal de ventre », « courbatures », « maux de tête »*, parfois synonymes de *« migraines »*, la *« douleur »* qui empêche de dormir, un *« mal pas supportable ».* Elle est quasi inexistante dans les exemples des SMAC. La douleur dite psychique, c'est l'inverse. Elle va prendre diverses formes dans les musiques actuelles : *« le moral joue sur le physique »*, *« passer la soirée à pleurer »*, une *« douleur psychique insurmontable ».* Dans l'aide à domicile, ce sera directement *« faire une dépression ».*

La fatigue prend aussi des formes variables : *« crevé », « pas en forme »*, *« fatigué »*…

Enfin certains mentionnent de façon humoristiques des causes d'arrêts peu crédibles : *« mal aux cheveux », « l'ongle incarné »,* s'être *« écorché le genou ».*

1.1.2 Une légitimité fluctuante

Certaines pathologies apparaissent légitimes ou non selon les personnes interrogées. La fatigue, la déprime, la grippe, la douleur, les problèmes de tension, les allergies, par exemple. Parfois, une même personne peut citer une pathologie comme étant légitime puis non légitime. Plusieurs facteurs interviennent pour éclairer cette répartition.

Soi / les autres

En premier lieu, selon qu'on parle de soi ou de ses collègues, les mêmes symptômes ou maladies ne sont pas traités de la même façon. Les interviewés conseillent facilement à leurs collègues de s'arrêter, déplorent qu'ils aillent travailler dans de mauvaises conditions de santé, mais ne s'appliquent pas cette mansuétude : *« Mon entourage me dit "arrête-toi, t'es trop fatiguée" mais moi non ».*

On va travailler même si l'on est *« crevé », « fatigué », « pas bien »*, voire quand *« on n'en peut plus »*, mais *« le ras-le-bol », « la fatigue »* des collègues peuvent être perçus comme légitimes.

Un *« accident »* (fracture du pouce) aurait dû, selon une aide à domicile, déclencher un congé pour maladie, tandis que la victime de l'accident ne s'est pas arrêtée.

Cas particulier de cette distinction, et comme on l'a déjà noté en évoquant les « carrières de malades », les travailleurs atteints de problème médicaux chroniques, persistants ou récurrents, ceux qu'une constitution fragile rend plus vulnérables aux affections, souvent depuis l'enfance, marquent leur différence et se montrent moins prompts à s'absenter que les autres. Hasna, aide-soignante, compatit et comprend que ses collègues s'arrêtent pour un mal de dos : *« Je les plains, c'est tout. C'est pas facile. À cinq ans j'avais le rachitisme, les rhumatismes, ma grand-mère m'emmenait sur son dos à l'école parce que je pouvais pas marcher [...] C'est pour ça quand quelqu'un me dit j'ai mal au dos je sais ce que c'est »* En revanche, elle-même ne prend jamais d'arrêt-maladie : *« quand le mal est supportable »* elle travaille, s'il ne l'était plus elle utiliserait, exceptionnellement, ses jours de congé. Tout se passe comme si le caractère aigu d'un problème de santé se manifestait de façon relative, par rapport à un état habituel. Chez les personnes habituées à vivre avec la douleur ou avec des problèmes de santé, l'état « pathologique » est devenu un état « normal » (suivant la distinction de Canguilhem, 1943), il ne donnera lieu à un arrêt maladie qu'au-delà de limites que d'autres n'auraient pas attendues pour s'estimer gravement malades.

le cumul

Un autre élément rend les pathologies difficiles à classer ; il s'agit du cumul de facteurs. Un seul ne serait peut-être pas perçu comme légitime, mais ajouté à d'autres, il le devient : *«J'ai des problèmes de tension, d'une part, et comme je suis fatiguée tout ça ben... c'est ça le problème. Et j'avais encore ma sœur, elle a un cancer, chez moi, tout ça ça joue.»* Même une visite chez le médecin nécessite une concentration de facteurs : *«J'avais un mal de dos de chien et je m'en sortais pas du tout, et du coup je voyais bien que j'étais à bout nerveusement parce que j'avais du mal à dormir, je me réveillais j'étais au taquet, que j'avais perdu beaucoup de poids, j'étais hyper stressée sous pression»*.

l'intensité

Intervient aussi la question de l'intensité. Un des salariés fait clairement la différence entre une fièvre de 38,2°... et une fièvre de 39. Certains introduisent la distinction, ils parlent de *«petite grippe»*, d'autres de *«très grosse grippe»*. Le *«petit mal de gorge»* s'oppose à avoir *« très mal à la gorge »* au point que la douleur *« irradie dans*

l'oreille ». La douleur psychique, n'est pas dans la même catégorie selon qu'elle est *« passagère »,* une simple *« déprime »,* ou au contraire qu'elle *«joue sur le physique»*, qu'on est *« à bout »*, qu'elle mène au *« pétage de plomb »* et à *« craquer ».* La douleur physique donnera lieu à un arrêt si elle est telle qu'elle *« l'emporte sur les envies » (*de se rendre au travail) ou empêche *« de dormir pendant une semaine »*, qu'on a un mal *« de chien ».* On résiste face à la *« petite allergie »* (l'aide à domicile concernée a pourtant les mains couvertes de croûtes), aux *« pollens »*, mais on doit céder devant *« l'allergie mais plein partout partout ».*
Parfois, les adverbes et adjectifs suffisent à classer les arrêts, sans y associer de pathologies, et signent la frontière entre les arrêts légitimes et les autres. On vient travailler quand on est *« un peu malade », « pas très malade »* mais *« les vrais malades »,* ceux qui sont *« vraiment, vraiment malade », « réellement tombés malades », « là, vraiment... »* ils ne viendraient pas. La formule qui suit montre combien il est difficile de quantifier l'inquantifiable, et résume assez justement la pratique en vigueur dans la très grande majorité des cas : *« Quand vraiment je suis un peu malade je bosse et quand je suis vraiment un peu plus, je m'arrête une journée ou deux et voilà. »* Les termes choisis, *« réellement », « vrais », « vraiment »*, n'expriment pas tant le caractère authentique de la maladie ou de ses symptômes que son caractère implacable, rendant l'arrêt impératif. Il n'y a pas à tergiverser, et cela se manifeste aussi dans des termes qui soulignent que le mal doit être aigu pour justifier un arrêt : *« quand c'est grave» ; « quand c'est sérieux » ; « très très dur » ; « très, très malade » ; « mal mal »,* ... On touche alors aux extrêmes : *« vraiment à bout » ; « quand c'est vraiment vital ».* Parfois les mots paraissent insuffisants, inaptes à exprimer le caractère exceptionnel de la douleur ou de la maladie : *« mal au point de...» ; une « douleur euh...».*
Un cran au-dessous, un problème pourtant intense ne suffit généralement pas : *« Peut-être qu'il aurait fallu que ce soit encore plus douloureux »*, dira une salariée pour justifier qu'elle n'a pas voulu s'arrêter, évoquant pourtant un épisode *« très douloureux ». « Mes souffrances étaient pas assez énormes »*, dira un autre.
En contrepoint, *« un petit truc » « pas la grosse maladie », « quand le mal est supportable »*, sont utilisés, associés à leur caractère

illégitime : *« j'étais un peu malade et j'en profitais »*. D'autres formules attestent du caractère injustifié de ces arrêts : l'expression *«pour un oui ou pour un non»* revient souvent, on soupçonne d'autres de s'arrêter *« facilement », « un peu systématiquement »* ou bien ils *«ont l'habitude »* de prendre des arrêts.
L'intensité peut enfin se détecter par la résistance aux médicaments. Tout ce qui passe *« avec le doliprane », « avec des médicaments, pharmacie et puis voilà », « ce qui peut se soigner tout seul »*, n'entraînera pas un arrêt, ni même une consultation. À l'inverse, un avis médical s'impose *« quand un fervex et un verre de rhum suffiraient pas à régler le problème. »*

l'empêchement

Souvent, plus que la maladie ou les symptômes à proprement parler, c'est leur effet incapacitant qui sert de marqueur à la légitimité de l'arrêt : la vraie maladie, c'est celle qui empêche.
Qui empêche, avant tout, de faire son travail : *« Je ferais mal mon travail » ; « dans l'incapacité de faire mon travail », « pas apte à travailler » ; « si je vomis pendant quatre heures non-stop, faire tout un concert où y a de la pression machin, c'est pas possible »* Alors que l'arrêt ne s'impose pas *« tant qu'on assure »*, qu'on est *« apte à bosser »*.
Le recours à l'arrêt n'intervient souvent que lorsque l'incapacité est encore plus nette, quand on ne peut plus *« bouger »*, se *« déplacer », « se lever de son lit », « mettre un pied devant l'autre », « aller travailler », « finir sa journée »*. On est *« bloqué », « tu te réveilles pas »*. Bref, *« on ne peut rien faire »*. Par contre, quand *« on se pousse et on peut aller travailler », « quand on peut se lever le matin »*, on ne s'arrête pas.
« Je peux plus », « physiquement je peux plus », sont des variantes qui en disent long sur le caractère absolu de l'incapacité pour qu'elle légitime un arrêt. Ils peuvent tenir dans cette dichotomie : tant que *« je tiens encore »*, je vais travailler. Si je m'arrête, c'est que je n'ai *« pas le choix »*, que *« je ne pouvais pas faire autrement »*.

1.1.3 Premiers éléments d'interprétation

Certains éléments sont communs aux deux secteurs d'activité. L'incapacité - lorsqu'on ne peut pas (bouger, se lever, travailler) - est le principal motif qui légitime un arrêt. Dodier (1982) note que si la visibilité de la maladie peut servir de critère pour définir la « vraie maladie », ses conséquences sur l'activité professionnelle interviennent également (les maladies ambulatoires par exemple laissent la possibilité de travailler tout en étant malade). Les possibilités et les limites du corps ne sont pas définies dans l'absolu, mais jaugées en fonction des conditions objectives du travail. « On ressent l'atteinte du corps moteur et fonctionnel, on redoute l'incapacité de faire » (Herzlich, Pierret, 1984). Autre point commun : la forte occurrence des maladies ordinaires. Parmi les explications proposées (Rousseau, 2012), on trouve l'idée que les atteintes à la santé ne sont pas une évidence et nécessitent des preuves pour en assurer la validité, au travers d'un lexique pré-existant. La maladie ordinaire constituerait à ce titre une preuve recevable, et présenterait en outre l'avantage de ne pas remettre en cause l'implication subjective au travail exigée par les nouveaux modes de management, tout en réduisant la tension « entre cet idéal d'engagement et la dure réalité qui lui est liée ».

Concernant les différences entre les deux secteurs étudiés, on peut commencer par rappeler que la perception de la maladie « est sociale autant que biologique » (Détrez, 2002). Ce ne sont pas les symptômes mais le sens qu'on leur donne qui compte, et l'interprétation varie selon les groupes d'appartenance (Kleinman, 1988, cité par Loriol, 2009). Dans l'ensemble, les salariés des musiques actuelles sont plutôt issus de familles aisées, ils ont suivi des études longues, *« ils sont bien nés »*, comme dira un des directeurs interviewés ; les aides à domicile sont pour la plupart issues de milieux plus modestes, leur niveau d'étude est moindre. Or ces éléments influent sur la perception même de la maladie : les classes populaires consultent beaucoup moins que les cadres et professions libérales et intellectuelles pour des maladies fonctionnelles, lesquelles révèlent « une aptitude à surinterpréter les messages du corps, c'est à dire à percevoir, sélectionner et attribuer à la classe des sensations morbides des

sensations que d'autres individus ne perçoivent pas ou auxquelles ils ne prêtent pas attention » (Détrez, 2002).
Au-delà de la perception même, la réaction des malades aux symptômes dépend de leur contexte culturel (Zbrowski, 1952 cité par Nettleton, 2003). Ainsi, étudiant le renoncement aux soins en général, Després et al (2011) mentionnent qu'il « peut s'inscrire comme une forme de rapport au monde dans certains milieux caractérisés par la pauvreté et la privation ». La restriction des besoins, avec des formes d'auto-censure, peuvent en découler, en raison du coût qu'engendrerait leur prise en compte. On favorisera alors d'autres formes de soins, « privilégiant l'espace domestique et mobilisant les ressources propres à l'individu ». Négliger certains symptômes ou s'y accoutumer peut progressivement devenir un habitus, transmis de génération en génération. Enfin, bien que la société actuelle dans son ensemble valorise la résistance et la performance physique, cette valorisation serait encore accentuée dans les classes populaires, traditionnellement contraintes à « faire un usage professionnel de leur corps » et soumises « à des conditions matérielles d'existence plus dures que dans les autres groupes », qui privilégieront de ce fait des comportements de « dureté au mal » (Boltanski, 1971).
Les normes professionnelles quant à elles induiront des jugements différents pour un même type de pathologie. Certaines seront jugées inhérentes au métier, comme les douleurs dorsales chez les aides à domicile : elles seront mises en avant, à la fois comme élément identitaire qui souligne la dureté du métier et la force, le courage de ses salariées, et comme cause légitime d'arrêt au-delà d'un certain degré car elles empêchent l'activité. Le rôle de care, constitutif des métiers de l'aide à domicile, rendra d'autres pathologies incompatibles avec l'activité, en particulier les maladies contagieuses (*« la contamination », « quand on vomit chez client », « je serais contagieuse »*), jugées dangereuses pour les clients.
Plus prosaïquement, la contrainte physique varie selon les activités et se répercute différemment sur les travailleurs. Nielsen et al (2006), montrent que lorsque celle-ci est importante, l'environnement psychosocial a moins d'impact sur les arrêts maladie, comme si les désagréments qui lui sont liés passaient au second plan quand le « physique » est touché.

1.2 les causes de la maladie comme critère de légitimité

La légitimité ne dépend pas que des pathologies et de leurs effets ; selon que l'origine du problème de santé est attribuée au travail, à la « vie », ou à la conduite personnelle, les interviewés ne jugeront pas de la même façon le recours à l'arrêt. C'est que « la maladie ne va pas sans culpabilisation » (Détrez, 2002). « Même si la punition divine est moins souvent invoquée, la condamnation morale [...] n'est jamais loin ».

1.2.1 Le problème de santé, à l'origine de l'arrêt, est-il causé par le travail ?

Les interviewés opèrent souvent une distinction spontanée entre les arrêts liés au travail et ceux qui ne le sont pas. Une psychologue dans l'aide à domicile raconte : *« La première fois j'étais complètement bloquée du cou, je pouvais plus bouger. Ça a duré une semaine. Une autre fois j'ai eu un mois, à cause d'une fausse couche. Mais là c'était pas trop lié au travail. »* Elle poursuit quand je souligne la distinction qu'elle établit entre l'arrêt lié au travail et l'autre arrêt : *« Oui instinctivement j'aurais fait la différence. Je sais pas pourquoi. Maintenant que vous me le faites remarquer... C'est vrai qu'au niveau de la conscience professionnelle... On n'a pas envie... »* Quand la pathologie n'est pas causée par le travail (*« si j'ai une gastro »*) elle se dit : *« c'est pas lié au travail, c'est moi qui suis une petite nature »* et agit en conséquence : *« au lieu d'aller chez le médecin, qui va m'arrêter un ou deux mois, je pose une RTT de un ou deux jours ».* Elle devra en outre *« trouver des stratégies »* pour s'absenter : *« m'arrêter ça va trop m'énerver, je vais chercher comment le vivre mieux, me dire que c'est contagieux, que je vais risquer de transmettre la maladie à des vieilles personnes et que c'est pas bien ».* Il y a bien un sens à différencier *« des arrêts lié au travail et d'autres qui peuvent arriver en dehors du travail ».* Pour ces derniers, *« ça peut être plus délicat à gérer, tu culpabilises plus d'être en arrêt-maladie »,* tandis que *« si c'est lié au travail y a pas que toi qu'est responsable, y a le patron, l'organisation. »* : on n'inflige pas son absence au travail, on ne fait que rendre au travail ce qu'il nous inflige. L'arrêt dû à une cause extérieure, même indépendante de la volonté (une gastro-entérite, par exemple), fait culpabiliser : *« c'est que toi qui est responsable de ce qui t'arrive... enfin que toi... quand ça t'arrive c'est pas toi qui choisis... »)*. On s'arrête donc difficilement si le mal n'est pas perçu comme découlant du métier : *« Le médecin m'a mise sous antibiotiques, il m'a dit vous avez attendu longtemps, mais je mettais ça sur le compte de la fatigue et après j'ai pensé que c'était parce que je mettais des chaussures très plates. Alors... »* Cette distinction est soulignée par Kirouac (2015) : « S'absenter du travail parce qu'on s'y est consacré corps et âme selon les objectifs et les demandes de l'organisation peut susciter la compréhension voire l'admiration de l'entourage. Mais, dans certains cas, la charge de travail est moins visible et s'absenter du travail peut être perçu par l'entourage comme une faiblesse de l'employé ». Elle poursuit : « Il existerait une disparité de légitimité et d'acceptabilité sociale entre les pathologies [...] ainsi qu'entre leurs causes respectives (problèmes personnels et familiaux par rapport à surcharge de travail) ». On a vu que le burn-out était pris au sérieux par ceux qui l'ont subi, mais également par l'entourage, ce qui n'aurait probablement pas été le cas vingt ou trente ans plus tôt, où on aurait plutôt parlé, pour les mêmes symptômes, de dépression. Delbrouck, cité par Chabot (2013), distingue le burn-out, pour lequel, « au départ, seul le contexte de la vie professionnelle est atteint », de la dépression, où « la perte d'intérêt et la perte de plaisir s'étendent à toutes les sphères de la vie ». Le burn-out est lié à l'ampleur de la tâche, il est de ce fait est acceptable et accepté. La dépression, encore souvent perçue comme un problème personnel, une vulnérabilité, reste plus stigmatisante, et les salariés vont même souvent préconiser le travail comme remède.

On peut remarquer que le système d'assurance opère la même distinction, à sa façon, entre le problème de santé qui vient du travail et celui qui lui est étranger : en cas de maladie professionnelle, il couvre à 100% les frais médicaux et chirurgicaux liés et verse des indemnités journalières incluant les jours fériés et les week-ends, et sans délai de carence.

1.2.2 Quand le problème de santé découle d'un comportement personnel inconséquent.

Prévenir la maladie

Détrez (2002) défend l'idée qu'avec l'instauration des lois de protection, la maladie devient corrélée à l'inactivité, se comprend sur le mode négatif de l'arrêt de travail. Ce serait donc au malade qu'il incombe de prévenir la maladie, par un mode de vie et une hygiène exemplaires. Claire marin dans un colloque tenu au CNAM en 2010 y voit un changement global de paradigme : la santé était traditionnellement associée au « silence des organes » et on ne l'interrogeait que lorsqu'on allait mal. Aujourd'hui être en bonne santé suppose qu'on se focalise sur le corps, comme si on reprenait l'effet de la maladie - être obsédé par son corps - pour l'appliquer à la santé. Herzlich et Pierret (1984) associent ce changement à l'évolution du rôle de la médecine : elle ne doit plus seulement soigner, elle dicte des comportements à adopter, qui doivent être suivis par des patients devenus progressivement responsables de leur santé. Pinell (1992) dénonce à ce sujet la fiction d'un « homo medicus », « sujet idéal de la médecine capable de percevoir son corps comme objet clinique », dont « le raisonnement épouse la rationalité épidémiologique », un sujet « capable de se surveiller lui-même » et d'agir en conséquence. Les discours des médecins, qui se veulent avant tout sanitaires et non moraux, induisent malgré tout chez le malade le devoir de maintenir son capital santé, et au-delà, celui de sa lignée, de son entourage, de la société. S'il est malade il peut penser qu'il a bafoué les règles de la vie saine, donc les normes sociales. Pour les salariés interviewés, un problème de santé lié au comportement personnel, dont on serait l'unique responsable et qu'on aurait pu éviter en faisant attention, ne devrait pas occasionner d'arrêt. Dans le secteur des musiques actuelles, faire la fête la veille, picoler, sont typiquement les attitudes qui ne devraient pas donner lieu à un arrêt ! *« L'arrêt bidon c'est la nana ou le mec qu'a fait la fête la veille, qui va voir son toubib encore la tête dans... le derrière et qui lui dit "je veux pas aller travailler aujourd'hui vous pouvez me mettre un arrêt?"... tu sais très bien que le lendemain tu dois aller travailler. Donc si tu sais pas te gérer ben... »* Olivier replace cette attitude (*« imaginons que je me mette une cuite et que le lendemain je doive travailler ben j'irais travailler. Alors que si je tombe malade je tombe malade, c'est la vie »*) dans une logique générale : il ira travailler même en mauvaise forme s'il est responsable de son état, *« quand c'est des trucs que j'ai plus ou moins choisis, je me suis couché très tard, j'ai travaillé sur des trucs perso très tard, des trucs qui ont rien à voir avec... des trucs complètement dépendants de moi »*.

Soigner la maladie, éviter l'aggravation

Dans l'aide à domicile, le comportement « fautif » serait celui qui consiste à laisser le mal s'installer ou s'accroître, faute de réagir et plusieurs interviewées se reprochent leur négligence vis-à-vis de leur santé : *« J'aurais dû écouter le médecin quand j'avais mes parents, ça m'aurait évité de m'effondrer. On se remet difficilement »* Dans ces circonstances, l'arrêt-maladie n'est pas nécessairement jugé illégitime, mais il est condamné car il aurait pu et dû être évité par une attention plus marquée aux symptômes ou aux regards extérieurs, et par des soins adaptés (*« On peut pallier soi-même, faire des massages, pas forcément voir le médecin. »*) Pour Herzlich et Pierret (1984), le système de sécurité sociale garantit en un sens le droit à être malade et la possibilité pour tous de se soigner, mais implique en parallèle le devoir de se soigner et même de guérir, pour revenir à la normalité sociale et à nos obligations productives (on retrouve ainsi les principes énoncés par Parsons, 1955). Nettleton (2013) note qu'on peut distinguer (comme Freidson, 1970) des degrés de légitimité : la légitimité des droits liés à la maladie serait conditionnelle quand il est possible pour le malade d'aller bien grâce au traitement, inconditionnelle lorsqu'elle est incurable parce que le malade ne peut rien faire pour s'en sortir.

1.2.3 La maladie, c'est la vie

Tous ne considèrent pas systématiquement illégitime de s'arrêter quand la maladie n'est pas due au travail : *« la maladie c'est pas une honte, ça arrive »*, *« t'as le droit d'être malade »*. Dans cette conception des choses, on ne peut pas être tenu pour responsable de la maladie, et il serait injuste d'en subir les conséquences. *« Le fait d'être malade, et de ne pas pouvoir accomplir son travail, c'est un truc indépendant de la volonté de la personne, et se faire payer alors qu'on est malade, c'est un super système. Je veux dire sur une longue maladie, ou un cancer... on n'y peut rien si on a une maladie. »* Le caractère indépendant de la volonté sera souvent traduit par une tautologie : *« si on est malade on est malade », « quand on est malade on est malade ».* Les médicaments, les massages, ne sont plus appropriés. *« Si je suis malade j'ai besoin d'être soignée et je peux pas le faire moi-même donc j'irai voir mon médecin ».* Parfois cette logique est reconnue mais pas appliquée : *« si je suis malade je devrais aller voir un médecin... mais spontanément je fais pas ça. Pourtant c'est à ça que devrait servir l'arrêt maladie alors que là je le prends sur mon temps. Quand on y pense c'est pas très logique. »* D'autres, rares, l'appliquent sans y penser : *« Si j'ai un gros rhume ou une gastro, j'appelle, je dis je serai pas là, je me pose pas beaucoup plus de questions, ou quand ma gamine est malade c'est pareil »,* affirme Mathilde, en phase avec les enseignements de son père, ancien syndicaliste chez EDF. C'est en effet un des rôles du syndicalisme que de rendre visible l'aspect collectif d'un problème, et de transformer ainsi la perception culpabilisante d'une difficulté individuelle en revendication collective, légitime, ou encore en un droit acquis qu'il faut défendre.

1.2.4 L'origine du problème de santé reste souvent difficile à déterminer

Il n'est pas toujours facile de faire la différence entre ce qui vient de la « nature » du travail, de son organisation, de la façon qu'on a de le réaliser, ou de l'hygiène de vie. Au niveau macrosocial, les discours publics viennent conforter les idéologies dominantes pour conduire le travailleur à se sentir responsable des atteintes à sa santé. « Dans le domaine de la prévention, le discours centré sur les comportements individuels reste dominant. » (Loriol, 2002) Les sociologues critiques de la médecine sont plus radicaux encore : « la communication sur les comportements de santé revient à faire porter sur la victime des mauvaises conditions de vie ou de travail une part de la responsabilité des malheurs qui lui arrivent (blaming the victim) et à masquer les effets négatifs globaux du mode de production ou de l'organisation sociale. » On retrouve la marque des stratégies traditionnelles du patronat incriminant les « mauvaises mœurs des individus » pour cacher l'origine professionnelle des maladies.

Une autre difficulté pour attribuer une origine aux maux tient à la constitution de chacun. Volkoff (2008) démontre que des conditions de travail modérément pathogènes le deviennent sensiblement lorsque les travailleurs vieillissent, et plus encore lorsque que l'organisation du travail ne leur laisse plus le temps de mettre en œuvre les stratégies préservatrices. Effets de l'âge, responsabilité personnelle et organisation du travail sont d'ailleurs évoquées simultanément : *« Il faut faire bien, faire vite, et avec la qualité. On nous a appris des gestes, et postures pour... mais on va y penser... sur le moment mais après quand on est lancé on n'y pense plus, comme on doit aller vite on fait pas les bons gestes. Et puis on prend pas le temps, parce que des fois on n'a vraiment pas le temps. Résultat ça rejaillit sur le corps. [...] Avant j'étais plus jeune, je prenais une douche et ça repartait. Maintenant même avec un bain, des massages, ça suffit plus, rien ne repart; on n'a pas le temps... »*. Noémie se présente comme sujette aux arrêts maladie pour mille raisons : *« Déjà le fait que je fume ça c'est sûr et puis... plus exposée : j'ai un quotidien assez fatiguant, une heure et quart de transport les matins, une heure et quart le soir, plus j'ai des transports dans la journée quand je fais les visites, donc transports en commun égale microbes, je suis fatiguée, je suis sortie à 7h30 et je rentre à 19h30 à la maison, la douche de la petite, les devoirs du grand, faire les repas, donc je me couche à 22h et à 5h et demie 6h rebelotte je me réveille donc je pense que quand on est fatigué, on tombe plus facilement... Et puis je suis assez fragile quoi. »*

L'exemple qui suit, dans lequel une salariée déplore que les clients ne fournissent plus l'effort nécessaire pour alléger le travail des aides à domicile, rend encore plus complexe l'attribution des responsabilités ! *« Il aurait fallu que tout le monde, les kinés, les médecins, participent à l'effort pour expliquer que les gens... On peut être âgé, malade... c'est pas une raison parce qu'ils ont des aides que les gens ne fassent plus rien... On peut les solliciter de moins en moins. C'est peut-être aussi notre faute, par manque de temps on n'explique pas. »*

Dans cet entrelacs de facteurs conduisant à des situations où la santé s'altère, l'absence de recours au collectif laisse chacun seul devant la difficulté à évaluer la légitimité d'un arrêt maladie, et conduit le plus souvent les salariés à tirer sur la corde. Ce phénomène s'accroît encore chez ceux ou celles qui se jugent plus souvent malades que leurs collègues.

1.3 Le quota d'arrêts

Dans les représentations, en effet, la légitimité de l'arrêt est aussi liée à sa fréquence. Comme le mentionne Dodier (1982) un jugement s'effectue sur « le nombre et la durée des arrêts », en fonction d'un « fonds d'arrêts maladie », avec l'idée qu' « il ne faut pas exagérer ». Tous ne mettent pas le seuil au même endroit : « la quantité d'arrêt tolérée ne sépare pas les individus suivant une frontière repérable ». En outre, là encore, le nombre d'arrêts ne sera pas jugé avec le même étalon selon l'état de santé de celui qui y recourt. Cet aspect sera développé par la suite et nous essayerons d'abord de formaliser l'existence d'un « quota d'arrêts » dans les représentations.

1.3.1 « On va pas se faire arrêter outre mesure » - L'existence d'un seuil d'arrêt « imaginaire » à ne pas dépasser

Perrine, coordonnatrice dans l'aide à domicile, réagit très positivement quand je traduis ses propos par le terme de « quota d'arrêts » : *« Moi depuis cinq ans j'enchaîne j'enchaîne j'enchaîne. Et puis c'est des gros gros. Je suis hospitalisée à chaque fois, c'est pas une petite grippe de trois jours, quatre jours dans l'année, c'est un mois quoi. C'est peut-être pour ça que je m'autorise pas à d'autres moments d'être malade et de prendre, et d'être en arrêt maladie aussi, parce que je sais que à tout moment je peux avoir un coup dur [je mentionne alors l'hypothèse d'un quota] Oh ouais, ouais, ça c'est tellement vrai, bien sûr, bien sûr, c'est comme si ouais y avait un quota. Moi j'ai été deux années de suite, trois avec celle-là, une fois plus d'un mois et demi, la deuxième fois pareil, et là un mois [...] C'est équivalent à trente jours. Dans l'année c'est énorme. Il suffit que pas de chance j'aie eu la grippe, une semaine d'arrêt en plus, c'est énorme. »* Sa collègue Noémie se sent elle aussi en excès d'arrêts : *« Autant y a des gens qui vont être en arrêt une fois tous les trois ans, ou quasiment jamais, mais moi... ».* Elle fait le compte : chaque hiver *« au minimum un arrêt maladie »*, et le dernier hiver, à cause d'une rougeole, *« trois semaines d'arrêt, c'est énorme ».* Il faut y ajouter, régulièrement, *« un jour ou deux d'arrêt maladie »* liés aux bronchites et *« au moins deux gastros ».* Pourtant aussi bien sa collègue que sa supérieure hiérarchique lui feront remarquer que contrairement à ses dires, elle n'a été arrêtée qu'une seule fois cette année, pour sa rougeole, et qu'elle n'est pas souvent malade. Là aussi, la crainte de dépasser un quota « imaginaire » a systématiquement poussé cette salariée à aller travailler malgré ses maladies. Les témoignages qui attestent de l'existence d'un seuil d'arrêts à ne pas dépasser sont nombreux. On a évoqué les « mauvaises habitudes » dénoncées par les gouvernants, et que les salariés redoutent. Ils les redoutent surtout quand ils se sentent sujets aux maladies : *« j'ai souvent des migraines, ces derniers temps je suis souvent malade, j'ai la tête comme une pastèque, et je me mouche tout le temps, mais du coup je viens travailler quand même... parce que sinon ben... on s'arrête tout le temps. »* Louise, aide à domicile, est sujette à de *« gros problèmes de santé »* et se *« fait engueuler »* par son médecin parce qu'elle néglige sa santé : *« Si je m'écoutais je m'arrêterais tout le temps. C'est une maladie qui fait qu'on a mal, quand le temps change on a mal, c'est une maladie qui fait que je devrais rester... chez moi quoi. »*

L'arrêt maladie n'est pas utilisé chaque fois que c'est nécessaire, il doit rester dans une limite acceptable : si on est malade *« une fois de temps en temps »*, ce n'est plus un problème. Ces témoignages peuvent ainsi expliquer pourquoi, comme le montrent les études quantitatives (par exemple celle de Caverley et al, 2007), les troubles chroniques sont plus associés au présentéisme qu'à l'absentéisme

Ces quotas ne sont évidemment pas de pures vues de l'esprit. Ceux qui sont plus souvent absents risquent d'être les premiers sur la liste de licenciement ; l'existence de primes de présence dans certains entreprises diffuse un message clair : la bonne attitude, c'est d'être au travail. Dans des contextes économiques marqués par un chômage massif, on peut supposer que ces injonctions sont présentes à l'esprit des salariés, plus ou moins explicitement, même lorsqu'ils n'en font pas mention. On a pu voir aussi que les normes et pratiques sur le lieu de travail donnent le « la » et modulent les comportements et les jugements, la fréquence des arrêts ne faisant pas exception à la règle.

1.3.2 Un quota bien présent, mais évanescent

Pour ces interviewés, le nombre « autorisé » d'arrêts est inférieur à ceux dont ils auraient manifestement besoin, bien que ce nombre ne soit écrit nulle part et ne fasse l'objet d'aucune règle. Il tient plutôt d'un quota implicite, d'un plafond à ne pas dépasser, quelles que soient les circonstances. Pour ceux qui ne sont pas eux-même confrontés à ce calcul, qui ne sont pas « trop souvent » malades, ce quota est moins net. Il y a bien l'idée d'une quantité d'arrêts plus ou moins acceptable, mais cette quantité est relative et dépend d'une série de facteurs qui la rend bien difficile à déterminer.

Karine fait la liste de tous ses arrêts maladie depuis huit ans, lorsqu'elle a été embauchée. Elle se souvient de gastro-entérites, d'extinction de voix, de blessure au dos, d'un érysipèle, des arrêts pour ses grossesses, d'une tendinite. Pour plusieurs d'entre eux, elle donne le nombre de jours d'arrêt, et souligne que pour sa blessure au dos, elle a *« été arrêtée pas longtemps, peut-être deux jours. »* Je lui fais remarquer qu'elle a une bonne mémoire, elle commente : *« Oui je sais pas pourquoi je m'en souviens. Peut-être parce que j'en ai pas eu beaucoup beaucoup ».* Isabelle travaille dans la même association depuis plus de 15 ans. Elle s'est arrêtée *« peut-être deux ou trois fois pour un petit truc ».* Elle n'a *« pas le réflexe »,* et même si le médecin le lui conseille, *« trois jours ça ferait trop ».* Ghalia dit avoir été *« souvent en arrêt chez Dolmen »*, soit *« trois ou quatre fois »* en deux ans. Quand je lui fais remarquer que ça ne me semble pas beaucoup, elle commence par désigner ses supérieurs : *« C'est eux qui disent ça »* mais poursuit : *« pour moi c'est beaucoup parce que j'ai l'habitude avec le travail, je peux pas rester à la maison c'est ça mon problème, »*

Faute de pouvoir donner un ordre de grandeur, le meilleur moyen de quantifier reste encore la tautologie :

> –*Et comme je tombe pas souvent malade... je touche du bois*
>
> –*Tomber souvent malade ce serait quoi?*
>
> –*Ben les filles elles ont souvent la grippe. Moi non, je touche du bois*

1.3.3 Un quota variable selon le contexte individuel et professionnel

C'est souvent par comparaison qu'on définit une quantité et une durée d'arrêts excessives, pour soi ou pour les autres, notamment en considérant l'état de santé : « *Quand on sait ce que ça implique... C'est toujours trop ! Bon ça dépend aussi de l'état de santé* » ; « *ça dépend de l'état de santé des gens aussi, c'est variable, y a des gens plus fragile que d'autres* ».

La comparaison de fait souvent par référence directe ou implicite aux normes en vigueur sur le lieu de travail : « *Si je commence à être en arrêt-maladie une semaine, [on va me dire] alors qu'est-ce qui t'arrive ?* » ; « *dans la mesure où nous on prenait pratiquement pas d'arrêts, forcément ça faisait une différence* ». Cédric a eu quelques arrêts : « *pas beaucoup, deux fois en 8 ans* » ; un ancien collègue, considéré comme souvent arrêté : « *beaucoup, disons une fois tous les trois mois* ». Fixer une limite claire au quota d'arrêt est un exercice périlleux, on le perçoit encore lorsque Cédric commente spontanément les arrêts de ce collègue : « *mais oui oui il en prenait quand même assez souvent. Quoique...* ». Si on lui demande où commence beaucoup, il se risque : pour lui-même, ce serait « *je sais pas, tous les mois* », pour son collègue, il hésite, « *il avait des problèmes de dos donc... bon. Mais nous on savait que ça le faisait chier d'aller au boulot, on savait les fois où il était malade et les fois où il l'était pas* ». Martial dans cette même structure donne une idée assez complète des motifs exposés pour juger du caractère excessif ou non du recours à l'arrêt. Selon lui, « *Cédric a eu un ou deux arrêts en huit ans mais c'est rien* ». Comment pourrait-il définir « rien » et « pas rien »? Martial commence par proposer un chiffre : « *Ben rien c'est un ou deux en huit ans et pas rien c'est... y en a c'est un par mois, un tous les deux mois* », pour se reprendre immédiatement : « *enfin je peux pas te dire* », et enchaîne sur les facteurs à prendre en compte.

Il y a d'abord le contexte local, la société, sa taille, et ses moyens, qui dépendent de la situation économique globale : « *j'ai jamais travaillé dans une société où on était plus de cinquante, chaque fois j'étais avec des groupes, en tournée, et je sais pas si chez AXA, ou...à la Préfecture, la BNP... mais là déjà toi t'as beaucoup de travail, si en plus tu te recolles d'autre travail, ou que tu dois aller chercher*

d'autres gens... on est une petite structure, donc quand on fait une ouverture public s'il manque un ou deux maillons de la chaine ça devient compliqué... Faut voir si elle a les moyens aussi, on est dans une période où on n'a pas trop de tunes »
La position occupée par la personne malade dans la structure : *« Quand quelqu'un d'autre peut faire ton travail, il fait des photocopies toute la journée ben tu peux te lever et faire une photocopie. Mais s'il porte des pianos, des frigos, des déménageurs, s'ils sont trois au lieu de quatre, c'est pas pareil. »*
Et la réalité de la pathologie, comme la bonne foi de la personne concernée : *« j'ai travaillé à la préfecture il y avait une nana elle avait rien du tout, à part un poil dans la main. Je vois beaucoup de gens autour de moi qui sont pas malades et c'est juste pour dire "ça me soûle" ou "tiens je vais me faire un week-end de quatre jours", y en a qui abusent. Mais y a des gens qui sont vraiment malades, ça oui, ça tu peux rien y faire. Le mec il a le SIDA il a le SIDA, c'est comme ça. Un cancer non plus. Le mec tu vas pas le pourrir alors que... »*
Beaucoup, souvent… tout dépend. Martial ponctuera d'ailleurs tous ses propos de remarques prudentes : *« Après j'ai pas les stats », « je suis pas toubib », « je sais pas moi », « faut relativiser le truc »,* pour conclure tout aussi prudemment : *« Après voilà... chaque cas est spécifique. »*

1.4 En résumé : une légitimité multifactorielle, un dénominateur commun ?

Les personnes interviewées ont en tête une représentation de ce que serait un arrêt légitime, et de ce qui ne le serait pas, mais des facteurs multiples s'entremêlent pour établir cette distinction. La « vraie maladie » ne se discute pas, mais elle dépend de la nature des symptômes et de la pathologie, de leur intensité, de leur cumul. De leur origine aussi : qui en est responsable ? (le patient, la vie, le travail…). La fréquence des arrêts intervient aussi, relativement à un étalon lui-même multifactoriel. La légitimité relève manifestement d'un « écart à la norme » (cet écart selon Canguilhem distingue le « pathologique » du « normal »), particulièrement flagrante dans cette exclamation d'une auxiliaire de vie : *« Un rhume c'est pas une maladie, c'est normal ça, c'est comme les nouveau nés, le jour où ils ont un rhume, le nez bouché, c'est normal, c'est pas une maladie ».* La norme est aussi une norme morale que Dubet (2013) analyse à partir des aspirations des individus au travail : ceux-ci chercheraient à assurer un « ordre juste ». L'arrêt pour être jugé légitime doit sembler juste et nous allons voir que les travailleurs adoptent en effet un comportement qui leur semble juste relativement à leur environnement professionnel.

2. L'ARRÊT LÉGITIME, TRADUCTION DANS LES PRATIQUES

2.1 La bonne attitude : normes et valeurs en vigueur sur le lieu de travail

Les salariés des musiques actuelles utilisent souvent les pronoms « nous » ou « on » même lorsqu'on ne les interroge pas expressément sur les pratiques de leurs collègues et considèrent que leur pratique des arrêts est partagée par tous ou presque sur le lieu de travail. Ces éléments ont déjà déjà abordés antérieurement, mais les extraits qui suivent rendent plus explicite la dimension morale qui lie les pratiques individuelles à celles du lieu.

On va trouver par exemple le souci de la juste répartition de la charge de travail : *« comme je suis à temps partiel... c'est pas trop normal que je m'arrête alors que les autres qui bossent plus que moi ils s'arrêtent pas ».* On retrouve l'idée de justice telle que la conçoivent les travailleurs (Dubet, 2013), fondée sur « une forme de contribution générale au fonctionnement harmonieux de la société ». De façon générale, c'est parce que tout le monde y met du sien, mais aussi parce que chacun se soucie des autres, qu'on ne se verrait pas faire défaut : *« mes collègues ils ont été les premiers à me dire c'est bon tu t'arrêtes là... on essaie d'être vigilants les uns vis à vis des autres par rapport à ça... donc on tire tous un peu sur la corde ici ».* On adopte aussi une attitude qui nous semble la bonne en vertu des valeurs associées à la structure qui emploie ; l'associatif par exemple : *« malade ou pas malade on y va, à fond, c'est le secteur associatif tout de même. »* Dans l'aide à domicile, l'absence de lieu de travail commun à l'ensemble des salariés empêche d'adopter les normes observées sur place. Certains principes sont partagés, le repas est pour la plupart des aides une activité pour laquelle il faut quelqu'un, à l'heure prévue, tandis que le ménage peut attendre. Mais ils sont présentés comme relevant du bon sens « *si vous pouvez vous efforcer d'y aller, quand c'est quelqu'un qui a besoin d'aide ou qui est malade, vous y allez, mais dans les autres cas non*». Chacun est renvoyé à sa propre norme morale *(« C'est un problème de conscience professionnelle »)* et le clame, revendiquant sa conception des choses comme une donnée personnelle et singulière : *« C'est mon point de vue personnel, je suis un petit peu spéciale, moi je le conçois comme ça »* ; *« Ma collègue à l'heure de partir pile poil elle partait ; mais moi je peux pas. On n'a pas la même manière de voir les choses »* ; *« Moi je suis tellement ancienne, je connais tellement les clients, je me dis j'ai pas le droit de leur faire ça »*.

2.2 L'exemplarité des chefs

Les normes en vigueur sur le lieu de travail sont souvent incarnées par l'attitude du ou des directions. Ehrenberg (2011) constate que « le chef d'entreprise est devenu un modèle de conduite alors qu'il était l'emblème de la domination du patron sur l'ouvrier. » Dans les musiques actuelles, chacun calque sur les dirigeants son rythme, son investissement, son droit à s'arrêter. Lorsque le directeur semble investi *« à 1000% »* dans son métier, on a tendance à être emporté dans son rythme, plus ou moins volontairement : *« Il faut dire aussi qu'Alban est chronophage, toute la journée passer d'une activité à une autre, faire 10000 choses... il a une santé phénoménale. On est pris dans ce train, et des fois au lieu de se contenter d'être un TER nous mêmes nous nous mettons en TGV. »* Les salariés transformés en TGV brûlent les gares d'étape et négligent les révisions techniques. Les arrêts maladie sont rarissimes et ressentis comme inenvisageables malgré la fatigue qui s'accumule.

À l'Univers, les directeurs donnent une autre image dont les salariés s'inspirent. Ils ont fondé le lieu vingt ans plus tôt et eux aussi commencent à être touchés par la routine, les contraintes financières et législatives : *« Même nous, les deux porteurs de projets, nous nous sommes contraints à... non, pas contraints, mais engagés dans une*

structuration, avec le respect des règles sociales, fiscales, juridiques, parce qu'on considérait que c'était important. Mais là on arrive à un point de blocage ». Ils développent d'autres activités, dans d'autres lieux, et les salariés suivent leur exemple : *« Quand je suis arrivé ici j'arrivais à 9h du matin je repartais à 9h du soir, et c'était pareil si j'étais malade. Maintenant beaucoup moins... parce qu'on est dans un management un peu paternaliste ici [...] et comme Alexis, comme Brice, on a tous une autre activité à côté. Maintenant toute mon énergie je la mets dans mon autre activité. »*
Le sens du mot absentéisme a varié au fil des époques. Il décrivait initialement l'absence du propriétaire de terres ou d'une usine qui confiait à d'autres la gestion des affaires, et sous-entendait que ce propriétaire profitait de l'activité des autres, sans même se donner la peine d'être là (Rousseau, 2012.) S'il qualifie plus spontanément aujourd'hui l'attitude des salariés, reste que les patrons se doivent de montrer l'exemple en étant présents, avec l'idée qu'on ne peut pas exiger des personnes qu'on dirige qu'elles se conduisent différemment de celui qui leur donne les instructions. A l'inverse, Il ne serait pas juste de se tourner les pouces ou de s'absenter à la moindre occasion alors que les directeurs ne s'autorisent pas la plus petite pause, le moindre arrêt.

2.3 Justice organisationnelle

La question du juste intervient aussi dans les pratiques de l'arrêt maladie en relation avec l'attitude des chefs sous une autre forme : selon qu'on en veut à son chef (ou à ce qui incarne la figure du chef) ou qu'on lui est reconnaissant, on s'autorisera plus ou moins à s'absenter du travail. Si les salariés parlent de mépris, d'humiliation, de respect, ou sous-entendent l'existence de tels comportements, c'est que « la dénonciation des injustices emprunte au langage moral » (Dubet, 2013). Aussi replacera-t-on ces sentiments dans le cadre plus général de la justice organisationnelle, qui interroge la façon dont les employés se sentent traités au travail. Introduite par Adams (1965) dans sa théorie de l'équité, elle sera développée plus tard par Greenberg (1987). Elle permet de montrer comment et dans quelle mesure le fait de se sentir traité équitablement au travail peut

influer sur d'autres facteurs professionnels. Plusieurs études (par exemple Geurts et al, 1999 ; Van Yperen et al, 1996, citées par Bouville, 2007) ont montré que lorsque la justice distributive n'est pas respectée - la relation d'échange entre l'employeur et le salarié est jugée inique, le salarié n'étant pas récompensé à la hauteur de ce qu'il apporte à l'entreprise - l'absentéisme est plus élevé. De Boer et al (2002) montrent quant à eux que l'injustice procédurale (le fait que les procédures mises en place pour évaluer les travailleurs, les faire progresser, ne soient pas dignes de confiance, qu'ils ne puissent pas intervenir dans les décisions, etc.) a un effet indirect et positif sur l'absentéisme. Passons de l'absentéisme aux arrêts maladie : Ferreras (2007) a montré que lorsque l'idéal de justice démocratique est bafoué, les arrêts maladie augmentent. Passons maintenant aux maladies : Dubet (2013) rappelle qu' « à profession, sexe et âge constants, le fait de se sentir méprisé dans son travail multiplie par 2,5 la probabilité d'avoir des problèmes de santé nécessitant un arrêt de travail de deux semaines et plus. » Il y voit le signe que « le don de soi au travail s'effrite lorsque les salariés ne se sentent pas gouvernés par un ordre juste ».
Sur le terrain, le lien entre justice et arrêts maladie s'observe à différents niveaux.

2.3.1 Des salariés reconnaissants... et moins absents

Sandrine, à l'Univers, est explicite : *« On m'a donné ma chance en me prenant en stage et après en me prenant en CAE donc c'est à moi de prouver que en gros que je suis pas... que je suis... pas surhumaine, mais presque, que j'ai pas le droit de tomber malade ».* Gauthier associe le faible absentéisme à l'Octave à l'attitude de la Direction, qui contraste avec la dureté des exigences de son premier emploi chez Bouygues : *« Je devais bosser dehors par moins douze alors que de ma vie j'avais jamais vu un pull ! Alors qu'ici les gens sont très à l'écoute ; quand je suis arrivé j'étais loin de mes bases et... Sans l'Octave je sais pas où je serais aujourd'hui, parce que j'étais... à la limite de la délinquance ».* Esther n'a pas pris d'arrêt pour sa fille gravement malade, parce qu'à cette occasion la Concorde l'a *« beaucoup soutenue ».* La reconnaissance peut s'exprimer envers l'employeur, mais aussi envers un pays, comme pour Astrid à la

Concorde : *« Là bas dans mon pays c'est très dur de travailler, tout coûte vraiment cher. Donc j'aide beaucoup ma famille, si je peux envoyer de l'argent pour aider mes petites soeurs c'est déjà beaucoup, ça me donne le courage, la force de travailler, et tout ça c'est grâce à la France. J'ai été en Italie c'est très dur là-bas pour le travail. Et il faut être régularisé. Ici j'ai été régularisée et j'ai trouvé du travail. »* Elle explique ainsi sa détermination à s'habituer aux difficultés du métier, et son refus de recourir aux arrêts, même malade et malgré sa douleur dorsale. Quand on se sent privilégié par rapport à d'autres, on a aussi des scrupules à s'arrêter : *« Beaucoup de collègues de ma promo ont pas trouvé de travail, ou à temps très partiel, ou ils ont dû changer de branche. Moi j'ai beaucoup de chance. C'est génial d'arriver au boulot sans boule au ventre. »* (Virginie, psychologue).

Les recherches font état d'un manque de reconnaissance ressenti par les salariés français concernant leur travail. Alter (2009) fait remarquer à cet égard que reconnaître le travail des subordonnés impliquerait pour les patrons, suivant la logique du don, de leur être redevables, ce qu'ils veulent à tout prix éviter. La reconnaissance (reconnaître) entraîne la reconnaissance (être redevable) et c'est bien ce dont il est question ici. À ceci près que ce sont les employés qui, reconnaissant la bien-traitance de leur directeur, de leur structure d'emploi, de leur pays d'accueil, de celui qui vous donne du travail en somme, sont incités à bien le traiter en retour, par reconnaissance. Le juste nous enjoint de ne pas recourir à l'arrêt maladie, sauf en dernier ressort, dans une telle situation. À l'inverse (Rousseau, 2012), « le mécanisme de l'engagement peut se gripper en l'absence de réciprocité ». Si les patrons se montrent eux-mêmes peu scrupuleux quant à la façon dont ils traitent leurs employés, l'arrêt maladie s'imposera plus facilement.

2.3.2 Patrons peu reconnaissants, salariés moins hésitants

Et en effet, l'attitude des patrons est facilement évoquée, surtout au conditionnel, quand les personnes interviewées réfléchissent à des situations où elles n'hésiteraient pas à s'arrêter. *« Je m'entendais pas du tout avec mon patron qui me mettait la pression, qui me faisait faire des heures sup pas payées, c'était vraiment une ambiance de travail assez désagréable donc je pense que... par vengeance je...*

enfin je serais pas pour autant allée voir le médecin en lui disant "faut que vous m'arrêtiez" mais s'il m'avait proposé un arrêt de travail oui, pourquoi pas » ; « Ce serait quand même un comble que lui te bombarde ton planning et que derrière il t'engueule parce qu'il t'a pas laissé le temps de faire ce que tu devais faire avant, moi je suis très gentil mais si jamais il me faisait des remarques j'arrêterais je les plaquerais là, ça me pousserait à changer mon comportement, évidemment ». Citer d'autres que soi facilite aussi l'aveu : *« en termes de reconnaissance dans le lieu, je pense qu'il parvenait plus à s'investir » (Lionel à l'Univers, expliquant les absences d'un ancien collègue)* ; ou d'autres lieux de travail, avant : *« Je supportais pas la surveillante, ni l'équipe, ni les conditions de travail, je me suis mise un mois en arrêt maladie. Quand j'y suis retournée j'avais un prolongement d'un mois dans ma poche, je me suis dit "s'ils m'embêtent, si jamais ils me parlent mal cinq minutes…" »*

Il s'agit dans ces exemples de situations conflictuelles, mais l'absence de réciprocité, de reconnaissance, peut s'exprimer autrement. Par exemple par le sentiment d'être exploité, que les patrons s'enrichissent à vos dépens : *« dans une boîte qui se fait des mille et des cents j'aurais moins de scrupules ».* C'est ce que ressentent certaines aides à domicile : *« l'Etat paie cher pour notre participation mais Dolmen nous bouffe tout. C'est pour ça que les filles sont révoltées. C'est sûrement ça aussi qui fait qu'il y a tellement de maladies dans ce métier. Eux ils s'intéressent juste à l'argent et toi tu t'épuises ».*

L'absence de réciprocité peut aussi s'exprimer par l'absence de gratification. Cela pourrait expliquer pourquoi l'absence de perspectives de promotion figure parmi les facteurs qui, statistiquement (Niedhammer et al, 2012), favorisent les arrêts pour raison de santé, comme dans les exemples qui suivent : *« Avec ce qu'ils ont donné pour que ça marche, il devrait se passer quelque chose, ils sont pas assez valorisés. Il y a... de l'ingratitude. Les gens qui à une époque auraient tout fait pour venir, même malades, même par temps de pluie, ils ne le font plus »*, constate une salariée de l'Octave. Le cas de Fabian dans la même structure est symptomatique. Chargé de l'accueil des artistes et du catering à l'Octave, il a une santé fragile, il est notamment asthmatique et sujet à des allergies lourdes, qui l'épuisent. Le poste qu'il occupe depuis un certain temps déjà est

à ses yeux un poste transitoire, il s'attend à une évolution de carrière. *« Même si c'est un aspect que j'adore, c'est pas mon ambition de devenir le cuisinier et barman de l'Octave. Il y a d'autres postes que je me verrais bien prendre. Je serais encore meilleur. »* [il mentionne ses compétences techniques, son expérience de sonorisateur, de musicien, ses connaissances en arts plastiques, son rôle d'écoute et de conseil auprès des collègues]. Il regrette que les astreintes de son travail ne soient pas davantage reconnues : *« les jours de concert, je fais deux journées en une, je commence à 8h du matin et je termine vers 2h et demie. Sans pause. C'est hyper exigeant. C'est pour ça que j'insiste un peu, ils ont pas forcément conscience à quel point ça peut être fatiguant »*. La rémunération n'est pas non plus à la hauteur son investissement : *« Ce qui me rend le plus mal à l'aise c'est le salaire. J'attends un petit geste de la part de mes responsables, du fait que je suis capable de m'investir énormément »*.
Tout cela n'a pas - encore - réussi à entamer son engagement (*« ces derniers temps ça m'a presque fait freiner quant à mon investissement »*) et au moment de l'interview, il sort d'un arrêt-maladie, qu'il a écourté pour retourner au travail, malgré les exhortations de ses collègues : *« je suis habitué à bosser en étant malade, en ayant la crève, en étant très mal »*. Quelques mois plus tard, ses demandes d'évolution professionnelle et d'augmentation de salaire n'ont pas eu de suite. À nouveau malade, il n'écourtera pas son arrêt maladie, et restera absent de son poste pendant plusieurs semaines.

A la lecture de ces entretiens, on comprend que les scrupules qui empêchent de recourir à l'arrêt maladie ne sont plus de mise lorsque la réciprocité, le respect, ne régissent pas la relation de travail. Pollak (2014) remarquait d'ailleurs que la prise en charge du délai de carence, contrairement à ce que l'on entend dire souvent, n'était pas un facteur favorisant le recours aux arrêts-maladie, mais jouait plutôt en sens inverse (durée des arrêts plus courte et arrêts cumulés moins nombreux). Elle suggère que l'absentéisme pourrait être fortement réduit en modifiant les conditions de travail, en particulier par la mise en place d'organisation où règnent réciprocité et justice. *« Quand t'allais pas travailler elle t'appelait chez toi pour te dire de venir travailler. Et ça fait l'effet inverse. Du coup tu viens pas même le lendemain, tu t'amuses presque à ça »*, remarque une salariée, dans ce sens. On peut penser aussi que les salariés, qui présentent une prescription du médecin en bonne et due forme, sont agis autant qu'ils agissent, face à des situations dangereuses pour leur santé et génératrices de conflits internes. De ce point de vue, l'injustice rend malade, au sens littéral. Dejours (1998) parle de souffrance éthique pour qualifier de telles situations, où les salariés sont sommés de se plier à des actes qu'ils réprouvent, la souffrance pouvant conduire à des pathologies médicalement attestées. On pourra aussi évoquer le cas, extrême, des « refusants » allemands pendant la deuxième guerre mondiale, saisis de spasmes ou de violents maux de ventre qui les contraignent à rester au lit, ou à courir vomir dans les forêts, lors d'exécutions de masse (Breton, 2009). Sans aller aussi loin, certains salariés peuvent devenir simplement moins résistants à la maladie face à des hiérarchies inflexibles : « le tonus s'entretient normalement grâce à la relation à une instance dont la bienveillance peut paraître garantie, assurée. S'il n'y a plus d'instance idéale, le tonus dépendra de l'aléatoire, des circonstances » (Melman, 2002). Il y a là des résonances avec la lecture de Spinoza proposée par Roche (2014) : « La santé est augmentation de la puissance d'agir » et cette puissance se modifie au contact des autres puissances, généralement d'autres individus. « S'ils entrent dans une relation de composition positive avec d'autres puissances, humaines et extrahumaines, s'ils font de "bonnes" rencontres, ils éprouvent des affects actifs et augmentent leur puissance d'agir ; s'ils entrent dans des relations négatives avec celles-ci, s'ils font de "mauvaises" rencontres, ils éprouvent des affects passifs et diminuent leur puissance d'agir. » On comprend que la construction de la santé, dans cette perspective, « requiert la construction de rapports sociaux à l'intérieur desquels les individus s'affectent mutuellement d'une façon positive et non négative. »

3. UNE PRATIQUE MORALE ? DES PRATIQUES CONDAMNÉES AU NOM DE LA MORALE

Même ou surtout dans les environnements associés au plaisir, voire à la décontraction, il n'est pas bien vu de s'absenter. À l'Univers, apprenant que son collègue Martial sera absent huit jours, Elisa s'exclame *« T'es pas là la semaine prochaine?? »*, l'obligeant à se justifier. La veille un des directeurs commentait le planning : *« Ah ben il se fait plaisir Martial, il est pas là de la semaine prochaine »*. Les absences apparaissent comme une anomalie qui nécessite une explication. Elles donnent parfois lieu à une critique explicite, plus souvent à des sous-entendus, parfois encore il s'agit juste d'étonnement sans mauvaise intention (*« ah bon ? »*). C'est que juger les absences des collègues est au moins aussi difficile que de juger la légitimité d'un arrêt, et lorsqu'on s'y prête, c'est en référence au système, au sens large, qui nous gouverne, aussi bien qu'à la bonne ou mauvaise volonté présumée des personnes qui l'utilisent.

3.1 Préserver le système de protection social

Beaucoup des personnes interrogées estiment que la rémunération des travailleurs lorsqu'ils sont en arrêt est *« un bon système »*. *« Il faut qu'on le garde en France »*, ce qui implique aussi qu'il *« faut absolument le préserver. Et le préserver des abus »*. Le déficit de l'assurance maladie est souvent présenté comme un problème sérieux : *« J'aime pas les gens qui se mettent en arrêt maladie quand c'est pas justifié, on est en putain de déficit de dingues, et c'est justement ces gens-là qu'on devrait sanctionner, avec la sécu là, des hypocondriaques qui sont complètement obsédés de tas de trucs. Ils sont allés chez le toubib quatre fois dans l'année pour un ongle incarné, ben je sais pas, tu paies une amande, des impôts en plus, tu vas voir s'ils vont y aller s'ils se sont coupé la main ou écorché le genou, y aura beaucoup moins de monde dans les salles d'attente. Et moi je mettrais des sanctions, "t'as été 4 fois chez le toubib, qu'est-ce que t'avais? Là un rhume, là t'avais mal aux cheveux, bam !" je peux te dire que je te ferais économiser des milliards. »*
Dans le même temps, des abus liés au système de sécurité sociale mais qui ne concernent pas les arrêts-maladie creusent aussi le trou, rendant moins répréhensibles, en comparaison, les absences qui sembleraient peu légitimes. Il y a d'abord ceux qui accumulent inutilement des médicaments : *«il faudrait qu'ils regardent un petit peu à ce niveau-là parce que les personnes âgées font vraiment un trou. Vous verriez les*

placards de médicaments qu'ils ont qu'ils se servent même pas. » La logique du remboursement pas toujours compréhensible : *« Et vous croyez que c'est normal que des gens aillent en cure et soient remboursés par la sécurité sociale? Et après ils nous disent que la sécu est en déficit. »*

Au-delà du système de sécurité sociale, c'est l'ensemble du fonctionnement social qui est pris en compte pour juger les absents. D'un côté, il est fait référence implicitement à une règle de conduite, une éthique du devoir selon laquelle chacun doit faire sa part de l'effort collectif. Elle doit être suivie par tous comme garantie de bon fonctionnement, sans quoi le monde ne tournerait plus rond : *« S'il fallait s'arrêter à tout bout de champ on va où ? »* dira Martine, qui reprendra cette idée plus loin en évoquant une collègue : *« Facilement elle prenait des congés, par exemple l'été, et puis en octobre déjà elle s'arrêtait. Elle pouvait plus... elle se sentait fatiguée. Mais si tout le monde pratiquait de cette façon-là... on sait plus où on va. »* Les discours culpabilisants autour du « trou de la sécu » viennent alors au renfort de cette éthique. On peut une fois encore tracer un parallèle avec la saint-lundi, journée de repos hebdomadaire que s'octroyaient principalement les ouvriers qualifiés, et contre laquelle les patrons se sont efforcés de lutter par des discours moralisateurs : l'ivrognerie serait le corollaire inévitable de cette coutume, elle se solderait toujours « en maladies, en regrets et en misère », elle aurait surtout des « conséquences néfastes [...] pour l'économie. » (Beck, 2004) Au point que progressivement, ce sont les ouvriers eux-mêmes qui ont repris « l'imagerie hideuse de la Saint Lundi, conçue depuis des décennies par les classes dominantes », en opposant « l'ouvrier bon père de famille » à « l'adepte de la Saint Lundi. » Comme pour les arrêts maladie, les discours destinés à empêcher cette journée de repos sont par endroits assortis d'un système de sanctions / gratifications : les ouvriers fêtant la saint-lundi sont renvoyés, tandis que ceux qui y renoncent reçoivent des primes. Les absents d'aujourd'hui, s'ils ne produisent pas de certificat médical, vont recevoir des avertissements, puis être licenciés, tandis que les primes de présence viennent récompenser les travailleurs assidus.

D'un autre côté, tout le *« système est mal foutu »*, il ne semble pas juste, ce qui rend d'autant moins supportable pour les aides à domicile

le soupçon porté sur leurs arrêts : *« Je travaille, je cotise, moi on me prend de l'argent sur ma fiche de paie, donc j'ai rien à me reprocher. Je pense que l'Etat me prend plus que le travail que… Et ce que je trouve vraiment dégueulasse, c'est cette journée qu'on donne aux personnes âgées, eux on leur donne une journée… et faut voir le travail qu'on fait, hein ? »* Puisque personne ne suit les règles, ou que le système est conçu pour les patrons, pourquoi les plus défavorisés devraient-ils s'astreindre seuls à préserver la bonne marche du monde? *« Bien sûr y a des gens qui exagèrent mais […] ils ont raison, les gens ils se font assez avoir comme ça. Dans toutes les catégories hein, vous croyez qu'un policier il est clean? Ceux qui sont cleans c'est les plus pauvres, ceux qui n'ont rien […] Tout est fait pour les patrons. Une femme de ménage elle gagne plus que nous. Les filles pourquoi elles s'emmerderaient? »*
Et puis il y a aussi ceux qui, parce que le système de protection sociale est un acquis à préserver, pensent qu'il faut justement l'utiliser : *«Je milite farouchement pour les arrêts maladie. Je le dis aux collègues, à mes filles, si vous êtes malades prenez un arrêt maladie. »*

L'arrêt-maladie n'est pas jugé de la même manière selon qu'on perçoit surtout l'injustice d'un système dans lequel tout le monde cherche son profit personnel ou les bienfaits d'un système de protection sociale qu'il faut préserver de toute forme d'abus. Ces différences de perspectives expliquent que les jugements diffèrent, bien que justifiés dans les deux cas par une référence plus ou moins explicite à la bonne tenue d'un système (économique, social, politique) et à la juste façon d'agir dans ce système.

3.2 Sanctionner la « mauvaise foi »

La juste façon d'agir repose aussi sur l'idée de l'honnêteté, et de la confiance qui en découle. Que ce soit dans l'aide à domicile ou dans les musiques actuelles, les supérieurs sont perçus comme des personnes qui notent la bonne ou mauvaise volonté des salariés : *« le fait que les filles s'arrêtent comme ça, pour un oui ou pour un non, elles le remarquent […] elles le voient bien qui s'arrête et qui s'arrête pas. »* Sandrine, en poste depuis seulement quelques mois, l'a vite compris : « *ma responsable voit très bien que des fois je vais pas bien mais que je viens travailler quand même donc là quand elle a vu que j'avais une gastro et que c'était vraiment pire que d'habitude elle a compris, elle a dit "repose toi, ça sert à rien de venir quand on est dans cet état là"* ». Lorsque le management repose sur la confiance et que l'organisation du travail le permet, comme dans les scènes de musiques actuelles étudiées, il n'est même plus besoin de recourir à l'arrêt, il suffit de prévenir : « *Alban je lui disais demain matin je suis pas là, voilà, lui il fait confiance* ».

Ce que les collègues ou les supérieurs condamnent, plus encore que les arrêts, c'est que les fautifs se moquent d'eux. « *Ah ben oui, parce que l'autre il vient pas il dit qu'il a un rhume, "regarde moi", quoi. [...] Quand il venait pas je savais que c'était bidon, mais au départ tu te dis "tu te fous vraiment de ma gueule" et après tu te dis "ouais ben t'es pas là tant mieux"* ». L'agacement face à la mauvaise foi est frappant chez les administratifs de l'aide à domicile. La chargée d'accueil à la Concorde reçoit les appels des absents ou découvre les messages laissés sur le répondeur avant l'ouverture. Elle commente, sarcastique : « *La personne qui donne ces excuses un peu bidon, si je peux me permettre... Elles ont généralement des voix de mourant. Faut arrêter. Ça a le don de m'agacer. C'est un état d'esprit que j'apprécie pas trop. On se fiche un peu de... de nous. On nous prend pour des idiots. À un moment c'est bon !* » Noémie, coordonnatrice, reconnaît qu'elle n'apprécie pas du tout ceux qui ne font même pas l'effort de camoufler leur mensonge, d'autant que le justificatif médical rend la riposte impossible : « *vous avez une assistante de vie qui vous demande de s'absenter pour le 30 août, vous allez lui dire non, pour une raison d'organisation, vous dites que les jours ça se pose en avance, surtout à ces dates, ben le 30 au matin elle va être malade. Donc on l'a un petit peu en travers. On peut pas remettre en question le document du médecin, on est persuadés qu'elle a menti, parce qu'elle avait absolument besoin de sa journée, mais voilà, le médecin a... Quand on a un doute sur ce fichu arrêt ça énerve.* »

L'idée d'un quota présumé refait ici surface, et les responsables ou collègues admettent volontiers qu'ils ont du mal à ne pas en vouloir à ceux qui sont souvent absents. « *Quand c'est rare on n'a pas la même écoute que si c'est quelqu'un qui le fait trois fois par mois. On va pas avoir la même réaction [...] J'en veux surtout quand c'est toujours les mêmes. »* L'aspect répétitif des maladies laisse en effet planer le doute quant à leur authenticité : *« Y en a c'est tellement récurrent... On en a eu qu'étaient très souvent malade le vendredi, donc au bout d'un moment... » ; « y a des gens qui se sont mis en arrêts-maladie pour un ou deux jours, à un moment où c'était à eux de gérer tel dossier, tout bizarrement tu vois, des fois y a des corrélations comme ça. Si c'est une fois dans l'année ça va mais y a des personnes qui sont spécialistes de ça. »*

Dans ces exemples, l'absence est condamné parce qu'elle témoigne d'un manque de respect. Certains « abusent » en cherchant à abuser les autres, dans un comportement nuisible à un ordre juste et qui empêche la cohésion. Ce comportement entrave d'autant plus cette cohésion qu'il rejaillit sur la perception et insinue de mauvaises pensées dans les esprits : *« On devient même sceptique sur le décès des oncles des tantes et des grands-mères. C'est pas bien. »*

3.3 Des principes clairs, mais un jugement incertain

Devenir sceptique vis-à-vis de tous à cause de l'attitude de quelques-uns n'est pas agréable. On préfèrerait pouvoir être bienveillant, accorder le bénéfice du doute, aussi après avoir condamné un absent, on nuance bien souvent ses propos. Ainsi les encadrants dans l'aide à domicile déplorent l'attitude de certaines aides et concluent qu'*« on doit être comme tout le monde, c'est toujours les mêmes »*, mais apportent immédiatement une série de nuances : *« elles ont des souffrances physiques quand même très... », « un rythme de dingues », « c'est un métier très difficile. Le corps prend beaucoup ».* On ne sait plus trop quoi penser : *« elles sont pas toutes comme ça »*, mais est-ce parce qu'il *« y a des gens plus fragiles »*, ou que *« les médecins n'arrêtent pas tous facilement »*, ou encore que *« certains s'écoutent beaucoup plus que d'autre face à la maladie »* ? Enfin, la condamnation est légitimée par des considérations plus pragmatiques : *« Egoïstement ça nous donne beaucoup plus de travail, et ça lèse les personnes aidées. »*

Dans ce secteur, le personnel de terrain est encore plus prudent. Les arrêts des unes rejaillissent pourtant directement sur le travail des autres, qui seront envoyées en remplacement, parfois très loin, et sans préavis. Les aides peuvent laisser entendre que leurs collègues n'ont pas forcément toutes de bonnes raisons de recourir à l'arrêt maladie, mais elles ne veulent pas juger ou laisser penser qu'elles jugent : *« On les connaît ceux qui s'arrêtent, et ceux qui s'arrêtent jamais [...] Mais on peut pas critiquer. Chacun a ses soucis ! Si un collègue a des soucis... Il y a des raisons. »* ; *« c'est celui qui est malade qui sait ».* Surtout, elles se côtoient peu, ce qui légitime leur réserve : *« je les connais pas, je sais pas si elles sont malades ou pas, ou même si elle est pas malade ça peut être son enfant ».* Dans le doute, on penchera pour la « vraie maladie » : *« si ça fait deux mois c'est que c'est pas pour rien c'est que y a un problème, c'est que c'est pas volontaire. »*[28] Ces hésitations ne concernent pas seulement l'aide à domicile. Partout la difficulté à juger ceux qui recourent à l'arrêt maladie conduit à des justifications, des nuances, des agacements, des contradictions, manifestes dans les propos, qui rendent compte de la quasi-impossibilité de se prononcer de façon infaillible. Comme le dit Olivier, *« l'abus c'est jamais bon... par définition ».* Mais comment le reconnaître? Elisa nous livre un raisonnement un peu embrouillé : *« Il y en a qui doivent abuser. Je sais qu'il y en a qui abusent. Dans ma famille, mon oncle et ma tante, ils avaient des migraines et ils tiraient des jours relativement tranquilles. Enfin tranquilles j'en sais rien. Je sais pas si c'était vraiment de l'abus mais y a des gens qui abusent. »* Finalement, les arrêts maladie, *« on en a besoin. Parfois. Après y a des abus je pense. C'est sûr. »*

Le jugement porté sur les arrêts-maladie ne s'effectue pas in abstracto, il prend en compte le contexte professionnel, personnel (les enfants, l'état de santé, ...), mais aussi le contexte économique et social, les répercussions sur autrui, et même la moralité présumée de la personne qui est arrêtée. Rappelons que dans une enquête réalisée dans les années 1980 dans un atelier de poterie Bellaby (1990) constatait que la maladie et même l'absence qui résulte de la maladie ou d'une blessure

[28]Avant cette longue absence, Dolmen jugeait ses absences trop nombreuses et injustifiées et avait convoqué cette salariée pour faire le clair sur cette situation. La salariée a considéré être victime de harcèlement moral et entamé une démarche auprès des prud'hommes.

ne sont jamais légitimes ou déviantes en soi et que dans bien des situations leur statut est équivoque. L'embarras, l'ambivalence que suscite pour la plupart le jugement sur l'arrêt maladie rend bien compte de la complexité de la question. Il laisserait penser que la morale qui sous-tend le recours, ou non, à l'arrêt maladie, relève d'une « morale par provision » au sens que lui donne Descartes dans son *Discours de la méthode* (1637) : nous devons agir comme si nous étions sûr que ce que nous faisons est juste, car trop douter condamnerait à l'inaction, mais cette injonction ne concerne que nous, au moment de décider, en situation, sans avoir pour but de changer l'ordre du monde. « Coup par coup, il faudra à chaque fois décider, se prononcer, juger, et puis méditer si c'était ça être juste » (Derrida, 1985). C'est à quoi s'appliquent les travailleurs. « Contre un monde injuste, les individus veulent construire un ordre moral pour eux-mêmes, une capacité de se maîtriser et de ne pas se laisser envahir et corrompre » (Dubet, 2013). Pour Platon, Prométhée est allé chercher le sens de la justice chez les dieux et l'a distribué de façon équitable aux hommes. Bevort (2007) mentionne l'usage sociologique de ce mythe par différents auteurs : Finley (1983), Vidal-Naquet (1999), Raynaud, (1996), Tordesillas (1999), Revault d'Allonnes (1995), y voient une théorie de la démocratie ; Canto-Sperber (1996) une philosophie de la justice, du droit, une théorie conventionnaliste de la morale. Bevort rappelle enfin que « dikê, avant d'être la justice [...] c'est la règle, l'usage, la procédure » : si la justice a été donnée aux hommes par les dieux, elle est en même temps la condition de vie commune dans un régime de normes partagées, qu'il appartient aux hommes d'acquérir et d'enseigner.

CONCLUSION

1. Résumé

En introduction, l'arrêt maladie était présenté comme un objet flou, aux contours mal définis. Au fil des entretiens, des observations, des nouvelles lectures, il s'est confirmé protéiforme, plurivoque, et assez déroutant. Assurément, on ne peut pas tracer d'équivalence stricte entre maladie et arrêt maladie. La maladie ne suffit pas à déclencher un arrêt maladie : la tendance nette, massive, est d'aller travailler même malade. En revanche, la maladie, que le Larousse définit comme « altération de la santé, des fonctions des êtres vivants », est une condition nécessaire pour passer à l'arrêt maladie. Sans cette altération, pas d'arrêt. Le malade imaginaire et son médecin complaisant qui imprègnent les représentations ont besoin de s'appuyer sur une base relative à la pathologie, quitte à ce que l'arrêt ait pour fonction principale de mettre à l'abri d'une atteinte plus grave, conformément au devoir de prévention qui incombe au médecin au même titre que le traitement proprement dit. Le code du travail confie d'ailleurs explicitement au médecin la tâche d' « éviter toute altération de la santé de travailleurs du fait de leur travail ». Dans cette conception du rôle du médecin, avec cette définition de la maladie, les arrêts qualifiés d'arrêts pour convenance personnelle relèveraient du même champ, celui de la protection de la santé, révélant par exemple une conciliation impossible entre vie privée et professionnelle induite par l'organisation du travail, et menaçant l'équilibre du salarié. Sans même se placer dans le domaine de la prévention, on peut conclure avec Cavalin et Célérier (2012) que « le silence absolu des organes, pour plagier Leriche, n'existe pas. Pour ceux qui le peuvent, travailler revient toujours à faire avec des symptômes de diverses natures » (enquête « Événements de vie et santé (EVS) » menée par la Drees en 2005-2006). De ce fait, la visite chez le médecin pourra bien être perçue comme un mouvement d'humeur, une envie de vacances, il n'en reste pas moins que le médecin aura une raison tangible, un ou plusieurs symptômes, qui pourront justifier de l'altération de la santé du patient. Dans l'aide à domicile, il est particulièrement facile de le constater : toutes ont quelque chose, quelque part, et le médecin trouvera sans difficulté des raisons sérieuses de prescrire un arrêt, quand bien même sa patiente n'exprimerait rien d'autre que le besoin de prendre un congé.

Dans l'immense majorité des cas, cette condition nécessaire (une santé altérée et/ou qui pourrait le devenir plus encore) ne sera pas une condition suffisante pour conduire à un arrêt. Il faut « quelque chose de plus ».

Ce quelque chose de plus peut concerner la maladie : elle doit alors être telle que le malade soit dans une impossibilité d'aller travailler. Et d'aller durablement travailler, sans quoi il prendra plutôt sur ses congés, ses RTT.

Mais il peut être de nature très différente. Il supplée aux outils traditionnels des salariés pour protéger leur santé d'environnements astreignants : soit comme soupape de sécurité (un petit arrêt permettant d'éviter à plus long terme des arrêts plus longs), soit comme outil de gestion du temps (en particulier en l'absence de temps de pause, ou quand le temps de travail empiète dangereusement sur le temps hors travail, ou qu'il ne permet plus le respect de valeurs sociales et humaines centrales pour le salarié).

Ce quelque chose de plus relève aussi de la prise de position face à des situations jugées critiquables, voire inacceptables : l'arrêt maladie prend alors le pas sur la « loyauté » induite par des pressions organisationnelles et des normes sociales intériorisées, il sert de message, de « voice », pour alerter les collègues, ou la hiérarchie, dans l'espoir de modifier l'existant, le plus souvent dans un souci de bien-être collectif. En incriminant les mauvaises organisations, conditions, de travail, il entend modifier le rapport de force, défendre la dignité, ou pointer les défaillances organisationnelles et leurs effets pathogènes.

Il peut alors être interprété comme une sanction, au sens de conséquence logique (d'une organisation du travail néfaste). Ou comme une sanction (punition) à l'égard de l'employeur. Mais il est aussi ressenti comme une sanction vis à vis de soi, comme si l'on était puni d'avoir mal respecté le devoir de précaution qui nous dicte de nous maintenir en bonne santé.

Ce quelque chose de plus souligne l'intelligence des acteurs, d'une part parce qu'ils ont intégré les normes de la société à laquelle ils appartiennent et celles de leur environnement concret, ce qui leur permet d'évoluer dans ces environnements. Ces normes font apparaître l'arrêt comme un problème pour l'entreprise, le signe d'une faille personnelle (dans une société de performance), mais aussi sous certaines conditions comme une forme d'absence acceptable.

Intelligence d'autre part parce qu'ils mettent en œuvre un processus analytique et réflexif, qui leur permet aussi bien de s'intégrer et de s'adapter au contexte que d'essayer, le cas échéant, de faire bouger les choses. Ainsi, ils procèdent par tâtonnement, en intégrant le principe de réalité, avant de décider s'ils doivent ou non s'arrêter. Ils procèdent à des arbitrages dans lesquels ils anticipent les conséquences de leur arrêt ou de leur présence à leur poste, que ces conséquences soient positives ou négatives : ils prennent en compte les répercussions financières, le travail qu'ils trouveront au retour de l'arrêt, les remarques qu'ils devront éventuellement essuyer, le statut qu'ils risquent de perdre, les changements qui peuvent s'opérer en leur absence, leur mal-être qui risque d'empirer s'ils restent désœuvrés, mais aussi les forces qu'ils auront retrouvées et les possibilités de faire changer les choses pour la collectivité en servant de sonnette d'alarme. Ils pèsent aussi les « pour » et les « contre » associés à l'arrêt, lequel peut être aussi bien un moment pour soi, une façon de reprendre les rennes, qu'un moment d'ennui, plein de tracasseries (voir son médecin, remplir des papiers, ...), mais encore un problème pour ceux qui comptent sur vous : surcroît de travail pour les collègues et éventuel désarroi pour les clients. Cette intelligence s'observe enfin dans l'évolution personnelle affichée par les interviewés : leur point de vue sur les choses et les pratiques qui s'y associent changent, comme s'ils suivaient une carrière dans divers domaines de leur vie - carrière de travailleur, carrière de malade, carrière familiale (lorsqu'on devient conjoint, et/ou parent, et/ou chargé de ses parents âgés) - avec aussi d'éventuels conflits de rôle conduisant à des ré-arbitrages.

Enfin ce quelque chose de plus est généralement lié, dans les propos des interviewés, à la morale. La morale dans une acception large, au sens où les interviewés prennent en compte les répercussions de leur arrêt avant de consentir à y recourir : conséquences sur autrui, sur leur entreprise, leurs collègues, leurs clients, voire leurs supérieurs hiérarchiques, ou encore leur travail. Cette morale revêt souvent un caractère identitaire, elle concerne les valeurs du secteur et ses façons de faire, c'est souvent l'image de tout une catégorie qui est en jeu. Elle demande de savoir à quel groupe on appartient ou on s'identifie. Elle est ancrée dans une idée macrosociale qui prône le juste ; le contexte dans lequel elle s'opère, selon qu'il est par exemple jugé ou non inique, justifiera de s'arrêter ou de ne pas s'arrêter.

2. LIMITES ET REGRETS

Un travail de recherche laisse fatalement, à des degrés divers, sur sa faim. On aurait pu, on aurait dû... Les entretiens par exemple : Burguet et Hilton (2004) observent que parmi l'ensemble des causes qui peuvent expliquer un phénomène, l'interviewé va choisir d'en énoncer certaines plutôt que d'autres. Il privilégiera la cause qui paraît anormale dans les circonstances (par exemple, pour un arrêt maladie spécifique : il avait bu la veille / il n'avait plus de RTT) Ou celle qui répond à ce que l'interlocuteur semble trouver surprenant dans les circonstances, ou encore ce qu'il cherche à savoir (« pourquoi as-tu pris un arrêt maladie ? » n'est alors pas équivalent à « pourquoi t'a-t-on prescrit un arrêt ? »). Enfin les explications sur des fait généraux (« pourquoi les objets tombent-ils ? ») vont chercher plutôt des lois causales générales, contrairement aux explications sur des faits précis (« pourquoi ce stylo est-il tombé ? »). « Qu'est-ce que les arrêts maladie évoquent pour vous ? » n'entraîne donc pas le même type de réponse que « pouvez-vous me parler de vos derniers arrêts maladie ? ». Une grille d'entretiens uniforme résoudrait éventuellement d'apparentes contradictions, telles que l'ambivalence dans les jugements portés sur les absents.

Par ailleurs, des constats auraient aussi mérité d'y regarder de plus près : les différences d'interprétation entre cadres et employés par exemple. Ou la relative tranquillité affichée face à la dégradation de la santé. « C'est comme ça », semblent souvent nous dire les aides à domicile : *« Nous dans quinze ans on sera plus bons à rien, on sera complètement pliés » ; « Je serai cassée plus tard, en miettes, mais bon »*. On pense aux constats établis par Hoggart (1957) sur les stratégies des classes populaires, lesquelles font preuve d'une forme de « sérénité », « mi-stoïque, mi-fataliste », qui peut s'exprimer par une « tolérance désabusée » (« il ne sert à rien de se faire des problèmes à propos de tout et de rien ; il y en a bien assez comme ça, cela ne changera pas le monde »). Il faut dire que, dans l'aide à domicile, les moins endurantes partent vite, parfois dès les premières semaines, et n'y retournent pas. Pour celles qui restent, les arrêts sont alors des solutions temporaires, qui permettent de gérer le présent, mais qui ne changeront pas le cours des choses. Il serait intéressant de connaître l'évolution de ce fatalisme tranquille au fil du temps, pour sonder ce que révèle cette « acceptation » d'un futur meurtri. Le parti pris de considérer que l'étude des acteurs en situation permet d'accéder à la réalité sociale globale touche à ses limites : on néglige la population hors emploi, en particulier ceux qui en sont écartés durablement et qui pourraient proposer une vision différente. Les retraités par exemple, dont on sait qu'ils revisitent souvent leur expérience passée lorsqu'ils constatent les dégâts causés progressivement par leur activité professionnelle. Ou les chômeurs, les anciens travailleurs du secteur, déclarés inaptes, ... À ce titre, Roche (2001) souligne avec inquiétude une tendance récente des stratégies de préservation : « Ce qui est exigé de l'acteur, ce n'est pas de libérer ses capacités afin de les employer à des fins utiles mais bien d'exhiber ses incapacités afin de mériter, de justifier sa survie. Son intérêt, de ce point de vue, ne le pousse pas à limiter les dégâts, à préserver son corps. Au contraire [...] l'individu retourne ses capacités stratégiques contre son propre corps afin d'obtenir l'argent de la survie ». On peut supposer que cette population apporterait un regard différent sur les arrêts maladie. Tout comme les - nombreuses - aides à domiciles qui après quelques semaines, quelques jours, renoncent à cet emploi trop pénible. De même, la perception d'anciens travailleurs jugés très ou trop souvent malades par leurs collègues apporterait des éclairages supplémentaires. Se jugent-ils « souvent malades » ? Ont-ils l'impression d'abuser ? Comment gèrent-ils la pression collective, le cas échéant ? Les sanctions éventuelles des collègues ? Sur les terrains étudiés, ceux qui sont soupçonnés d'abus finissent par partir, dans des conditions plus ou moins pacifiques, de quoi cet exit définitif est-il la manifestation? Ou encore, est-ce parce qu'ils savent qu'ils vont partir qu'ils s'autorisent à s'arrêter ? Elargir à d'autres lieux complèterait aussi l'analyse. Les résultats présentés ici proviennent de terrains limités, deux secteurs d'activité, quatre associations et une entreprise, quelques entretiens extérieurs à ces structures. Pour la plupart, ils recoupent ou complètent ceux issus d'autres terrains, même d'autres pays, ils s'appuient sur des théories moins circonscrites, ce qui est plutôt bon signe quant à leur pertinence à plus large échelle. En regardant, brièvement, ce qui se passe ailleurs, on a l'impression que les pratiques tendent à s'uniformiser dans des sociétés comparables, comme si se diffusait une norme tacite qui prendrait des formes diverses selon les lieux. Aux Etats-Unis, de nombreux systèmes cohabitent, mais dans les grandes entreprises les salariés disposent souvent d'un quota de jours d'absence rémunérés (en plus des congés payés), qu'ils peuvent utiliser à leur guise, sans besoin de se justifier. Au-delà, des systèmes de prise en charge, le plus souvent dégressifs avec le nombre de jours d'absence, peuvent être déclenchés. Ainsi le « quota imaginaire » d'absences, seuil implicite au-delà duquel il devient très coûteux psychologiquement de s'absenter en France, trouve son équivalent formel aux Etats-Unis ; il y est coûteux psychologiquement et pécuniairement de le dépasser. On pourrait aussi souligner le parallèle entre ce « paquet de jours » à disposition des salariés américains et la façon dont leurs homologues français utilisent de façon interchangeable des possibilités de s'absenter : les RTT se substituent aux arrêts maladie, ou bien les salariés « prennent leur journée », quand l'arrêt dure un ou deux jours ; réciproquement l'arrêt maladie peut être utilisé en dernier ressort pour justifier une absence exceptionnelle auprès de l'employeur. Dans les très petites entreprises états-uniennes, le plus souvent, les salariés ne disposent pas de ces jours rémunérés. Cette distinction existe aussi en France où se développent des normes de comportement liées à la taille de l'entreprise : les travailleurs se disent plus enclins au présentéisme dans des petites structures où ils se pensent indispensables et où chacun, patrons compris, se démène dans un objectif partagé, que dans de grosses sociétés où prédomine le sentiment que les travailleurs triment et que les patrons s'enrichissent, où l'on se sent interchangeable, où l'on sait que l'absence sera de peu d'effet, ou que les conséquences en seront vite résorbées. Les recherches à l'étranger

sont de précieux appuis, mais on aimerait toujours aller voir soi-même, ailleurs, partout.
Parcourir l'espace, et parcourir le temps. Nous comparons souvent le présent aux époques tout juste antérieures, au risque de tirer des conclusions qui seraient peut-être différentes si l'on remontait plus loin. La description des « âmes scrupuleuses » que nous donne Castel (2010) présente un écho troublant aux maux de notre époque : « Depuis le moyen âge, nous assistons à une formidable intériorisation de la contrainte sociale », explique-t-il. Les « scrupuleuses » au XVII° siècle en étaient arrivées au point de ne plus aller se confesser, persuadées de ne jamais parvenir à énoncer tous leurs pêchés. Il y a eu plus tard, au siècle dernier, les neurasthéniques allemands persuadés de ne jamais faire les choses assez bien. Aujourd'hui, propose-t-il, les troubles obsessionnels du comportement seraient une manifestation de ces scrupules, mais comme réponse à l'injonction d'auto-contrôle. Rien ne change, donc? À part peut-être, et ce n'est pas rien, l'ampleur de certains phénomènes, l'extension de certains types de comportements à l'ensemble d'une société, à l'ensemble d'un ensemble de sociétés ? Les arrêts maladie nous disent en filigrane quelque chose sur les contextes, les mentalités, les idéologies, le rapport au travail, et tant d'autres aspects de nos sociétés. Qu'en sera-t-il des arrêts maladie dans dix ans, vingt ans, et plus ? Les bouleversements récents liés à la pandémie de covid-19 ont déjà apporté leur lot de transformations dans le travail. Le télé-travail partout où la présence physique n'est pas indispensable, la recrudescence massive du chômage, notamment, viendront remodeler l'organisation du travail, les relations humaines, les rapports de force… et avec eux les effets sur la santé des travailleurs et leur pratique des arrêts.

BIBLIOGRAPHIE

- Adams, J. S., 1965, Inequity in social exchange, in Berkowitz L. (éd), Advances in experimental social psychology, Vol. 2, pp. 267–299
- Aldeghi I., Loones A., 2010, Les emplois dans les services à domicile aux personnes âgées. Approche d'un secteur statistiquement indéfinissable, Paris, Crédoc Cahier de recherche
- Allen S.G., 1981, « An empirical Model of Work Attendance », Review of Economics and Statistics n°63, pp. 77-87
- Alter N., 2009, Donner et prendre. La coopération en entreprise, Paris, La Découverte
- Arborio A-M., 1995, Quand le « sale boulot » fait le métier : les aides-soignantes dans le monde professionnalisé de l'hôpital, Sciences sociales et santé. Volume 13, n°3, pp. 93-126
- Arrow K., 1963, « Uncertainty and welfare economics of medical care », American Economic Review n° 53, pp. 941-973
- Ashby, K., Mahdon, M., 2010, « Why do employees come to work when ill? An investigation into sickness presence in the workplace », The Work Foundation, pp.1-69
- Askenazy P., Prunier-Poulmaire S., Cartron D., 2013, « S'attaquer aux symptômes pour guérir le travail ? Le cas de l'absentéisme », colloque : « Quelles actions pour un autre travail : soulager la souffrance, éradiquer les facteurs de risques, "soigner le travail" ? », Montrouge
- Askenazy P., 2004, Les Désordres du travail - Enquête sur le nouveau productivisme, Paris, Seuil.
- Aubert N., 2009, Le Culte de l'urgence, la société malade du temps, Paris, Flammarion
- Avril C., 2003, « Quel lien entre travail et classe sociale pour les travailleuses du bas de l'échelle ?L'exemple des aides à domicile auprès des personnes âgées dépendantes », Lien social et Politiques, n° 49, pp. 147-154. URL : http://www.erudit.org/revue/lsp/2003/v/n49/007910ar.pdf
- Avril C., 2014, Les Aides à domicile : un autre monde populaire, Paris, La Dispute

- Baker-McClearn D., Greasley K., Dale J., Griffith F., 2010, « Absence management and presenteeism : the pressures on employees to attend work and the impact of attendance on performance », Human Resource Management Journal, vol 20, pp. 311-328
- Barroux G., 2008, Philosophie, maladie et médecine au XVIIIe siècle, Paris, Honoré Champion
- Baudrillard J., 1983, Les stratégies fatales, Paris, Grasset
- Baumard N., 2010, Comment nous sommes devenus moraux, Paris, Odile Jacob
- Beck R., 2004, « Apogée et déclin de la Saint Lundi dans la France du XIXe siècle », Revue d'histoire du XIXe siècle, n°29, pp. 153-171
- Beck U., 2001, La société du risque. Sur la voie d'une autre modernité, Paris, Aubier
- Becker H., 1985, Outsiders. Études de sociologie de la déviance, Paris, Métailié (éd. originale 1963)
- Bel H., 2009, « La nuit du vojd », Paris, Jean-Claude Lattès
- Bellaby, P., 1990, « What is genuine sickness? The relation between work discipline and the sick role in a pottery factory », Sociology of Health and Illness, Vol. 12, pp. 47-68
- Benamouzig D., 2005, La santé au miroir de l'économie , Paris, Presses Universitaire de France
- Benelli N., 2011, Nettoyeuse. Comment tenir le coup dans un sale boulot, Zurich, Seismo
- Ben Halima M.A., Debrand T., Regaert C., 2011, Arrêts maladie : comprendre les disparités départementales, Document de travail de l'IRDES, n°39
- Ben Halima M.A., Debrand T., 2011, Durée d'arrêt de travail, salaire et assurance maladie : application micro-économique à partir de la base Hygie, Document de travail de l'IRDES, n°42
- Bense Ferreira-Alves C., 2006, Précarité en échange. Enquête sur l'implication au travail, La Courneuve, Aux lieux d'être
- Bergström, G., Bodin, L., Hagberg, J., Aronnson, G., Josephson, M., 2009, Sickness presenteeism today, sickness absenteeism tomorrow? A prospective study on sickness presenteeism and future

sickness absenteeism. Journal of Occupational and Environmental Medicine, n°51, pp 629-638
- Bertrand J.-A., 2009, Les autres, c'est rien que des sales types, Paris, Julliard
- Bevort A., 2007, « Le Paradigme de Protagoras », Socio-logos n° 2. URL : http://socio-logos.revues.org/110
- Bohler S., 2020, Le bug humain, Paris, Pocket
- Boltanski L., Chiapello E., 1999, Le nouvel esprit du capitalisme, Paris, Gallimard
- Boltanski L., 1971, Les usages sociaux du corps, Annales. Économies, Sociétés, Civilisations. 26e année, n°1, pp. 205-233
- Boudon R., Demeulenaere P., Viale R., 2001, L'explication des normes sociales, Paris, Presses Universitaires de France
- Bourdieu P., 1994, Raisons pratiques. Sur la théorie de l'action, Paris, Seuil
- Boussard V., Caroly S., Loriol M., 2006, Catégorisation des usagers et rhétorique professionnelle : Le cas des policiers sur la voie publique, Sociologie du Travail n°48
- Bouville G., 2007, « Les modèles explicatifs de l'absentéisme : question de mode ? », congrès« Outils, modes et modèles », Fribourg
- Brandl E., 2009, L'ambivalence du rock : entre subversion et subvention. Une enquête sur l'institutionnalisation des musiques populaires, Paris, L'Harmattan
- Breton P., 2009, Les refusants. Comment refuse-t-on d'être un exécuteur ?, Paris, La Découverte
- Burguet A., Hilton D., 2004, « Effets de contexte sur l'explication causale » in Bromberg M. et Trognon A. (Eds.), Psychologie sociale de la communication, Paris, Dunod, pp. 219-228
- Carré A., 1997, Agir en médecine du travail, les cahiers S.M.T, n°10, pp. 30-32
- Carré A., 2004, intervention à la journée-débat « Arrêts maladie : des ordonnances sous contrôle patronal », Paris. (compte-rendu disponible en ligne : http://www.comprendre-agir.org/images/fichier-dyn/doc/colloque_arrets_maladies_alertes.pdf.pdf)
- Carricaburu D., Ménoret M., 2004, Sociologie de la santé : Institutions, professions, maladies, Paris, Armand Colin

- Cassou B., 2004, intervention à la journée-débat « Arrêts maladie : des ordonnances sous contrôle patronal », Paris. (compte-rendu disponible en ligne : http://www.comprendre-agir.org/images/fichier-dyn/doc/colloque_arrets_maladies_alertes.pdf.pdf)
- Castel P.-H., 2011, Âmes scrupuleuses, vies d'angoisse, tristes obsédés. Obsessions et contrainte intérieure, de l'Antiquité à Freud, Paris, Ithaque
- Castel P.-H., 2010, L'esprit malade. Cerveaux, folies, individus, Paris, Ithaque
- Cavalin C., Célérier S., 2012, « Une mesure de la santé à l'âge du travail. Approche du travail par la santé à partir de l'enquête Événements de vie et santé (EVS, Drees, 2005-2006) », Rapport de recherche, Centre d'études de l'emploi, n° 78
- Caverley, N., Cunningham, J. B., MacGregor, J. N., 2007, Sickness Presenteeism, Sickness Absenteeism, and Health Following Restructuring in a Public Service Organization. Journal of Management Studies, 44, pp 304–319
- Chabot P., 2013, Global burn-out, Paris, Presses Universitaires de France
- Clot Y., 2008, Travail et pouvoir d'agir, Paris, Presses Universitaires de France
- Cohen D., 2013, Homo-economicus, prophète égaré des temps nouveaux, Paris, Albin Michel
- Coignard S., 2007, « Les nouveaux malades du stress », le Point (25 janvier 2007). URL: http://www.lepoint.fr/actualites-societe/2007-01-25/les-nouveaux-malades-du-stress/920/0/89466
- De Boer E., Bakker A., Syroit J., Schaufeli W., 2002, « Unfairness at work as a predictor of absenteeism », Journal of Organizational Behavior ,vol. 23, pp. 181-197
- Dardot P., Laval C., 2010, La nouvelle raison du monde. Essai sur la société néolibérale, Paris, La découverte
- De Coninck, 2001, « Performance, capacité d'action, qualification : trois points de vue sur l'intensification du travail », in Jeannot G., Veltz P. (coord.), Le travail entre l'entreprise et la cité, La Tour d'Aigues, Editions de l'Aube, pp. 195-206
- De Gaulejac V., 2009, La société malade de la gestion, Paris, Points-Seuil

- Delalande N., 2008, « Le solidarisme de Léon Bourgeois, un socialisme libéral ? », La Vie des idées. URL : http://www.laviedesidees.fr/Le-solidarisme-de-Leon-Bourgeois.html
- Delay B., 2008, « Les jeunes : un rapport au travail singulier ? Une tentative pour déconstruire le mythe de l'opposition entre les âges », document de recherche du CEE, n°104
- Dejours C., 1998, Souffrance en France - La banalisation de l'injustice sociale, Paris, Seuil
- Dejours C., 2013, Travail vivant, Tome 2 : Travail et émancipation, Paris, Payot
- Des Isnards A., Zuber T., 2008, L'Open Space m'a tuer, Paris, Hachette
- Després C., Dourgnon P., Fantin R., Jusot F., 2011, Le renoncement aux soins : une approche socio-anthropologique, Questions d'economie de la santé de l'IRDES, n° 169
- Dessors D., 2009, « L'intelligence pratique », Travailler, n°21, pp. 61-68
- Dessors D., 2004, intervention à la journée-débat « Arrêts maladie : des ordonnances sous contrôle patronal », Paris. (compte-rendu disponible en ligne : http://www.comprendre-agir.org/images/fichier-dyn/doc/colloque_arrets_maladies_alertes.pdf.pdf)
- Devetter F.-X., Messaoudi D., 2013, « Les aides à domicile entre flexibilité et incomplétude du rapport salarial : conséquences sur le temps de travail et les conditions d'emploi », La Revue de l'Ires n° 78, pp. 51-76
- Détrez C., La construction sociale du corps, Paris, Seuil, 2002
- D'Iribarne P., 1989, La logique de l'honneur, Gestion des entreprises et traditions nationales, Paris, Seuil
- Divay S., Les carrières des infirmières, plus horizontales que verticales, Paris, éditions du cereq
- Dodier N., 1982, L'absentéisme en France : évolution statistique globale depuis 1945, Cahiers du CEE, n°25, pp. 163-198
- Dodier, N., 1983, « La maladie et le lieu de travail », Revue française de sociologie, n°24, pp. 255-270
- Doniol-Shaw G., 2004, intervention à la journée-débat « Arrêts maladie : des ordonnances sous contrôle patronal », Paris. (compte-

rendu disponible en ligne : http://www.comprendre-agir.org/images/fichier-dyn/doc/colloque_arrets_maladies_alertes.pdf.pdf)
- Dubet F., 2013, Injustices, l'expérience des inégalités au travail, Paris, Points Seuil
- Dubet F., 2014, La préférence pour l'inégalité. Comprendre la crise des solidarités, Paris, Seuil
- Dujarier M.A., 2006, L'idéal au travail, Paris, Presses universitaires de France
- Durand J.-P., Hatzfeld N., 2002, La chaîne et le réseau. Peugeot-Sochaux, ambiances d'intérieur, Lausanne, Page 2
- Dussuet A., 2013, « Santé au travail et prévention des risques professionnels dans les associations d'aide à domicile », La Revue de l'Ires n° 78, pp. 77-97
- Du Tertre C., 2006, « Activités immatérielles et relationnelles : quels construits autour de l'intensité du travail? » in Askenazy P., Cartron D., De Coninck F., Gollac M., (coord), Organisation et intensité du travail, Toulouse, Octarès, pp.29-39
- Ehrenberg A., 1998, La Fatigue d'être soi – dépression et société, Paris, Odile Jacob
- Ehrenberg A., 2011, Le culte de la performance, Paris, Hachette
- Elstad J.L., Vabo M., 2008, « Job stress, sickness absence and sickness presenteeism in Nordic elderly care », Scandinavian Journal of Public Health n°36, pp. 467-474
- Eribon D., 2011, Retours sur Retour à Reims, Paris, Cartouche
- Fagan C., Burchell B., 2006, « L'intensification du travail et les differences hommes/femmes: conclusions des enquetes europeennes sur les conditions de travail » in Askenazy P., Cartron D., De Coninck F., Gollac M., (coord), Organisation et intensité du travail, Toulouse, Octarès, pp.161-180
- Ferro M., 1998, Les sociétés malades du progrès, Paris, Plon
- Foot R., 2008, « Paroles et silences autour du suicide voyageur. » in Buscatto M., Loriol M.,Weller J.-M. Au-delà du stress au travail. Une sociologie des agents publics au contact des usagers, Toulouse, Erès, pp.55-74
- Filchenstein G., 2011, La Dictature de l'urgence, Paris, Fayard
- Gateau M., 2010, « De l'embauche à la démission ou les écueils du travail associatif dans les associations locales de solidarité

internationale », Socio-logos [En ligne], n°5. URL : http://socio-logos.revues.org/2460
- Gautier A., 2008, Les lieux associatifs de musiques actuelles : régulation hybride et changement institutionnel, in Hoarau C., Laville J.-L. (dir), La gouvernance des associations, Toulouse, Erès, pp. 173 – 201
- Gilles-Simon M.-O., Legros M., 1996, « Le non-recours chez les plus pauvres : une approche empirique », Recherches et Prévisions, n°43, pp. 51-58
- Giraud B., Pelisse J., 2009, « Le retour des conflits sociaux ? », La vie des idées, URL : http://www.laviedesidees.fr/Le-retour-des-conflits-sociaux.html
- Goldberg M., Leclerc A., Lert F., Thébaud A., 1983, Absentéisme et santé : un débat entre disciplines, Sciences sociales et santé. Volume 1, n°2, p. 5
- Gollac M., Volkoff S., 2001, « Intensité et fragilité », in Jeannot G., Veltz P. (coord), Le travail, entre l'entreprise et la cité, La Tour d'Aigues, Editions de l'Aube, pp.183-194
- Gollac M., Volkoff S., 2006, « La santé au travail et ses masques », Actes de la recherche en sciences sociales n° 163, pp. 4-17
- Gollac M., Bodier M., 2011, « Mesurer les facteurs psychosociaux de risque au travail pour les maîtriser », Rapport du Collège d'expertise sur le suivi des risques psychosociaux au travail, faisant suite à la demande du Ministre du travail, de l'emploi et de la santé
- Greenberg J., 1987, « A taxonomy of Organizational Justice Theories », Academy of Management Review, Vol 12, n°1, pp. 9-22
- Guillemard A.-M., 2010, Les défis du vieillissement. Âge, emploi, retraite. Perspectives internationales, Paris, Armand Colin
- Hanique F., 2008, « Les guichetiers de La Poste sont-ils stressés ? Contribution à une acception sociologique et clinique de la notion de stress », in Loriol M., Buscatto M., Weller J.-M. (dir), Au-delà du stress au travail, une sociologie des agents publics au contact des usagers, Toulouse, Erès, pp. 155-176
- Hatzfeld N., 2006, « Une intensification en cacherait-elle une autre? De l'accroissement de la charge à la densification des ateliers », in Askenazy P., Cartron D., De Coninck F., Gollac M.,

(coord), Organisation et intensité du travail, Toulouse, Octarès, pp. 63-69
- Hatzfeld N., 2011, « Usure physique, usure psychique : entre convergences et décalages, quelques repères historiques », Congrès : « troubles musculosquelettiques - Échanges et pratiques sur la prévention », Grenoble
- Heidsieck B., 2002, Le Carrefour de la Chaussée d'Antin, Marseille, Al Dante
- Hélardot V., 2008, Enjeux d'emploi, de travail et de santé : la quadrature du cercle, in de Terssac G., Saint-Martin C., Thébault C. (coord.), La précarité : une relation entre travail, organisation et santé, Toulouse, Octarès, pp. 73-84
- Hély M., 2009, Les métamorphoses du monde associatif, Paris, Presses universitaires de France
- Herzlich C., Pierret J., 1984, Malades d'hier, malades d'aujourd'hui, Paris, Payot
- Hirschman A., 1970, Exit, Voice, and Loyalty : Responses to Decline in Firms, Organizations, and States, Harvard University Press, Harvard
- Hoggart R., 1970, La culture du pauvre, Paris, Minuit (1° trad. en 1957)
- Honneth A., 2006, La Société du mépris, Paris, La Découverte
- Hughes E. C., 1958, Men and their Work, Glencoe, Illinois, The Free Press
- Inan C., 2014, « Les absences au travail des salariés pour raisons de santé : l'effet des conditions de travail. », Séminaire « Les arrêts de travail en matière de prévention, couverture optimale et conséquences sur les parcours professionnels », Paris
- Jany-Catrice F., 2008, « Les services à la personne – Niveaux et évolutions », in Devetter F.-X., Jany-Catrice F., Ribault T., Fraisse L., Gardin L., L'aide à domicile face aux services à la personne. Mutations, confusions, paradoxes. Rapport pour la DIIESES, pp. 55-95
- Kirouac L., Dorvil H., Dupuis G., 2015, Stigmatisation des troubles mentaux en milieu de travail et dans les médias de masse, Québec, Presses de l'Université du Québec
- Laville J.-L., 2010, Sociologie des services, Toulouse, Erès

- Leblanc G., 2014, La philosophie comme contre-culture, Paris, Presses Unversitaires de France.
- Le Breton D., 2015, Disparaître de soi : Une tentation contemporaine, Paris, Métailié
- Le Corff Y., Gingras M., 2011, « L'Inventaire des préoccupations de carrière : une mesure de l'adaptabilité à la carrière », L'orientation scolaire et professionnelle n°40, URL : http://osp.revues.org/3011
- Leroux N., « De la passion du sport à la raison d'entreprise », in N. Leroux, M. Loriol (dir.) Le travail passionné, Toulouse, Erès, pp. 183-213
- Linhart D., 2012, « Quand le management se fait Dibbouk » in Nouvelle revue de psychosociologie, n°13, pp 31-42
- Lordon F., 2010, Capitalisme, désir et servitude. Marx et Spinoza, Paris, La Fabrique
- Loriol M., 2013, La violence au travail, La société et ses violences, Cahiers français n°376, pp. 27-31
- Loriol M., Araujo C., Spielmann L., 2015, « Quand la passion s'emmêle » in Leroux N., Loriol M. (dir), Le travail passionné, Toulouse, Erès, pp. 117-151
- Loriol M., 2000, Le temps de la fatigue. La gestion sociale du mal-être au travail, Paris, Anthropos
- Loriol M., 2012, La construction du social. Souffrance au travail et catégorisation des usagers dans l'action publique, Rennes, Presses universitaires de Rennes
- Loriol M., Sall D., 2014, « La gestion du stress dans les TPE ». La Revue des Conditions de Travail, pp.56-63
- Loriol M., 2002, « Mauvaise fatigue » et contrôle de soi : une approche sociohistorique », Perspectives interdisciplinaires sur le travail et la santé, n°4, URL: http://pistes.revues.org/3704
- Marin C., 2010, « La santé peut elle être un objet de travail ? », colloque : « Santé & travail : un premier rendez-vous », Paris
- Maris B., 2010, Marx, ô Marx, pourquoi m'as-tu abandonné?, Paris, Les échappés
- Méda D., et Vendramin P., 2010, « Les générations entretiennent-elles un rapport différent au travail ? », SociologieS [En ligne]. URL : http://sociologies.revues.org/3349

- Melman C., 2002, L'Homme sans gravité, Paris, Denoël
- Mendras H., 2003, Éléments de sociologie, Paris, Armand Collin
- Merton R. K., 1997, Eléments de théorie et de méthode sociologique, Paris, Armand Colin
- Messaoudi D., Farvaque N., Lefebvre M., 2012, « Les conditions de travail des aides à domicile : pénibilité ressentie et risque d'épuisement professionnel », Drees - Dossier Solidarité Santé, n° 30
- Missègue N., 2007, « Les arrêts de travail des séniors en emploi », Drees - Dossiers Solidarité et Santé n°2
- Molinier P., 2013, Le travail du care, Paris, La Dispute
- Moreau M., Valente F., Mak R., Pelfrene E., De Smet P., De Backer G., Kortnitzer M., 2004, « Occupational stress and incidence of sick leave in the Belgian workforce : the Belstress study », Journal of Epidemiology and Community Health n°58, pp. 507-516
- Naccache L., 2006, Le nouvel inconscient : Freud, Christophe Colomb des neurosciences, Paris, Éditions Odile Jacob
- Nettleton S., 2013, Sociology of Health and Illness, Cambridge, Polity Press. (3° Edition)
- Niedhammer I., Sultan-Taïeb H., Chatsang J.-F., Vermeylen G., Parent-Thirion A., 2012, « Psychosocial work factors and sickness absence in 31 countries in Europe », European Journal of Public Health
- Nielsen M. L., Rugulies R., Christensen K. B., Smith-Hansen L., Kristensen T.S., 2006, « Psychosocial work environment predictors of short and long spells of registered sickness absence during a 2-year follow up ». Journal of Occupational and Environment Medecine, n°48, pp. 591–598
- Parsons T., 1955 (1951), Eléments pour une sociologie de l'action, Paris, Plon
- Pharo P., 2006, Qu'est-ce que la sociologie morale ?, Revue du Mauss, n° 28, pp. 414-426
- Pinell P., 1992, Naissance d'un fléau. Histoire de la lutte contre le cancer en France (1890-1940). Paris, Métailié
- Piotet F., 2001, « Une inaptitude annoncée : les cableuses », Colloque « la construction sociale de l'inaptitude », Saint-Quentin-en-Yvelynes

- Pollak C., 2014, « La prise en charge du délai de carence des arrêts maladie en France : déterminants et impact sur l'absentéisme », Séminaire « arrêts de travail », Paris
- Rawls J., 1987, Théorie de la justice, Paris, Seuil
- Roche P., 2001, Travail, exclusion et destin des capacités stratégiques, in Jeannot G., Veltz P.,(coord), Le travail, entre l'entreprise et la cité, La Tour d'Aigues, Editions de l'Aube, pp. 207-217
- Roche P., 2014, Normativité, grande santé et persévérance en son être, Perspectives interdisciplinaires sur le travail et la santé [En ligne]. URL : http://pistes.revues.org/3469
- Roche P., 1987, Une santé d'acier, Paris, Editions du CNRS
- Rocher G., 1970, Introduction à la sociologie générale, Paris, Seuil
- Rosa H., 2013, Accélération : Une critique sociale du temps, Paris, La Découverte
- Rousseau T., 2012, Absentéisme et conditions de travail : l'énigme de la présence, Lyon, ANACT.
- Sainsaulieu R., 2014, L'identité au travail, 4e éd., Paris, Presses de Sciences Po
- Sandel M, 2021, La tyrannie du mérite, Paris, Albin Michel
- Scott J. C., « Infra-politique des groupes subalternes », Vacarme n° 36, pp. 25-29
- Super, D.E., Thompson, A.S., Lindeman, R. H., 1988, Adult Career Concerns Inventory : Manual for research and exploratory use in counseling, Palo Alto, Consulting Psychologists Press
- Thébaud-Mony A., Frigul N., Daubas-Letourneux V., Jobin P., 2009, « La production de connaissance en santé au travail : regards croisés internationaux », colloque : « Santé-environnement, santé-travail », Paris
- Ughetto P., Combes M.-C., 2010, « Entre les valeurs associatives et la professionnalisation : le travail, un chaînon manquant ? », Socio-Logos. Revue de l'association française de sociologie (en ligne) n°5. URL : http://socio-logos.revues.org/2462
- Ughetto P., Raveyre M., 2006, « On est toujours dans l'urgence : surcroît ou défaut d'organisation dans le sentiment d'intensification du travail ? » in Askenazy P., Cartron D., De Coninck F., Gollac M.,

(coord), Organisation et intensité du travail, Toulouse, Octarès, pp. 121-128
- Valeyre A., 2006, « Les formes d'intensification du travail industriel et leurs déterminants », in Askenazy P., Cartron D., De Coninck F., Gollac M., (coord), Organisation et intensité du travail, Toulouse, Octarès, pp.71-80
- Véga A., 1997, Les infirmières hospitalières françaises : l'ambiguïté et la prégnance des représentations professionnelles, Sciences sociales et santé, Volume 15 Numéro 3, pp. 103-132
- Vendramin P., 2001, « Les employés : qualité de vie au travail et aspirations professionnelles. Résultats d'une enquête auprès des employés du secteur privé, des provinces de Namur et Luxembourg (moyennes et grandes entreprises), document de recherche de la F.T.U Namur
- Volkoff S., 2008, « L'intensification du travail "disperse" les problèmes de santé », in de Terssac G., Saint-Martin C., Thébault C. (coord.), La précarité : une relation entre travail, organisation et santé, Toulouse, Octarès, pp. 29-42
- Volkoff S., Marquié J-C., Paumès D., 1995, Le travail au fil de l'âge, Toulouse, Octares
- Volkoff S., 2011, « Mesurer les facteurs psychosociaux de risque au travail pour les maîtriser. », Rapport du Collège d'expertise sur le suivi des risques psychosociaux au travail, faisant suite à la demande du Ministre du travail, de l'emploi et de la santé
- Wolfelsperger A.,1995, Economie Publique, Paris, Presses Universitaires de France

TABLE DES MATIÈRES

Structures éditoriales du groupe L'Harmattan

L'Harmattan Italie
Via degli Artisti, 15
10124 Torino
harmattan.italia@gmail.com

L'Harmattan Hongrie
Kossuth l. u. 14-16.
1053 Budapest
harmattan@harmattan.hu

L'Harmattan Sénégal
10 VDN en face Mermoz
BP 45034 Dakar-Fann
senharmattan@gmail.com

L'Harmattan Cameroun
TSINGA/FECAFOOT
BP 11486 Yaoundé
inkoukam@gmail.com

L'Harmattan Burkina Faso
Achille Somé – tengnule@hotmail.fr

L'Harmattan Guinée
Almamya, rue KA 028 OKB Agency
BP 3470 Conakry
harmattanguinee@yahoo.fr

L'Harmattan RDC
185, avenue Nyangwe
Commune de Lingwala – Kinshasa
matangilamusadila@yahoo.fr

L'Harmattan Congo
67, boulevard Denis-Sassou-N'Guesso
BP 2874 Brazzaville
harmattan.congo@yahoo.fr

L'Harmattan Mali
ACI 2000 - Immeuble Mgr Jean Marie Cisse
Bureau 10
BP 145 Bamako-Mali
mali@harmattan.fr

L'Harmattan Togo
Djidjole – Lomé
Maison Amela
face EPP BATOME
ddamela@aol.com

L'Harmattan Côte d'Ivoire
Résidence Karl – Cité des Arts
Abidjan-Cocody
03 BP 1588 Abidjan
espace_harmattan.ci@hotmail.fr

Nos librairies en France

Librairie internationale
16, rue des Écoles
75005 Paris
librairie.internationale@harmattan.fr
01 40 46 79 11
www.librairieharmattan.com

Librairie des savoirs
21, rue des Écoles
75005 Paris
librairie.sh@harmattan.fr
01 46 34 13 71
www.librairieharmattansh.com

Librairie Le Lucernaire
53, rue Notre-Dame-des-Champs
75006 Paris
librairie@lucernaire.fr
01 42 22 67 13

www.ingramcontent.com/pod-product-compliance
Lightning Source LLC
LaVergne TN
LVHW011007061026
849535LV00006B/1753